人体经络穴位使用全书

赵萌◎编著

U0347045

天津出版传媒集团

天津科学技术出版社

本书具有让你"时间耗费少，养生知识掌握好"的方法

免费获取专属于你的
《人体经络穴位使用全书》
阅读服务方案

循序渐进式阅读？省时高效式阅读？深入研究式阅读？由你选择！
建议配合二维码一起使用本书

微信扫描二维码
免费获取阅读方案

◆ **本书可免费获取三大个性化阅读服务方案**

1、**轻松阅读**：为你提供简单易懂的辅助阅读资源，每天读一点，简单了解本书知识；

2、**高效阅读**：为你提供高效阅读技巧，花少量时间掌握方法，专攻本书核心知识，快速掌握本书精华；

3、**深度阅读**：为你提供更全面、更深度的拓展阅读资源，辅助你对本书知识进行深入研究，透彻理解，牢固掌握本书知识。

◆ **个性化阅读服务方案三大亮点**

时间管理
科学时间计划

阅读资料
精准资料匹配

社群共读
阅读心得交流

★不论你只是想循序渐进、轻松阅读本书，还是想掌握方法，快速阅读本书，或者想获取丰富资料，对本书知识进行深入研究，都可以通过微信扫描【本页】的二维码，根据指引，选择你的阅读方式，免费获得专属于你的个性化阅读方案，帮你时间花的少，阅读效果好。

图书在版编目（CIP）数据

人体经络穴位使用全书／赵萌编著．－－天津：天津科学技术出版社，2018.1（2020.9 重印）

ISBN 978－7－5576－3431－5

Ⅰ.①人… Ⅱ.①赵… Ⅲ.①经络－基本知识②穴位－基本知识 Ⅳ.①R224

中国版本图书馆 CIP 数据核字（2017）第 169168 号

人体经络穴位使用全书
RENTI JINGLUO XUEWEI SHIYONG QUANSHU
责任编辑：孟祥刚

出　　版：	天津出版传媒集团 天津科学技术出版社
地　　址：	天津市西康路 35 号
邮　　编：	300051
电　　话：	（022）23332390
网　　址：	www.tjkjcbs.com.cn
发　　行：	新华书店经销
印　　刷：	唐山富达印务有限公司

开本 670×960　1/16　印张 16　字数 300 000
2020 年 9 月第 1 版第 2 次印刷
定价：58.00 元

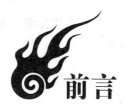 前言

　　经络穴位是中国传统医学的一部分，中医认为经络是人体气血流通的通道，穴位则是气血流注的点，经络就好比是人体的枝干，穴位则是其连接处。身体的各个部分都有经络穴位的分布，无论是脏腑器官、骨骼肌肉，还是皮肤毛发都涵盖在内。中医常讲"通则不痛，痛则不通"，身体的各种不适实际上都是源于经络不通，所以打通经络就成了获得健康的必经之路。只要经络畅通，气血往复循环，自然就百病不生。

　　关于经络的重要作用，我国历代医家在其文献中都有论述。如《黄帝内经》中就有："经脉者，所以决死生，处百病，调虚实，不可不通。"《灵枢·经脉篇》说："夫十二经脉者，人之所以生，病之所以成，人之所以治，病之所以起，学之所始，工之所止也。"也就是说，人生下来、活下去、生病、治病的关键都是经络。经络主导体内气血运行，气血是人体生命活动的物质基础，其作用是濡润全身脏腑组织器官，使人体完成正常的生理功能。经络是人体气血运行的通道，气血只有通过经络系统才能被输送到周身，使各组织得到濡养。经络可以抵御外邪。经络将营养物质提供给全身各脏腑组织，由于经络系统的作用是运行气血，那么它就可以使营卫之气密布周身，尤其是随着散布于全身的络脉运行。卫气是一种具有保卫机体功能的物质，它能够抵御外邪的入侵。外邪侵犯人体往往由表及里，先从皮毛开始，所以当外邪侵犯机体时，卫气就会首当其冲地发挥其抵御外邪、保卫机体的作用。可以说，经络是我们身体里的"灵丹妙药"，是经济实用的健康养生大法，身体是否健壮及寿命的长短都与它息息相关。

　　利用经络穴位养生治病的手段有很多。我们可能都有过这样的经验，有时坐的时间长了，腰背会酸痛；走路时间长，可能感到双腿发困发沉。于是，我们就会不由自主地做出捶腰、拍肩、捶腿、揉腿等动作，很快身体就会觉得舒服了，这实际上就是最简单的畅通经络的方法。除此之外，你还可以利用祖国医学的针灸、推拿、艾灸、食疗等方法进行养生保健，这些方法操作简单、疗

效显著、即学即用，可以颐养生命、增强体质、预防疾病，从而达到延年益寿的目的。

　　为了让读者更好地利用经络穴位养生保健、防病祛病，本书将中医的经络穴位做了较为全面的梳理和解读。

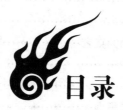

目录

绪论　走进经络穴位的世界

上篇　奇经八脉

下篇　经络穴位自我保健法

绪论

走进经络穴位的世界

经络概述

经络是经脉和络脉的总称，是人体联络、运输和传导的体系。经，有路径的含义，经脉贯通上下，沟通内外，是经络系统中的主干；络，有网络的含义，络脉是经脉别出的分支，较经脉细小，纵横交错，遍布全身。《灵枢·脉度》说："经脉为里，支而横者为络，络之别者为孙。"

经络内属于脏腑，外络于肢节，沟通于脏腑与体表之间，将人体脏腑组织器官联系成为一个有机的整体；并借以行气血，营阴阳，使人体各部的功能活动得以保持协调和相对的平衡。针灸临床治疗时的辨证归经，循经取穴，针刺补泻等，无不以经络理论为依据。《灵枢·经别》说："夫十二经脉者，人之所以生，病之所以成，人之所以治，病之所以起，学之所始，工之所止也。"说明经络对生理、病理、诊断、治疗等方面的重要意义。

经络学说是研究人体经络系统的循行分布、生理功能、病理变化及其与脏腑相互关系的一种理论，多少年来一直指导着中医各科的诊断与治疗，其与针灸学科关系尤为密切。

经络学说是我国劳动人民通过长期的医疗实践，不断观察总结而逐步形成的。根据文献分析，其形成途径如下。

1. "针感"等传导的观察：针刺时产生酸、麻、重、胀等感应，这种感应常沿着一定路线向远部传导。

2. 腧穴疗效的总结：主治范围相似的腧穴往往有规律地排列在一条路线上。

3. 体表病理现象的推理：某一脏器发生病变，在体表相应部位可有压痛、结节、皮疹、色泽改变等现象，也是发现经络系统的途径之一。

4. 解剖、生理知识的启发：古代医家通过解剖，在一定程度上认识了内脏的位置、形态及某些生理功能，观察到人体分布着很多管状和条索状结构，并与四肢联系，观察到某些脉管内血液流动的现象。

以上几点表明，发现经络的途径是多方面的，各种认识互相补充，相互佐证，相互启发，从而使人们对经络认识逐步完善。从现存文献来看，经络学说在两千多年前就已基本形成。

经络的生理功能

联络脏腑，沟通内外：人体的五脏六腑、四肢百骸、五官九窍、皮肉筋骨等组织器官，之所以能保持相对的平衡与统一，完成正常的生理活动，是依靠经络系统的联络沟通而实现的。

经络系统在人体中纵横交错、沟通内外、联系上下，加强了人体脏与脏之间、脏与腑之间、脏腑与体、五官之间的联系，使人体成为一个有机的整体。

运行气血，濡养周身：人体生命活动的物质基础是气血，其作用是濡润全身脏腑组织器官，使人体完成正常的生理功能。经络是人体气血运行的通道，可将营养物质输送到周身，从而完成各器官的正常生理功能。

抵御外邪，保卫机体：经络系统的作用是"行气血而营阴阳"，营行脉中，卫行脉外，使营卫之气密布周身。外邪侵犯人体往往由表及里，先从皮毛开始，卫气能抵抗外邪的侵犯，充实于络脉，络脉散布于全身，密布于皮部，当外邪侵犯机体时，卫气首当其冲发挥其抵御外邪、保卫机体的屏障作用。

经络学说的临床应用

说明病理变化：由于经络是人体通内达外的一个通道，在生理功能失调时，其又是病邪传注的途径，具有反映病候的特点，故临床某些疾病的病理过程中，常常在经络循行通路上出现明显的压痛或结节、条索状等反应物，相应的部位皮肤色泽、形态、温度等发生变化。通过望色、循经触摸反应物和按压等，可推断疾病的病理变化。

指导辨证：由于经络有一定的循行部位及所络属的脏腑及组织器官，故根据体表相关部位发生的病理变化，可推断疾病的经脉和病位所在。临床上可根据所出现的证候，结合其所联系的脏腑，进行辨证归经。

指导治疗：针灸治疗是通过针刺和艾灸等刺激体表某些腧穴，以疏通经气，调节人体脏腑气血功能，从而达到治疗疾病的目的。由于内属脏腑，外络肢节，因而在临床治疗时常根据经脉循行和主治特点采用循经取穴进行治疗。

什么是经脉的实质

目前对经络实质的假说主要有以下几种。

1. 经络与中枢神经 – 体液调节机制相关说

这种学说认为经络是以神经系统为主要基础，包括血管、淋巴、体液等已知结构的人体功能调节系统。中医认为经络具有行血气、通阴阳、决死生、处百病的重要作用。现代生理学认为人体功能活动的联系和调节及其与外环境的平衡统一，主要是通过神经—体液调节机理实现的。有的学者根据循经感传的一些特征，认为在体表发生的感传线是在中枢神经系统里发生的过程，经络是大脑皮层各部位之间特有的功能联系，经络上的穴位在大脑皮层上各有相应的点。

2. 中枢说

针刺一个穴位引起大脑皮层相应点兴奋后，这一兴奋就按其特有的功能联系，有规律地扩散在同一经上有关穴位的相应点，引起该系统的兴奋，大脑皮层某一系统发生兴奋后，在体表的投影也相应兴奋，在主观上即形成了循经感传的感觉。即"感在中枢，传也在中枢"。其基本根据是截肢者的幻肢感传感；气功入静可引出循经感传；感传可以扩散又可回流；做腰麻硬膜外麻醉后刺激气户穴，多数受术者感传能穿过麻醉区至足趾端。另外，入静诱导可提高感传诱发率，脑部病变可以增加循经感传出现率等。

3. 经络 – 皮层 – 内脏相关假说

此说由张锡钧等人于 1959 年提出，根据为经穴与皮质、皮质与内脏之间存在肯定的联系。针刺狗的足三里可以建立食物性条件反射，针刺人的内关穴同样可以建立血管收缩反应的条件反射，刺激穴位可以改变皮层诱发电位晚成分，都说明了三者的联系。

4. 经络与周围神经系统相关说

直观解剖发现大多数穴位或其附近都有神经干或较大分支通过。显微镜下观察 324 个穴位，由脑神经或脊神经支配的有 323 穴，占 99.6%，用 HRP（辣根酶）或荧光双标法均发现穴位与周围神经相关；而循经出汗，汗毛竖立，循经皮丘带等均与自主神经有关；肾上腺素能神经和胆碱能神经遍及全身，可以说明经络内属于脏腑外络于肢节，以及营与卫、气与血的关系。认为这些神经沿小动脉及毛细血管前动脉分布。这是经络实质的重要组成部分。1987 年，季仲朴即把此系统命名为"体表内脏植物性联系系统"。

5. 二重反射与轴索反射接力联动说

1972 年，汪桐提出经络的实质是二重反射假说。认为针刺穴位一方面可以通过中枢神经系统起通常的反射效应，即长反射。另外由于局部组织刺激产生的酶化学物质作用于游离神经末梢引起局部短反射。一个局部短反射就成为下一个局部短反射的诱因，如此向前推进。在一系列短反射的激发过程中，每一环节引起的兴奋，通过神经传入中枢，上升为意识，从而形成循经感传。在经络循行线，以神经和血管为基础的局部短反射，可以认为是比较古老、低级的外周整合系统，是进化过程中遗留下来的一种比较原始的机能。

1980年，张保真等采用肉眼实地观察铺片及血管灌注法，比较解剖学法和体针传统记录研究小鼠经脉线的行程定位与古代记载相一致，辨认出躯干段的足六经是以血管主干的行程为依据。足三阳的血管主干线在皮下和皮内；足三阴的血管主干均在胸腹壁的深层组织中，从而认为古人是根据鲜明的血管定名为经脉，但传递信息的则是血管壁上的神经。交会穴常有不同的血管吻合分支，管壁上的神经纤维与之伴行。血管是经脉的方向导引者，组织支持者和可能有的活动参与者。而神经纤维则是经脉信息传递的本体。采用光镜下和电镜下的组织学、组织化学特别是免疫组织学提示：肥大细胞与神经纤维结成不同程度、不同距离的形态和机能联系，它分化出来的介质和其他物质（组胺、激肽、P 物质、ATP 和前列腺素等）调节局部的生化环境有利于经脉信息的传导。这些神经纤维是 P 物质（一种激肽大量存于脑组织和脊髓后根，是逆向扩张血管的介质）。免疫反应阳性的属于无髓的细纤维。发现 P 物质能的神经纤维在外周来自初级神经元，来自脊神经节。实验观察它们是经脉信息的传递者。

小鼠躯干部六条经脉均是依据带有神经、肥大细胞的六条血管为主干组成的，应用微量组胺或 P 物质沿经注射。经百多例长、幼小鼠实验，均产生了循经红线，或皮丘带出现。阳经中阳明经、少阳经红线出现率高，太阳经次之。而阴经因较深则不易发现。此说解释了经络行血气调阴阳的部分作用。适用于经脉外行线，适用于循经的皮肤反应的解释，也适用循经的浅部感传。

6. 经络与肌肉相关说

此说从脊髓水平对经络现象的性质进行了分析。对猫、大鼠和猴观察的结果表明：脊髓前角的运动神经元，对来自外围传入刺激的反应，具有某种循经的特点。沿着胃经、胆经和膀胱经等穴位分别注射 CB-HRP，则每一条经脉在脊髓的前角都可以显示出一条纵向排列的柱状运动神经元链，从而认为经络活动可能是一群支配功能上协同的肌肉群、具有特异空间联系的运动神经所固有反射活动的功能表现。全身横纹肌大致以纵向排列，经络的走向与此一致，在肌纤维交错排列之处，如面颊、肩臂经络走向也呈曲折回绕。

经络系统的主体——十二经脉

十二经脉是经络系统的主体，具有表里经脉相合，与相应脏腑络属的主要特征。十二经脉也称"正经"，包括手三阴经（手太阴肺经、手厥阴心包经、手少阴心经）、手三阳经（手阳明大肠经、手少阳三焦经、手太阳小肠经）、足三阳经（足阳明胃经、足少阳胆经、足太阳膀胱经）、足三阴经（足太阴脾经、足厥阴肝经、足少阴肾经）。

十二经脉在体表左右对称地分布于头面、躯干和四肢，纵贯全身。六条阴经分布于四肢内侧和胸腹，六条阳经分布于四肢外侧和头面、躯干。

十二经脉在四肢的分布规律是，三条阴经上肢分别为手太阴肺经在前、手厥阴心包经在中、手少阴心经在后，下肢分别为足太阴脾经在前、足厥阴肝经在中、足少阴肾经在后，其中足三阴经在足内踝以下为厥阴在前、太阴在中、少阴在后，至内踝 8 寸以上，太阴交出于厥阴之前。三条阳经上肢分别为手阳明大肠经在前、手少阳三焦经在中、手太阳小肠经在后，下肢分别为足阳明胃经在前、足少阳胆经在中、足太阳膀胱经在后。

十二经脉在躯干部的分布是，足少阴肾经在胸中线旁开 2 寸，腹中线旁开 0.5 寸处；足太阴脾经行于胸中线旁开 6 寸，腹中线旁开 4 寸处；足厥阴经循行规律性不强。足阳明胃经分布于胸中线旁开 4 寸，腹中线旁开 2 寸；足太阳经行于背部，分别于背正中线旁开 1.5 寸和 3 寸；足少阳胆经分布于身之侧面。

奇经八脉

奇经八脉即别道奇行的经脉，包括督脉、任脉、冲脉、带脉、阴维脉、阳维脉、阴跷脉、阳跷脉共 8 条。

奇经八脉的分布规律：奇经八脉的分布部位与十二经脉纵横交错，八脉中的督脉、任脉、冲脉皆起于胞中，同出于会阴，其中督脉行于背正中线；任脉行于胸腹中线；冲脉行于腹部会于足少阴经。带脉起于胁下，环行腰间一周，阳跷脉行于下肢外侧及肩、头部；阴跷脉行于下肢内侧及眼；阳维脉行于下肢外侧、肩和头项；阴维脉行于下肢内侧、腹和颈部。

奇经八脉的作用：一是沟通了十二经脉之间的联系，将部位相近、功能相似的经脉联系起来，起到统摄有关经脉气血、协调阴阳的作用；二是对十二经脉气血有着蓄积和渗灌的调节作用，奇经八脉犹如湖泊水库，而十二经脉之气则犹如江河之水。

奇经八脉中的任脉和督脉，与十二经全称为"十四经"。十四经均有各自的循行路线、症候和所属腧穴。

奇经八脉的基本内容：

1. 督脉

循行：起于小腹内，下出于会阴部，向后行于脊柱的内部，上达项后风府，进入脑内，上行巅顶，沿前额下行至鼻柱。

主要症候：脊柱强痛，角弓反张等症。

交会腧穴：长强、陶道、大椎、哑门、风府、脑户、百会、水沟、神庭。

2. 任脉

循行：起于小腹内，下出会阴部，向上行于阴毛部，沿着腹内，向上经过关元等穴，到达咽喉部，再上行环绕口唇，经过面部，进入目眶下（承泣穴属足阳明胃经）。

主要病候：疝气，带下，腹中结块等证。

交会腧穴：会阴、曲骨、中极、关元、阴交、下脘、中脘、上脘、天突、廉泉、承浆。

3. 冲脉

循行：起于小腹内，下出于会阴部，向上行于脊柱内，其外行者经气冲与足少阴经交会，沿着腹部两侧，上达咽喉，环绕口唇。

主要病候：腹部气逆而拘急。

交会腧穴：会阴、阴交、气冲、横骨、大赫、气穴、四满、中注、肓腧、商曲、石关、阴都、腹通谷、幽门。

4. 带脉

循行：起于胁下，斜向下行到带脉、五枢、维道穴，横行绕身一周。

主要病候：腹满，腰部觉冷如坐水中。

交会腧穴：带脉、五枢、维道。

5. 阴维脉

循行：起于小腹内侧，沿大腿内侧上行到腹部，与足太阴经相合，过胸部，与任脉会于颈部。

主要病候：心痛，忧郁。

交会腧穴：筑宾、府舍、大横、腹哀、期门、天突、廉泉。

6. 阳维脉

循行：起于足跗外侧，向上经过外踝，沿足少阳经上行髋关节部，经胁肋后侧，从腋后上肩，至前额，再到项后，合于督脉。

主要病候：恶寒发热，腰疼。

交会腧穴：金门、阳交、臑腧、天髎、肩井、头维、本神、阳白、头临泣、目窗、正营、承灵、脑空、风池、风府、哑门。

7. 阴跷脉

循行：起于足舟骨的后方上行内踝的上面，直上沿大腿内侧，经过阴部，向上沿胸部内侧，进入锁骨上窝，上经人迎的前面，过颧部，到目内眦，与足太阳经和阳跷脉相会合。

主要病候：多眠、癃闭、足内翻等证。

交会腧穴：照海、交信、睛明。

8. 阳跷脉

循行：起于足跟外侧，经外踝上行腓骨后缘，沿股部外侧和胁后上肩，过颈部上挟口角，进入目内眦，与阴跷脉会合，再沿足太阳经上额，与足少阳经会于风池。

主要病候：目痛从内眦始，不眠，足外翻等证。

交会腧穴：申脉、仆参、跗阳、居髎、臑腧、肩髃、巨骨、天髎、地仓、巨髎、承泣、睛明、风池。

十二经别

十二经别是十二正经离、入、出、合的别行部分，是正经别行深入体腔的支脉。

十二经别的分布规律：十二经别多从四肢、肘、膝关节以上的正经别出（离），经过躯干深入体腔与相关的脏腑联系（入），再浅出体表上行头项部（出），在头项部阳经另合于本经经脉，阴经的经别合于其表里的阳经经脉（合），由此将十二经别汇合成6组，称为（六合）。足太阳、足少阴经别从腘部分出，入走肾与膀胱，上出于项，合于足太阳膀胱经；足少阳、足厥阴经别从下肢分出，行至毛际，入走肝胆，上系于目，合于足少阳胆经；足阳明、足太阴经别从髀部分出，入走脾胃，上出鼻旁，合于足阳明胃经；手太阳、手少阴经别从腋部分出，入走心与小肠，上出目内眦，合于手太阳小肠经；手少阳、手厥阴经别从所属正经分出，进入胸中，入走三焦，上出耳后，合于手少阳三焦经；手阳明、手太阴经别分别从所属正经分出，入走肺与大肠，上出缺盆，合于手阳明大肠经。

十二经别加强了十二经脉的内外联系及在体内的脏腑之间表里关系，补充了十二经脉在体内外循行的不足。由于十二经别通过表里相合的"六合"作用，使得十二经脉中的阴经与头部发生了联系，从而扩大了手足三阴经穴位的主治范围。此外，又由于其加强了十二经脉与头面的联系，故而也突出了头面部经脉和穴位的重要性及其主治作用。

十二经筋

十二经筋是十二经脉之气濡养筋肉骨节的体系，是十二经脉的外周连属部分。

十二经筋的分布规律：十二经筋均起于四肢末端，上行于头面胸腹部。每遇关节部位则结于或聚于此，遇胸腹壁或入胸腹腔则散于或布于该部而成片，但与脏腑无属络关系。三阳经筋分布于项背和四肢外侧，三阴经筋分布于胸腹和四肢内侧。足三阳经筋起于足趾，循股外上行结于顺（面）；足三阴经筋起于足趾，循股内上行结于阴器（腹）；手三阳经筋起于手指，循臑外上行结于角（头）；手三阴经筋起于手指，循臑内上行结于贲（胸）。

十二经筋的作用：约束骨骼，利于关节屈伸活动。

十二皮部

十二皮部是十二经脉功能活动反映于体表的部位，也是络脉之气散布之所在。

十二皮部的分布规律：以十二经脉体表的分布范围为依据，将皮肤划分为十二个区域。

十二皮部的作用：由于十二皮部居于人体最外层，又与经络气血相通，故是机体的卫外屏障，起着保卫机体、抵御外邪和反映病证的作用。

十五络脉

络脉是由经脉分出于浅层的支脉。十二经脉和任、督二脉各自别出一络，加上脾之大络，总称十五络脉，或十五别络。

十五络脉的分布规律：十二经脉的别络均从本经四肢、肘、膝关节以下的络穴分出，走向其相表里的经脉，即阴经别络于阳经，阳经别络于阴经。任脉的别络从鸠尾分出以后散布于腹部；督脉的别络从长强分出经背部向上散布于头，左右别走足太阳经；脾之大络从大包分出以后散布于胸胁。此外，还有从络脉分出的浮行于浅表部位的浮络和细小的孙络，遍及全身，难以计数。

十五络脉的作用：四肢部的十二经别络，加强了十二经中表里两经的联系，从而沟通了表里两经的经气，补充了十二经脉循行的不足。躯干部的任脉络、督脉络和脾之大络，分别沟通了腹、背和全身经气，从而输布气血以濡养全身组织。

腧穴概述

腧穴，是人体脏腑经络之气输注于体表的部位，这些部位不是孤立于体表的点，而是与内部的脏腑器官相通，外部多当筋肉或骨骼之间的凹陷处，因其功能上内外互相输通，位置上又以孔隙为主，所以称为"腧穴"。腧，又写作"俞""输"，含有传输的意义；穴，具有孔隙的意义。历代针灸文献上所说的"气穴""气府""节""会""骨空""脉气所发""砭灸处""穴位""穴道"等，都是腧穴的别称。

腧穴是针灸施术的部位，包括十四经穴、经外奇穴和阿是穴。在临床上要正确运用针灸治疗疾病，必须掌握好腧穴的定位、归经、主治等基本知识。

腧穴的作用

诊断作用：人体有病时就会在腧穴上有所反映而作为针灸临床诊断的依据。如有胃肠疾患的人常在足三里、地机等穴出现过敏压痛，有时并可在第5～8胸椎附近触到软性异物；患有肺脏疾患的人，常在肺腧、中府等穴有压痛、过敏及皮下结节。因此，临床上常用指压背腧穴、募穴、郄穴、原穴的方法，察其腧穴的压痛、过敏、肿胀、硬结、凉、热，以及局部肌肉的隆起，凹陷坚实虚软程度，皮肤的色泽、瘀点、丘疹、脱屑等来协助诊断。

近年来，在利用腧穴协助诊断方面又有新的发展，如耳郭中耳穴的测定，对原穴用导电量的测定，对十二井穴用知热感度的测定等。通过仪器对这些腧穴的测定，可以在一定程度上反映经络、脏腑、组织器官的病变，为协助诊断增添了新的内容。

腧穴的治疗作用有如下几点。

1. 近治作用

这是一切腧穴主治作用所具有的共同特点。这些腧穴均能治疗该穴所在部位及邻近组织、器官的病症。如眼区的睛明、承泣、四白、瞳子髎，均能治疗眼病；耳区的听宫、听会、耳门、翳风诸穴，皆能治疗耳病；胃部的中脘、建里、梁门诸穴，皆能治疗胃病等。

2. 远治作用

这是十四经腧穴主治作用的基本规律。在十四经腧穴中，尤其是十二经脉在四肢、肘、膝关节以下的腧穴，则不仅能治疗局部病症，还可以治疗本经循行所及的远隔部位的脏腑、组织、器官的病症，有的甚至具有影响全身的作用。例如：合谷穴不仅能治疗手腕部病症，而且还能治疗颈部和头面部病症，同时，还能治疗外感病的发热；足三里穴不仅能治疗下肢病症，而且对调整整个消化系统的功能，甚至对人体防卫、免疫反应方面都具有很大的作用。

3. 特殊作用

临床实践证明，针刺某些腧穴，对机体的不同状态可引起双向的良性调整作用。例如：泄泻时，针刺天枢能止泻；便秘时，针刺天枢又能通便。此外，腧穴的治疗作用还具有相对的特异性，如大椎退热，至阴矫正胎位等，均具有特殊的治疗作用。

腧穴的分类

腧穴是我国古代人民在长期的抗病活动中陆续发现和逐步积累起来的经验。它的发展经过了以痛为腧、定位命名和分类归经等阶段。初期的针灸治病，没有确定的腧穴，只是在病痛的局部进行针灸，这就叫"以痛为腧"。随着医疗经验的积累，肯定了一些腧穴的疗效和位置，才加以定位和命名，以便推广应用，这是腧穴的定位和命名阶段。后来随着针灸的继续发展，应用腧穴不断增多，治疗范围不断扩大，于是，人们把某些治疗作用相类似、感传路线比较一致的腧穴加以归纳，这就进入了分类归经阶段。现在所介绍的经穴，就属于这一类腧穴。

腧穴可分为十四经穴、奇穴、阿是穴三类。

十四经穴：十四经穴位于十二经脉和任、督二脉的腧穴，简称"经穴"。它们是腧穴的主要部分，共 361 个穴名。经穴因其分布在十四经脉的循行线上，所以与经脉关系密切，它不仅可以反映本经经脉及其所属脏腑的病证，也可以反映本经脉所联系的其他经脉、脏腑之病证，同时又是针灸施治的部位。因此，腧穴不仅有治疗本经脏腑病证的作用，也可以治疗与本经相关经络脏腑之病证。

奇穴：奇穴是指未能归属于十四经的腧穴，它既有固定的穴名，又有明确的位置，又称"经外奇穴"。这些腧穴对某些病证具有特殊的治疗作用。奇穴因其所居人体部位的不同，其分布也不尽相同。有些位于经脉线外，如中泉、中魁；有些在经脉线内，如印堂、肘尖；有些是穴位组合之奇穴，如四神聪、四缝、四花等穴。

阿是穴：阿是穴又称压痛点、天应穴、不定穴等。这一类腧穴既无具体名称，又无固定位置，而是以压痛点或其他反应点作为针灸部位。阿是穴多位于病变的附近，也可在与其距离较远的部位。

什么叫特定穴

特定穴是指若干类具有特殊治疗作用的经穴。由于它们的主治功能不同，因此各有特定的名称和含义。共有十类。

1. 五输穴

五输穴即十二经脉分布在肘、膝关节以下的井、荥、输、经、合穴，简称"五输"，其分布次序是根据标本根结的理论，从四肢末端向肘膝方向排列的。古代医家把经气在经脉中运行的情况，比作自然界的水流，以说明经气的出入和经过部位的深浅及其不同作用。如经气所出，像水的源头，称为"井"；经气所溜，像刚出的泉水微流，称为"荥"；经气所注，像水流由浅入深，称为"输"；经气所行，像水在通畅的河中流过，称为"经"；最后经气充盛，由此深入，进而汇合于脏腑，恰像百川汇合入海，称为"合"。

《难经·六十八难》："井主心下满，荥主身热，输主体重节痛，经主喘咳寒热，合主逆气而泄。"概括了五输穴的主治范围。十二经各有一个井穴，因多位于赤白肉际处，故井穴具有交通阴阳气血的作用，多用于急救，有开窍醒神、消炎镇痛之效；各经荥穴均可退热；输穴多用于止痛，兼治身体沉重由水湿所致者；经穴主治外感病，咳嗽，哮喘；合穴治六腑病，如呕吐、泄泻、头晕、头胀，可将上逆之气向下引。

井穴还用于诊断：井穴是各经的"根"穴，日本针灸家用燃着的线香熏烤井穴，分析井穴对热的敏感程度，以确定各经的虚实，此法叫知热感度测定法。

古人根据脏腑的不同作用，把其分属五行，即肝、胆属木，心、小肠属火，脾、胃属土，肺、大肠属金，肾、膀胱属水。又将五输穴也分属五行。《难经·六十四难》指出："阴井木，阳井金，阴荥火，阳荥水，阴输土，阳输木，阴经金，阳经水，阴合水，阳合土。"据此，又根据五行的相生规律及疾病的不同表现，制订出"虚则补其母，实则泻其子"的治疗方法，即补母泻子法。具体应用又有本经补母泻子法、子午流注纳子法和异经补母泻子法。

六阴经	井（木）	荥（火）	输（土）	经（金）	合（水）
肺（金）	少商	鱼际	太渊	经渠	尺泽
肾（水）	涌泉	然谷	太溪	复溜	阴谷
肝（木）	大敦	行间	太冲	中封	曲泉
心（火）	少冲	少府	神门	灵道	少海
脾（土）	隐白	大都	太白	商丘	阴陵泉
心包（相火）	中冲	劳宫	大陵	间使	曲泽

六阳经	井（金）	荥（水）	输（木）	经（火）	合（土）
大肠（金）	商阳	二间	三间	阳溪	曲池
膀胱（水）	至阴	通谷	束骨	昆仑	委中
胆（木）	足窍阴	侠溪	足临泣	阳辅	阳陵泉
小肠（火）	少泽	前谷	后溪	阳谷	小海
胃（土）	厉兑	内庭	陷谷	解溪	足三里
三焦（相火）	关冲	液门	中渚	至沟	天井

2. 原穴、络穴

"原"即本源，原气之意。原穴是脏腑原气经过和留止的部位。十二经脉在四肢各有一个原穴，又名"十二原"。在六阳经，原穴单独存在，排列在腧穴之后，六阴经则以输为原。"络"即联络之意，络脉从经脉分出的部位各有一个腧穴叫络穴。络穴具有联络表里两经的作用。十二经的络穴皆位于四肢肘膝关节以下，加之任脉络穴鸠尾位于腹，督脉络穴长强位于尾骶部，脾之大络大包穴位于胸胁，共十五穴，故称为"十五络穴"。

原穴的作用

用于诊断：《灵枢·九针十二原》中说："五脏有疾也，应出十二原，十二原各有所出，明知其源，睹其应，而知五脏之害矣。"目前，应用经络测定仪，测量各经原穴的导电情况，分析各经的虚实，以协助诊断脏腑疾病。其读数与井穴知热感度的读数相反，数字大则表示脏腑实证。

用于治疗：《灵枢·九针十二原》中说："五脏有疾也，当取之十二原。"原穴可调整脏腑经络的功能，既可补虚，又可泻实，原穴对脏腑疾病有很好的疗效，可单用，亦可与相表里的络穴配用，叫原络配穴法。因此法是以病经的原穴为主，表里经的络穴为客，所以又叫主客原络配穴。

络穴的作用

用于诊断：《灵枢·经脉》中说："凡此十五络者，实则必见，虚则必下，视之不见，求之上下，人经不同，络脉异所别也。"当经脉有病时，有时会在络穴所在的络脉上出现酸痛、麻木、硬结及颜色改变，可帮助诊断疾病。

用于治疗：一是络穴主治络脉病，如手少阴经别络，实则胸中支满，虚则不能言语，可取通里穴治疗（详见络脉病候）。二是一络通二经，络穴不仅治本经病，也能治其相表里经的病症，如手太阴络穴列缺，既能治肺经之咳嗽、气喘，又可治大肠经的牙痛、头项强痛等症。三是络穴治疗慢性病，特别是脏腑的慢性疾病，古人有"初病在经，久病在络"之说，即指久病不愈时，其病理产物气血痰湿等常由经入络，故凡一切内伤疾病或脏腑久病均可取络穴治疗。对于络脉之实证，用浅刺放血的方法治疗。

经脉	肺	大肠	胃	脾	心	小肠	膀胱	肾	心包	三焦	胆	肝	任	督	脾
原穴	太渊	合谷	冲阳	太白	神门	腕骨	京骨	太溪	大陵	阳池	丘墟	太冲			
络穴	列缺	偏历	丰隆	公孙	通里	支正	飞扬	大钟	内关	外关	光明	蠡沟	鸠尾	长强	大包

3. 背腧穴、募穴

背腧穴是脏腑之气输注于背腰部的腧穴；募穴是脏腑之气汇聚于胸腹部的

腧穴。它们均分布于躯干部，与脏腑有密切关系。

背腧穴

用于诊断：《灵枢·背腧》中说"则欲得而验之，按其处，应在中而痛解，乃其腧也。"《难经·六十七难》中说："阴病行阳，腧在阳。"指出五脏有病常在背腧穴上出现反应，按压背腧穴可以协助诊断。

用于治疗：治五脏病。《素问·长刺节论》中说："迫脏刺背，背腧也。"是说明背腧穴对于五脏病针刺具有直接作用。《素问·阴阳应象大论》中说："阴病治阳"，也说明五脏有病可以取相应的背腧穴进行治疗。背腧穴不但可治疗与脏腑有关的疾病，还可治疗与本脏腑有关的五官九窍、皮肉筋骨病。如肝腧既能治肝病，又治目疾（肝开窍于目）、筋脉挛急（肝主筋，肝藏血）；肾腧既治肾病，又可治与肾有关的耳聋耳鸣（肾开窍于耳，肾和则耳能闻五音）、阳痿（肾藏精、主生殖）及骨髓病（肾主骨生髓）。背腧穴可单用，亦可配募穴，叫腧募配穴法。

募穴

用于诊断：《难经·六十七难》中说："阳病行阴，故令募在阴。"提出六腑有病（阳病）常在胸腹部的募穴上出现异常，指压募穴，可协助诊断，亦可与背腧穴互参诊病，即所谓"审募而察腧，察腧而诊募"。

脏腑	背腧穴	募穴
肺	肺腧	中府
大肠	大肠腧	天枢
胃	胃腧	中脘
脾	脾腧	章门
心	心腧	巨阙
小肠	小肠腧	关元
膀胱	膀胱腧	中极
肾	肾腧	京门
心包	厥阴腧	膻中
三焦	三焦腧	石门
胆	胆腧	日月
肝	肝腧	期门

用于治疗：募穴可治脏腑病及阳经经络病症，《素问·阴阳应象大论》中的"阳病治阴"即指六腑病及阳经经络病可取募穴治疗，如胃脘痛取中脘；腹痛、腹泻取天枢；膀胱经之坐骨神经痛取中极等。

4. 八会穴

"会"即聚会之意，八会穴即脏、腑、气、血、筋、脉、骨、髓的精气聚会的八个腧穴，故称八会穴，分布于躯干部和四肢部。

用于治疗：八会穴与其所属的八种脏器组织的生理功能有密切关系，可治疗与八者相关的疾病，尤其是八者的慢性虚弱性疾病。如脏会章门主治五脏疾患，尤以肝脾多用；腑会中脘主治六腑病，尤以胃及大肠效优；筋会阳陵泉主治筋病，半身不遂、肩臂疼痛、拘挛瘫痪、痿痹多用；髓会悬钟主治下肢瘫痪、痿软无力、贫血、疼痛等；骨会大杼主治骨病，以周身骨节疼痛，尤其是颈肩背及四肢骨痛效佳；血会膈腧主治血病，吐血、衄血、咳血、便血、痔血、尿血、崩漏、贫血以及外伤出血、瘀血等；气会膻中主治气机不利的各种疾患，如胸闷、气短、噎膈、哮喘、郁证、呕逆嗳气等；脉会太渊主治脉管病，如脉管炎、无脉症、动脉硬化等。

5. 郄穴

"郄"有空隙之意，郄穴是各经经气汇集的部位。十二经脉、阴跷脉、阳跷脉、阴维脉、阳维脉各有一个郄穴，共十六个郄穴。多分布于四肢、肘、膝关节以下。

诊断：脏腑有病可按压郄穴，以协助诊断。

治疗：因郄穴为气血深藏之处，一般情况下，邪不可干，如果郄穴出现异常，说明病邪已深，表现必然急、重，故郄穴可用于本经循行和所属脏腑的急症、痛症、炎症以及久治不愈的疾病。阴经郄穴有止血作用，如孔最止咯血，中都止崩漏，阴郄止吐血、衄血等。阳经郄穴偏于止痛，如急性腰痛取养老，急性胃脘痛取梁丘等。郄穴可以单用，亦可与会穴合用，叫郄会取穴法，如梁丘配中脘治疗急性胃病，孔最配膻中治气逆吐血等。

阴经	郄穴	阳经	郄穴
手太阴肺经	孔最	手阳明大肠经	温溜
手厥阴心包经	郄门	手少阳三焦经	会宗
手少阴心经	阴郄	手太阳小肠经	养老
足太阴脾经	地机	足阳明胃经	梁丘
足厥阴肝经	中都	足少阳胆经	外丘
足少阴肾经	水泉	足太阳膀胱经	金门
阴维脉	筑宾	阳维脉	阳交
阴跷脉	交信	阳跷脉	跗阳

6. 下合穴

下合穴是指手足三阳六腑之气下合于足三阳经的六个腧穴，故称下合穴。

主要分布于下肢膝关节附近。

下合穴是治疗六腑病的重要穴位。《灵枢·邪气脏腑病形》曰："合治内府。"如足三里治胃脘痛；下巨虚治泄泻；上巨虚治肠痈；阳陵泉治蛔厥；委阳、委中治三焦气化失常引起的癃闭、遗尿等。

7. 八脉交会穴、交会穴

八脉交会穴是指奇经八脉与十二经脉之气相交会的八个腧穴，故称"八脉交会穴"。它们分布于腕踝关节上下。

交会穴是指两经以上的经脉相交会合处的腧穴，多分布于躯干部。

八脉交会穴应用很广，李梴在《医学入门》中说："八法者，奇经八穴为要，乃十二经之大会也，周身三百六十穴，统于手足六十六穴，六十六穴又统于八穴。"由于奇经与正经的经气以此八穴相通，所以此八穴既能治奇经病，又能治正经病，如公孙通冲脉，因公孙为脾经穴，故公孙既能治脾经病，又能治冲脉病；内关通阴维脉，又为手厥阴心包经穴，故内关既可治心包经病，又可治阴维病。余穴类推。八脉交会穴临床上常采用上下相应配穴法，且针时常交叉针穴。公孙、内关治胃心胸疾病及疟疾；后溪、申脉治内眼角、耳、项、肩胛部及恶寒发热症；外关、足临泣治外眼角、耳、颊、肩及寒热往来病症；列缺、照海治咽喉、胸膈、肺及阴虚内热等病症。

经属	八穴	通八脉	会合部位
足太阴	公孙	冲脉	胃、心、胸
手厥阴	内关	阴维	
手少阳	外关	阳维	目外眦、颊、颈、耳后、肩
足少阳	足临泣	带脉	
手太阳	后溪	督脉	目内眦、项、耳、肩胛
足太阳	申脉	阳跷	
手太阴	列缺	任脉	胸、肺、膈、喉咙
足少阴	照海	阴跷	

全身交会穴很多，交会穴不但治本经病，还能治所交会经脉的病症。如中极、关元是任脉穴位，又与足三阴经交会，这二穴既可治任脉病，又可治足三阴经疾病；大椎是督脉经穴，又与手足三阳经交会，它既可治督脉病，又治诸阳经引起的全身性疾病；三阴交是脾经穴，又与肝、肾二经交会，三阴交既可治脾经病，又可治肝肾经疾病。

各经主要交会穴：

（1）肺经

中府：手、足太阴之会

（2）大肠经

肩髃：手阳明、阳跷之会

迎香：手、足阳明之会

（3）胃经

承泣：足阳明、阳跷、任脉之会

地仓：阳跷、手足、阳明之会

下关：足少阳、阳明之会

头维：足少阳、阳明、阳维之会

（4）脾经

三阴交：足太阴、少阴、厥阴之会

大横：足太阴、阴维之会

腹哀：足太阴、阴维之会

（5）小肠经

颧髎：手太阳、少阳之会

听宫：手足少阳、手太阳之会

（6）膀胱经

睛明：手足太阳、阴阳跷、足阳明之会

大杼：手、足太阳之会

风门：督脉、足太阳之会

（7）肾经

大赫、气穴、四满、中注、肓腧、商曲、石关、阴都、腹通谷、幽门、足少阴、冲脉之会。

（8）心包经

天池：手厥阴、足少阳之会

（9）三焦经

翳风：手、足少阳之会

角孙：手、足少阳、手阳明之会

（10）胆经

瞳子髎：手太阳、手足少阳之会

阳白：足少阳、阳维之会

头临泣：足太阳、少阳、阳维之会

风池：足少阳、阳维之会

肩井：手足少阳、阳维之会

日月：足太阴、少阳之会

带脉：足少阳、带脉之会

环跳：足少阳、太阳之会

（11）肝经

章门：足厥阴、少阳之会

期门：足厥阴、太阴、阴维之会

（12）任脉

承浆：足阳明、任脉之会

廉泉：阴维、任脉之会

天突：阴维、任脉之会

上脘：任脉、足阳明、手太阳之会

中脘：手太阳、少阳、足阳明、任脉之会

下脘：足太阴、任脉之会

阴交：任脉、冲脉之会

关元：足三阴、任脉之会

中极：足三阴、任脉之会

会阴：任、督、冲三脉之会

（13）督脉

神庭：督脉、足太阳、阳明之会

水沟：督脉、手足、阳明之会

百会：督脉、足太阳之会

脑户：督脉、足太阳之会

风府：督脉、阳维之会

哑门：督脉、阳维之会

大椎：督脉、手足三阳之会

陶道：督脉、足太阳之会

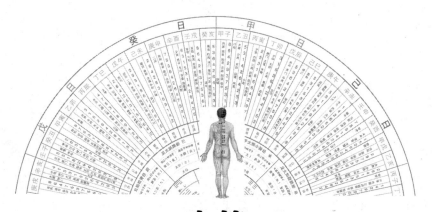

上篇

奇经八脉

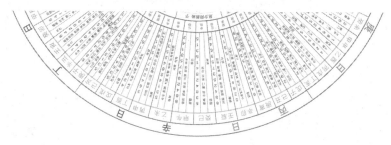

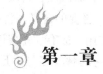

第一章

督脉——阳脉之海

督脉总述

"督脉"一词出自《素问·骨空论》。其循行路线，起始于小腹内，从会阴部向后，行于脊里正中，上至风府，入于脑，上头顶，下额，沿前额正中，到鼻柱下方及上齿。前后与任脉、冲脉相通，与足太阳膀胱经、足少阴肾经相合，联系心、肾、脑。在背后中脊，总制诸阳，故谓之督，督者都纲也。其循背脊上行，犹如裘之背缝也。

督脉总共二十八穴位，始于尾闾骨端之长强穴，腰腧、阳关入命门，上行悬枢、脊中、至中枢，筋缩、至阳归灵台，神道、身柱、陶道开、大椎、哑门，连风府、脑户、强间，后顶排，百会、前顶通囟会，上星、神庭、素髎，水沟、兑端在唇上，龈交上齿肉缝间。

督脉起于小腹下方耻骨正中央，分本络与别络循行全身之经络。

（1）别络路径：由会阴穴起，女经溺尿处，男绕生殖器，至耻骨借足少阴肾经内股处，入腹内循任脉，行至小腹胞中（关元穴）。在胞中此内气分两路，一后络至两肾（主要为右肾）。另一内气会走冲脉气街，腹部，上行入喉，环绕嘴唇，一股内行至督脉龈交穴而终。另一股外行上脸颊至两眼中央下方，"噗"的一声入眼内眦。

（2）本络路径：与足太阳膀胱经同起于眼内眦睛明穴（功穴），上额前，至头顶，再络入脑中。由脑再转出左右颈部，顺下项肩部，内挟脊内行，至腰脊部入肾，再由肾经生殖器回到会阴穴。

邪犯督脉，则角弓反张，项背强直，牙关紧闭，头痛，四肢抽搐，甚则神志昏迷，发热，苔白或黄，脉弦或数。督脉上行属脑，与足厥阴肝经会于巅顶，与肝肾关系密切，督脉之海空虚不能上荣于充脑，髓海不足，则头昏头重，眩晕、健忘；两耳通于脑，脑髓不足则耳鸣耳聋；督脉沿脊上行，督脉虚衰经脉失养，则腰脊酸软，佝偻形俯；舌淡，脉细弱为虚衰之象。督脉主司生殖，为"阳脉之海"，督脉阳气虚衰，推动温煦固摄作用减弱，则背脊畏寒，阳事不举，精冷薄清，遗精，女子小腹坠胀冷痛，宫寒不孕，腰膝酸软，舌淡，脉虚弱亦为虚象。

督脉的"督"字，有总督、督促的含义。督脉循身之背，阳，说明督脉对全身阳经脉气有统率、督促的作用。故有"总督诸阳"和"阳脉之海"的说法。因为督脉循行于背部正中线，它的脉气多与手足经相交会，大椎是其集中点。另外，带脉出于第二腰椎，阳会维交会于风府、哑门。所以督脉的脉气与各阳经都有联系。又因督脉循行于脊里，入络于脑，与脑和脊髓有密切的联系。《本草纲目》称："脑为元神之府"，经脉的神气活动与脑有密切关系。体腔内的脏腑通过足太阳膀背部的腧穴受督脉经气的支配，因此，脏腑的功能活动均与督脉有关。所以金代医家张洁古认为：督脉"为阳脉之都纲"即是此意。

既然督脉是人体的"总督"，最能展现出人体的精、气、神，我们常说的"挺直你的脊梁"，就是展现我们的精神的意思。从字的表面含义上看，督脉的"督"字，有总督、督促的意义；从循行路线上看，督脉主要在背部，背为阳。这说明督脉对全身阳经脉气有统率、督促的作用，古人所说的"总督诸阳"和"阳脉之海"就是这个道理。督脉是阳之会，人本阳气借此宣发，是元气的通道。

督脉的功能可以概括为以下两点。

其一，督脉多次与手足三阳经及阳维脉相交会，与各阳经都有联系，所以对全身阳经气血起调节作用。

其二，它对脑髓与肾的功能有所反映。督脉行脊里，入络脑，又络肾，与脑、髓、肾关系密切，可反映脑、髓、肾的生理功能和病理变化。肾为先天之本，主髓通脑，主生殖，故脊强、厥冷及精冷不育等生殖系统疾患与督脉关系重大。脑是人的高级中枢，脊髓是低级中枢，而督脉的路线与脊髓有重复的地方。所以，督脉与人的神智、精神状态有着非常密切的关系。

督脉循身之背，入络于脑，如果督脉脉气失调，就会出现"实则脊强，虚则头重"的病证，这都是督脉经络之气受阻，清阳之气不能上升之故。由于督脉统一身之阳气，络一身之阴气，不仅发生腰脊强痛，而且也能"大人癫疾、小儿惊痫"。同时，督脉的别络由小腹上行，如脉气失调，亦发生从少腹气上冲心的冲疝，以及癃闭、痔疾、遗尿、女子不育等证。据《针灸大全》载八脉八穴，后溪通于督脉，其主治症有手足痉挛、震颤、抽搐、中风不语、痫疾、癫狂、头部疼痛，目赤肿痛流泪，腿膝腰背疼痛，颈项强直、伤寒、咽喉牙齿肿痛，手足麻木，破伤风，盗汗等。

《督脉循行歌》中说："督脉少腹骨中央，女子入系溺孔疆。男子之络循阴器，绕篡之后别臀方。至少阴者循腹里，会任直上关元行。属肾会冲街腹气，入喉上颐环唇当。上系两目中央下，始合内眦络太阳。上额交颠入络脑，还出下项肩髃场。侠脊抵腰入循膂，络肾荃篡等同乡。此是申明督脉路，总为阳脉之督纲。"

《督脉分寸歌》述督脉的穴位："尾闾骨端是长强，二十一椎腰腧藏。十六阳关十四命，三一悬枢脊中详。十椎中枢九筋缩，七椎之下乃至阳。六灵五神三身柱，一椎之下陶道当。一椎之上大椎穴，入发五分哑门行。风府一寸宛中取，脑户二五枕之方。再上四寸强间位，五寸五分后项彰。百会正在顶中取，耳尖前后发中央。前顶囟后一寸半，星后一寸囟会量。发际一寸上星地，五分神庭切勿忘。鼻端准头素髎值，水沟鼻下人中藏。兑端唇上端中取，龈交唇内齿缝乡。"

督脉穴位详解

长强

【穴位一找准】在尾骨端下，当尾骨端与肛门连线的中点处。

【解剖】在肛尾隔中；有肛门动、静脉分支，棘间静脉丛之延续部；布有尾神经及肛门神经。

【功效】宁神镇静，通便消痔。

【主治】泄泻，便血，便秘，痔疾，脱肛；癫痫。

【刺灸法】斜刺，针尖向上与骶骨平行刺入 0.5 ～ 1 寸；不灸。

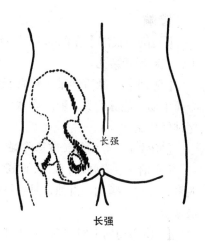

长强

穴位详解

长强是督脉的第一个穴位。在后背的正下方，在尾骨端与肛门联结的中点处，是督脉的起始穴，阳气就从这里开始生发。

很多老人都知道，在治疗小儿疾病上有一个方法叫"捏脊"，捏脊的开始处就是长强穴，从这里沿着后背向上一直捏到后颈的大椎穴，对于小孩食欲不振、消化不良、腹泻等病都有很好的治疗效果。原因就是它振奋了人体的阳气，所以中医说"长强为纯阳初始"。

其实我们看名字也知道，"长"是长大、旺盛。而"强"顾名思义就是强壮、充实。长强合二为一，意味着这个穴位的气血很强盛。古人对这个穴位还有一个解释，叫"循环无端之谓长，健行不息之谓强"。意思也很好理解，人体的气血是循环不息的，新陈代谢就在此循环运行之中完成。气血运行正常的话，人体的健康就能够得到保证。否则，就很可能得病。对于中气下陷证，如脱肛等，都可以通过按摩长强穴来防治。具体的做法也很简单，趴在床上，让家人帮忙艾灸长强穴，每次穴灸20分钟左右，长强处感到发热就可以了。

如果这样操作觉得不放心，或者不方便的话，也可以在晚上睡觉前，趴在床上，将双手搓热，然后趁热顺着腰椎尾骨往下搓，搓100下，让长强穴处感到发热就可以。事实上，针刺长强穴，可以改变大肠收缩和舒张的状态，从而改善症状。

古人说："和则一，一则多力，多力则强，强则胜物。"意思就是说，把力量合到一起，人就强大了，对于外邪就有更强的抵抗力。我们时不时按摩一下长强穴，就相当于将手上的力量都加诸在长强穴上，助长强一臂之力，这用一句军事术语来说，就叫作"集中优势兵力，各个击破"。疾病焉有不退之理？

腰腧

【穴位一找准】在骶部，当后正中线上，正对骶管裂孔。

【解剖】在骶后韧带、腰背筋膜中；有骶中动、静脉后支，棘间静脉丛；布有尾神经分支。

【功效】调经清热，散寒除湿。

【主治】腰脊强痛，腹泻，便秘，痔疾，脱肛，便血，癫痫，淋浊，月经不调，下肢痿痹。

【刺灸法】向上斜刺0.5～1寸；可灸。

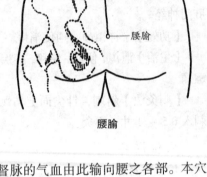

腰腧

穴位详解

腰，腰部也。腧，输也。腰腧，意指督脉的气血由此输向腰之各部。本穴物质为长强穴传来的水湿之气，至本穴后，因其散热冷缩水湿滞重，上不能传于腰阳关穴，下不得入于长强穴，因此输向腰之各部，故名腰腧。

腰阳关

【穴位一找准】在腰部，当后正中线上，第四腰椎棘突下凹陷中。

【解剖】在腰背筋膜、棘上韧带及棘间韧带中；有腰动脉后支，棘间皮下静脉丛；布有腰神经后支的内侧支。

【功效】祛寒除湿，舒筋活络。

【主治】腰骶疼痛，下肢痿痹；月经不调、

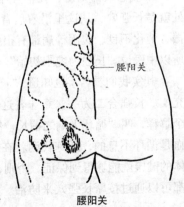

腰阳关

赤白带下等妇科病证；遗精、阳痿等男科病证。

【刺灸法】直刺 0.5 ～ 1 寸；可灸。

穴位详解

在说腰阳关之前，先给大家讲两句耳熟能详的诗，叫作"劝君更进一杯酒，西出阳关无故人"。这里的阳关在甘肃，是古代中原通往西域的门户，军事地位极其重要。因为位于南边，所以称之为阳关，与之相对的还有一个重要的关隘叫玉门关。玉门关原本叫阴关，与阳关一北一南遥相呼应，后来为了好听，改称玉门关，两道关隘一起扼守着河西走廊的咽喉要道。

在我们人体上，也有这样两相呼应的两个"关隘"，这就是任脉上的关元和督脉上的腰阳关。关元穴很多人都知道，它在腹部。关是关口，元是元气，关元就是元阴元阳相交之处。而腰阳关就相当于关元穴在背部的投影。腰是指位置在腰上；阳是指在督脉上，督脉为阳脉之海。腰阳关就是督脉上元阴元阳的相交点。这个穴在人体的位置堪比诗文中的阳关，"战略地位"极其重要，是阳气通行的关隘。

中医将人体的颈、胸、腰椎分为三关，分别为风寒关、气血关、寒冷关。我们的腰阳关穴就在第四腰椎，正好处于寒冷关的中间地带，而这里又是阳气通行的关隘。很多老人到了冬天经常感到后背发凉，很大一个原因就是这里的经络不通，阳气无法上行。这时候，只要打通了腰阳关，阳气顺行而上，所有的问题自然就能迎刃而解了。

腰阳关是专门治疗腰部疾病的穴位，尤其对于现代人经常犯的急性坐骨神经痛、腰扭伤等治疗效果非常好。发现腰部疼痛的时候，可以躺下来，趴着，用热毛巾或者热水袋在腰阳关的位置热敷，保持这个部位的热度，每次敷 20 分钟到半小时即可。如果身边没有合适的物品的话，也可以采用按摩的方式，用大拇指在腰阳关的位置打圈按摩，每次按揉100 下，可以很好地改善疼痛的症状。

命门

【穴位一找准】人体命门穴位于腰部，当后正中线上，第二腰椎棘突下凹陷中。

【解剖】在腰背筋膜、棘上韧带及棘间韧带中；有腰动脉后支及棘间皮下静脉丛；布有腰神经后支内侧支。

【功效】益肾温阳，舒筋活络。

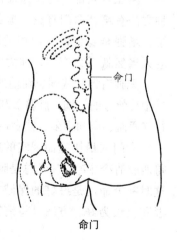

命门

【主治】虚损腰痛，脊强反折，遗尿，尿频，泄泻，遗精，白浊，阳痿，早泄，赤白带下，胎屡坠，五劳七伤，头晕耳鸣，癫痫，惊恐，手足逆冷。

【刺灸法】直刺0.5～1寸；可灸。

穴位详解

"命门"一词最早见于《黄帝内经》,最早系指眼睛和睛明穴而言。后来的《难经》首先提出了与《黄帝内经》完全不同的"命门"概念，指明所谓命门，是指产生和维系生命存在的系统。如《难经·三十六难》："……命门者，诸神精之所舍，原气之所系也。男子以藏精，女子以系胞，故知肾有一也。"

"门"就是出入的枢纽，而那命门顾名思义就是生命出入的地方。认真看它的位置就会发现，命门在背后正中线，也就是腰部的两肾之间。肾是人的先天之本,而人体当中最重要的物质基础——精,就藏在肾当中。肾精是不是充足,直接决定着人体是不是健康。因此命门是关系生命的重要穴位。

命门是督脉上的一个穴位，位于脊柱的第二腰椎下缘，与正面的肚脐相对应，两旁是肾腧穴，命门与肾腧有脉气相通。督脉起于尾骨尖，直上脊柱至头顶，再下鼻梁过人中，是一条阳脉。人体十二正经中的手三阳经、足三阳经都有脉气与督脉互相交会，因而督脉能够统督全身的阳气，命门就是命火之门。命门上下贯通脊柱，左右联络肾脏，是个强壮穴位。

李溪江是一名六十有五的老人，他家里世代为中医，退休以后走南闯北去给人做保健推拿等中医保健。有时候，他为了给患者医治腰扭伤的疼痛，常用背法牵引体重为一百多千克的患者。每次推拿完了，满身汗水，体力消耗很大，然而老人仍然吃得香，睡得着，白天工作再辛苦，只要睡上一觉第二天就精神焕发了。溪江老人为什么这么精神？自有他的秘诀，连续二十年来，溪江老人都坚持按摩命门穴。手法是慢慢却有节奏地捶打命门穴位，这种方法有培补命门真火，振奋人体阳气，保持青春活力的功效。命门火气旺了，增强全身各器官组织的功能，促进机体对营养物质的吸收和水液代谢，老人当然就活力充沛，体力宛如强壮的小伙子了。

无独有偶，武国忠在他的著作《活到天年》里讲到的太极护身法，就是通过拍打前方的神阙（肚脐）和后方的命门穴（后腰与肚脐相对的地方），来达到行气通血、调和阴阳、祛病强身的作用。

命门穴最快速而现实的应用是解决手脚冰凉的问题，在冬天，不少人觉得四肢清冷冰凉，睡觉总是睡不暖热，其实这就是中医里所说的"命门火衰"。这时针灸命门是最好的保健方法。科学验证认为灸命门保健身体时以清艾条温和灸法为好。方法是将清艾条的一端点燃后，对准命门穴隔姜熏灸。艾条距离皮肤 2～3 厘米，使局部有温热感不灼痛为宜，每次灸 30～60 分钟，灸至局部皮肤产生红晕为度，每星期灸一次。可以缓解阳虚的症状，比如女性手脚冰凉、老年人关节怕冷、男性尿频尿急等。平时稍微感到有些亚健康状态的人，也可以时常用手掌心去按摩命门，按摩到皮肤发热即可。因为手掌心的劳宫穴是火穴，可以为命门增添生命的火力。

悬枢

【穴位一找准】俯卧位。在腰部，当后正中线上，第一腰椎棘突下凹陷中。

【解剖】在腰背筋膜、棘上韧带及棘间韧带中；有腰动脉后支及棘间皮下静脉丛；布有腰神经后支内侧支。

【功效】助阳健脾、通调腑气。

【主治】腰脊强痛，肠鸣腹痛，完谷不化，泄泻，腰背神经痉挛，胃肠神经痛，胃下垂，肠炎。

【刺灸法】直刺 0.5～1 寸；可灸。

穴位详解

悬枢：悬，吊挂也。枢，枢纽也。悬枢，意指督脉气血由此外输腰脊各部。本穴物质为命门穴和脊中穴传来的水湿之气，至本穴后由本穴横向外传腰脊各部，穴内气血如同天部中吊挂的水湿之气，故名悬枢。

悬柱：悬，吊挂也。柱，支柱也。悬柱，意指穴内气血为天部的强劲之气。本穴物质为命门穴和脊中穴传来的天部之气，其气强劲，如同支柱一般充实着督脉及腰脊各部，故名悬柱。

脊中

【穴位一找准】该穴位于背部，当后正中线上，第十一胸椎棘突下凹陷中。

【解剖】在腰背筋膜、棘上韧带及棘间韧带中；有第十一肋间动脉后支，棘间皮下静脉丛；布有第十一胸神经后支内侧支。

【功效】腰脊强痛，黄疸，腹泻，痢疾，小儿疳积，痔疾，脱肛，便血，癫痫。

【主治】风湿痛、腰腿疼痛等疾病。

【刺灸法】直刺 0.5～1 寸；可灸。

穴位详解

脊中：脊，穴内气血来自脊骨也。中，与外相对，指穴内。脊中，意指脊骨中的高温高压水液排出体表后急速气化为天部阳气。本穴为人体重力场在背部体表的中心位置，穴内气血为脊骨内外输的高温高压水液，水液出体表后急速气化为天部阳气，故名脊中。

神宗:神,与鬼相对,指天部阳气也。宗,祖宗也,气之源头也,水也。神宗,意指穴内的天部阳气为来自脊骨中的高温高压水液所化。理同脊中名解。

中枢

【穴位一找准】该穴位于人体的背部,当后正中线上,第十胸椎棘突下凹陷中。

【解剖】在腰背筋膜、棘上韧带及棘间韧带中;有第十肋间动脉后支,棘间皮下静脉丛;布有第十胸神经后支之内侧支。

【功效】健脾利湿,清热止痛。

【主治】黄疸,呕吐,腹满,胃痛,食欲不振,腰背痛。

【刺灸法】斜刺0.5～1寸;可灸。

穴位详解

中,指穴内气血所处为天、地、人三部中的中部。枢,枢纽也。中枢,意指督脉的天部水湿之气由此外输脊背各部。本穴物质为脊中穴传来的阳热之气,至本穴后则化为天之中部的水湿风气,水湿风气由本穴外输脊背各部,本穴如同督脉气血外输脊背的枢纽一般,故名中枢。

筋缩

【穴位一找准】在背部,当后正中线上,第九胸椎棘突下凹陷中。

【解剖】在腰背筋膜、棘上韧带及棘间韧带中;有第九肋间动脉后支,棘间皮下静脉丛;布有第九胸神经后支内侧支。

【功效】平肝熄风,宁神镇痉。

【主治】癫狂,惊痫,抽搐,脊强,背痛,胃痛,黄疸,四肢不收,筋挛拘急。

【刺灸法】斜刺0.5～1寸;可灸。

穴位详解

筋,肝之所主的风气也。缩,收也,减也。筋缩,意指督脉的天部水湿风气在此散热缩合。本穴物质为中枢穴传来的天部阳热风气,至本穴后此阳热风气散热缩合,风气的运行速度收而减慢,故名筋缩。

至阳

【穴位一找准】俯伏坐位。在背部,当后正中线上,第七胸椎棘突下凹陷中。

【解剖】穴下为皮肤、皮下组织、棘上韧带、棘间韧带。浅层主要布有第七胸神经后支的内侧皮支和伴行的动、静脉。深层有棘突间的椎外(后)静脉丛,第七胸神经后支的分支和第七肋间后动、静脉背侧支的分支或属支。

【功效】利胆退黄、宽胸利膈。

【主治】胸胁胀痛，脊强，腰背疼痛，黄疸，胆囊炎，胆道蛔虫症，胃肠炎，肋间神经痛。

【刺灸法】斜刺0.5～1寸；可灸。

穴位详解

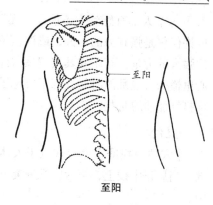

至阳

至阳穴在后背第七胸椎之下。为什么一开始就强调"第七"呢？因为"七"这个数字有一个特殊的含义。在十二地支当中，阴阳的兴盛正好是六支，比如阳气从子时开始升发，到午时达到极点。第七支"午"在这里起着兴衰转承的作用。至也就是极、最的意思，至阳的意思就是说，到了这里，阳气就达到了一个顶点。

另外，不知道大家听说过一句俗语没有，叫作"冬至饺子夏至面"。中国古人很重视冬至和夏至这两天，尤其是冬至，甚至认为"冬至大如年"，就是因为这两天是阴阳转换的关键节气，夏至是夏天的极至，冬至是冬天的极至。过了夏至，阴气开始生发，白天渐短；而过了冬至，阳气开始生发，白天渐长。

人体当中也是这样，横膈以下为阳中之阴，横膈以上为阳中之阳。至阳穴就是阳中之阴到达阳中之阳的地方，也就是背部阴阳交关的地方。所以一些寒热交杂的病，比如疟疾等，找这个穴效果很好。这个原理也不难解释，寒热交杂就相当于阴阳相争，双方势均力敌，难分胜负。这时候，我们刺激至阳穴，就相当于给阳派去了一支生力军，又怎能不胜券在握？

至阳穴是后背督脉上阳气最盛的地方，自然是阳光普照，全身受益，正所谓"至阴飂飂，至阳赫赫，两者相接成和，而万物生焉"。所以，这个穴位能够治疗的疾病有很多。对于现在经常喝酒应酬的人来说，这个穴更是随身携带的法宝。因为按揉它能够很好地改善肝功能，而且现代医学也证实，按摩至阳穴能够降低黄疸指数。

但是，至阳穴最乐于"效忠"的还是我们的心，有的人经常感到心慌、胸闷、心跳时快时慢，尤其是心里有事的时候，这种现象很严重。这时候就可以按摩至阳穴来调整。如果身边有亲人的话，最好趴在床上让亲人帮忙按摩，那样可以感受到来自亲人的温情，给身体多加入一分"爱心健康"。如果独自一人，也不用难过，自己动手一样可以很好地解决问题，手弯到后背，用食指和中指合力使用，力度可以加强一点，给至阳多加一点动力，心慌气短的问题要不了多久就能解决了。

每个人都有感到力不能及、无助的时候，这时候如果有人能够伸出手来，或许仅仅是强有力的一握，或许是拍一拍肩膀，都可以给茫然失措的人一种无比强大的力量。至阳穴其实就是这样一个坚定我们信心和正气的穴位，当我们心里慌张、混乱的时候，都不要忘了，在我们的身体上就有这样一位会随时给你打气加油的朋友！

灵台

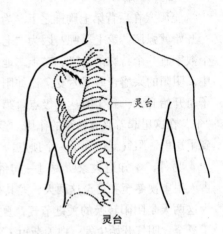

灵台

【穴位一找准】灵台穴位于人体的背部，当后正中线上，第六胸椎棘突下凹陷中。

【解剖】在腰背筋膜、棘上韧带及棘间韧带中；有第六肋间动脉后支，棘间皮下静脉丛；布有第六胸神经后支内侧支。

【功效】清热化湿，止咳平喘。

【主治】咳嗽，气喘，项强，脊痛，身热，疔疮。

灵台

【刺灸法】斜刺0.5～1寸；可灸。

穴位详解

说到灵台，可能很多人都会觉得耳熟。确实，在今天的甘肃平凉就有一个灵台县，这个地方在古代也是丝绸之路的支线，有着深厚的历史渊源。著名的古迹——古灵台就坐落在这里。传说古灵台是周文王为了庆祝征服密须国而建筑的，后来这里就是周文王观天祭天，使自己的王权神圣化的一个地方。

中医将五脏六腑也按照其职能范围给予了一定的职位。这当中，与周文王相提并论的当属心，称"心为君主之官"。而灵台的"灵"就是指神灵，也就是心。而"台"则是指台基，高台，号令之处，灵台顾名思义就是君主宣德布政的地方。

像这样的地方，我们知道，一定是要干净、清静，外人不能轻易入内的。所以，古人说，"灵台者，心也，清畅，故忧患不能入。"说到这里，可能很多读者已经想到了，这个穴的作用就是修身养性，专治神志病的。古籍中说："灵台无动谓之清，一念不起谓之净。"

现在的人天天忙于追逐功名利禄，心很少有清净的时候。所以容易被各种各样的情绪病，如失眠、忧郁症等困扰。物质生活虽然很丰富，却感受不到幸福，这个问题的症结就在"心"。

灵台穴在背部，往上紧靠着心腧和神道，是心这个君主行使它职能的地方。所以，当我们的情绪不对、心情不好的时候，都要先想想，是不是从生活中捡了很多"垃圾"扔到灵台里了？

这时候就要坐下来，好好清扫一下灵台，想想最近有哪些不顺畅的事，这些事情真的这么重要，至于为之食不香，寝不眠，弄得自己憔悴不堪吗？好好打扫一番，把"垃圾"扔出去。

因为只有灵台纤尘不染，心才能专心致志地行使君主的职能，让各个脏腑各就各位好好工作，这样，我们人体这架"精密仪器"才能安稳运转，帮助我们应对生活中的各种杂事。

所以，时常感觉情绪不对，比如忧郁、经常想哭，或者脾气很大、老想发火，没有什么具体的事情，却总是莫名其妙睡不着觉等症状出现的时候，都不妨对灵台穴"时时勤拂拭，勿使惹尘埃"。

方法也很简单，就好像拿一个鸡毛掸子打扫尘埃一样。我们可以买一个按摩槌，没事的时候在那里轻轻地敲打。水滴石穿，绳锯木断，槌击病去，只要坚持下去，心里和身体的这些"小尘埃"都会被我们敲击得不见踪影。

神道

【穴位一找准】在背部，当后正中线上，第五胸椎棘突下凹陷中。

【解剖】在腰背筋膜、棘上韧带及棘间韧带中；有第五肋间动脉后支，棘间皮下静脉丛；布有第五胸神经后支内侧支。

【功效】宁心安神，清热平喘。

【主治】心痛，惊悸，怔忡，失眠健忘，中风不语，癫痫，腰脊强，肩背痛，咳嗽，气喘。

【刺灸法】斜刺0.5～1寸；可灸。

穴位详解

神道：神，天之气也。道，通道也。神道，意指督脉阳气在此循其固有通道而上行。本穴物质为灵台穴传来的阳气，在上行至本穴的过程中，此气由天之上部冷降至天之下部并循督脉的固有通道而行，冲道名意与神道同，通为通道，冲为冲行。

身柱

【穴位一找准】第三胸椎棘突下凹陷中。

【解剖】有腰背筋膜，棘上韧带及棘间韧带；有第三肋间后动、静脉背侧支及

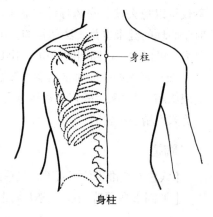

身柱

棘突间静脉丛；布有第三胸神经后支的内侧支。

【功效】清热宣肺，宁神镇痉。

【主治】身热头痛，咳嗽，气喘，惊厥，癫狂痫证，腰脊强痛，疔疮发背。

【刺灸法】斜刺 0.5 ~ 1 寸；可灸。

穴位详解

在身柱二字中，"身"字我们就不用解说了，下面重点了解一下这个"柱"字，柱在古代是指楹柱，就是在房子中直立的起支撑作用的构件。大家可以想一下，如果房屋的支柱倒塌了，房子还能完好无损地在那里为我们遮风挡雨吗？

身柱在人体中的位置也是这样的，它在后背两个肩胛骨的中间，上接头部，下面和腰背相连，就像一个承上启下的支柱一样。我们在说一个人负担重的时候，总喜欢说他"上有老，下有小"，是家里的"顶梁柱"，其实就是突出他在家里的重要性。身柱也就是我们人体的"顶梁柱"，要想五脏六腑、四肢百骸都能好好地工作，不出问题，一定要照顾好身柱穴。

日本人对身柱推崇有加，称之为"小儿百病之灸点"，意思就是说灸身柱穴对小儿疾病有很好的疗效。早在 1938 年，日本针灸学家代田文志就曾为长野县的小学生集体灸身柱穴，这些身体虚弱、动辄感冒、消化不良的孩子，一个多月以后就得到了明显的改善，半年之后都基本痊愈了。这事在日本引起了轰动，以至于日本很多小学都效法施行。

其实，身柱能治疗的疾病很多，如脑力不足出现的眩晕、肺气不足产生的哮喘、脾气虚弱导致的下陷脱肛等，都属于正气先虚，督脉的阳气无法上升所致。在治疗上，最重要的就是扶正祛邪，补足正气。

所以，显而易见的，这个穴最大的作用就是强身健体，增强体质，提高人体的抵抗力。我们说抵抗力弱的老人和孩子，更要注意这个穴。除了像日本人那样艾灸之外，按摩刺激的效果也很好。年轻的妈妈在睡前时常给孩子揉一揉，不仅可以免去孩子吃药打针的痛苦，还能让孩子深深体会到妈妈的拳拳爱意，对于心理的健康也是无法估量的。由于穴位在背后，按摩的时候有可能不太好着力，可以拿一枚圆圆的硬币，用硬币的边缘在身柱穴处上下滑动按摩。

而年轻人如果能时常给老人按摩的话，那更是给老人饱经风霜的心灵带来无限慰藉。"夕阳无限好，黄昏景更佳"。这份"景"在很多时候是需要年轻人去为亲人精心布置的。

陶道

【穴位一找准】位于背部，当后正中线上，第一胸椎棘突下凹陷中。

【解剖】在腰背筋膜、棘上韧带及棘间韧带中；有第一肋间动脉后支，棘

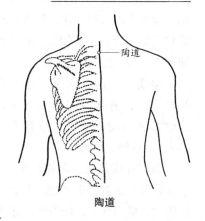
陶道

间皮下静脉丛；布有第一胸神经后支内侧支。

【功效】解表清热，截疟宁神。

【主治】头痛项强，恶寒发热，咳嗽，气喘，骨蒸潮热，胸痛，脊背酸痛，疟疾，癫狂，角弓反张。

【刺灸法】斜刺 0.5 ~ 1 寸；可灸。

穴位详解

在讲陶道之前，我们先了解一下任脉上的璇玑，璇玑与陶道是两两相对、前后呼应的。璇玑在天文学中代表的是北斗星的枢纽，北斗星终年旋转不停，就好像我们人体任、督二脉气血的运行一样，长年不息。北斗星循着一个方向运行，不同时间到达不同的地点，这就好比人体的气血，从长强开始，经过身柱，到达百会，然后经过前额，与任脉相接，然后再转入长强，进入督脉，在人体上周流不息。

陶道和璇玑就是这个循环当中的两个重要地方。为什么叫陶道呢？因为在古人看来，物体旋转最快的莫过于陶钧，所以用"陶"来称呼这个穴，形容气血循行的速度很快。去陶吧玩过的人会知道，未成陶器的泥胚开始是放在一个平盘上的，这个平盘和下面的机轮一起组成一个转盘机。只要踏动机轮（当然现在是电动的了），平盘就会旋转，然后用手将这些泥胚拉成各种形状。

古人认为，大到天道循环，小到人体气血循环，周而复始就和这陶钧一样，万事万物就在这不停的循环过程中被创造出来。气血也只有这样不停地循环运转，才能使阴阳协调，不偏不倚。

可想而知，陶道就是调节人体整个大气循环的。所以，它站的位置非常高，陶钧在中间旋转，牵动四旁，必然会产生风，陶道右下边的穴就是风门穴。既然是调节整体的，那么治疗的病症肯定不是局部的小病症，而是从整体来调节。说简单一点，它的作用就是当人体的气血运行出现问题，比如身体太冷了、气血凝滞、运行不畅的时候起一个调节的作用。

我们知道，中医讲人体的疾病，离不开气血二字，多数不是气血不足，就是气血不畅，所以说陶道穴的作用非常大，而且使用范围非常广，几乎人体所有的问题都可以派上用场。用现代医学的观点来说，就是刺激它可以调整人体的免疫力，使人体处于一种健康的状态。

陶是指陶治，引申为治疗，道就是道路。在古代，陶钧还有治国的意思。上面说过，陶道是掌控大局的，但它又不是君主之位。我们可以想一下，不是君主，却行使着君主的职权来掌控大局，而且位置还非常高，这是什么？是宰相！就和人体的肺一样，陶道在穴位中的位置就相当于宰相，也就是相辅之官，是君主的左膀右臂，辅佐皇帝治理天下，古人说"是以圣王制世御俗，独化于陶钧之上"，意思就在这里。

事实上，这个穴除了调节人体大气循环之外，还有一个专门的作用也和肺有关，就是治疗慢性支气管炎。临床实验也发现，按揉陶道能够显著地改善肺功能。所以，患有慢支的人，或者经常咳嗽、自觉肺功能不太好的人，不妨时时刺激陶道。

我们在按摩陶道穴的时候，可以低下头，一手将头按住，另一只手的大拇指顶住穴位，其余四指抓住脖颈，用大拇指按揉。按摩的时候多用点儿劲，每次按摩大概 100 下，慢慢地，肺功能会有很好的提升。

"登高而招，臂非加长也，而见者远；顺风而呼，声非加疾也，而闻者彰"。做任何事情都要顺势而为，这样才能事半功倍。养生治病的道理也是这样，找到了病症所在，在对症的地方施以治疗的方法，才能以最轻松的方法、最快的速度将问题解决掉，不空耗力气！

大椎

【穴位一找准】第七颈椎棘突下凹陷中。颈椎一共七节，当你低下头左右转动脖颈时，上面六节颈椎都跟着转动，只有第七颈椎是不动的，这个不动的颈椎棘突下就是大椎穴。

【解剖】有腰背筋膜，棘上韧带及棘间韧带；有第一肋间后动、静脉背侧支及棘突间静脉丛；布有第八颈神经后支。

【功效】清热解表，截疟止痛。

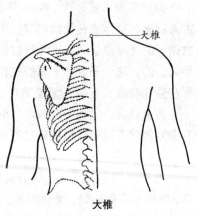

大椎

【主治】热病；感冒、咳嗽、气喘等外感病证；头痛项强；疟疾；癫狂，小儿惊风；阳危诸证。

【刺灸法】斜刺 0.5 ~ 1 寸；可灸。

穴位详解

天灸是现在流行的一种治疗方法。天灸是什么意思呢？就是三伏天的时候，在人体几个大的穴位上施灸。这个方法对于那些体寒、免疫力差的人来说，非常有效。原因就是三伏天是自然界阳气最足的时候，这时候补阳效果最好。张景岳说："天之大宝，只此一丸红日，人之大宝，只此一息真阳。"古人将人体的阳气比作天上的太阳，三伏天施灸，就相当于模拟天上的太阳，给那些身体里面缺少阳气的人再造一个"小太阳"。

在天灸当中，大椎穴是一个非常重要的穴位，古人称它为"诸阳之会"。这个穴在背部的最高点，背部本来就是阳面，所以大椎堪称阳中之阳。而且，它是督脉与手部三阳经的交会穴，所以阳气非常足。

如果这样讲，你就以为大椎穴仅仅是补阳的，那可就大错特错了。大椎在第七颈椎下，古人排序，认为这是脊骨中的老大。我们摸后背会发现，这里比其他地方的脊骨要大要突起一些，正因为此，所以称之为大椎。既然是老大，当然要起带头作用，一碗水端平。所以，它的作用不限于补阳，当阴阳相争的时候，刺激大椎，可以使阴阳平和。就像一个公正无私的老大，大椎穴在其间起着中正调和的作用。

因为这个地方阳气很足，所以对于提高人体的免疫力、刺激抗体的产生，包括抑制肿瘤的生长、改善肺呼吸功能等都有很好的作用。这当中，最显著的就是泻热，发烧、高热或者内热引起的痤疮都可以通过大椎穴来调理，具体的方法就是放血。

一说放血，很多人就觉得很吓人，不敢尝试，其实大可不必。大家想一想，我们平时不小心磕了、碰了，不是会流很多血吗？大椎放血，就是用食指和拇指将大椎穴处的皮肤提起，然后将针用碘酒或者用火消毒，之后迅速地在提起的皮肤上刺几针，同时用手挤出四五滴血出来。这个方法对于泻热的治疗效果非常好，几乎立竿见影。

当然，这个方法是适用于发烧、痤疮等体内有热的人。如果是怕冷，经常感到后背凉飕飕的，则要通过其他的方法了，如上面说的天灸，平时有精力的话，在大椎上做艾灸也是很好的保健方法。督脉是阳脉之海，尤其是在背部穿行的这一段经络，更是阳气直达头顶的重要部位。

如果仅仅作为保健养生的措施，我们这里可以推荐一个非常简单易行的办法，在家里，或者公园里都可以操作。找一个门框，或者一棵大树，用后背正中线顶着门框，左右移动，这样可以同时刺激到这几个大穴位，对于提升阳气效果非常好。就像敲胆经一样，一个小动作，将所有的穴位都刺激到了。

哑门

【穴位一找准】正坐位，在项部，当后发际正中直上 0.5 寸，第一颈椎下。

【解剖】穴下为皮肤、皮下组织、左右斜方肌之间，颈韧带（左、右头半棘肌之间）。浅层有第三枕神经和皮下静脉。深层有第二、三颈神经后支的分支，椎外（后）静脉丛和枕动、静脉的分支或属支。

【功效】散风熄风、开窍醒神。

【主治】舌强不语,暴喑,颈项强急,脊强反折,癫痫,脑性瘫痪,舌骨肌麻痹,脑膜炎,脊髓炎。

【刺灸法】伏案正坐位,使头微前倾,项肌放松,向下颌方向缓慢刺入 0.5 ~ 1 寸;可灸。

穴位详解

哑门:哑,发不出声也,此指阳气在此开始衰败。门,出入的门户也。哑门,意指督阳气在此散热冷缩。本穴物质为大椎穴传来的阳热之气,至本穴后因其热散而收引,阳气的散热收引太过则使人不能发声,故名哑门。瘖门与哑门同,瘖为失语之意。

舌厌:舌,至柔之物也,其所能柔软自如是因为阳气充盛使然也。厌,厌恶也。舌厌,意指督脉的阳气在此散热冷缩为舌所厌恶。本穴物质为大椎穴传来的阳气,至本穴后散热冷缩,人体的阳气不足则至柔之地的舌部阳气先衰,舌部阳气衰败则舌不能运动自如,故名舌厌。舌肿意与舌厌近同,肿指阳气太过阴不足则舌为之肿。

横舌:横,横向也。舌,口中之舌也。横舌,意指穴内阳气充盛则舌能活动自如。舌黄名意与横舌同,黄通横。

风府

【穴位一找准】人体风府穴位于项部,当后发际正中直上 1 寸,枕外隆凸直下,两侧斜方肌之间凹陷处。

【解剖】在项韧带和项肌中,深部为环枕后膜和小脑延髓池;有枕动、静脉分支及棘间静脉丛;布有第三颈神经和枕大神经支。

【功效】熄风散风,通关利窍。

【主治】癫狂,痫证,癔病,中风不语,悲恐惊悸,半身不遂,眩晕,颈项强痛,咽喉肿痛,目痛,鼻出血。

【刺灸法】此穴不灸。

穴位详解

我们知道,中医有"六淫"之说,也就是六邪。这当中,以风为首,说"风为百病之长"。所以,中医对风是非常注意的。在长期的摸索当中,人们发现,在人体当中有很多地方很容易遭受风的袭击,所以将其命名为"风",如风府、风池、风门、翳风等,这些地方基本都是风邪的藏身之所。所以对于风,我们一定要严加注意,尤其是在春天和冬天

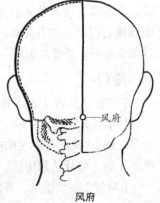

风府

风邪最猖狂的时候，更要注意保暖。上了年纪的老人和小孩更要将其视为洪水猛兽，躲得远远的。

在这些风穴当中，尤以风府为最。风是指风邪；而府，我们知道在过去是指衙门的意思，风府穴就是统领风穴的衙门。现在新闻里经常会报道一些暴力事件，被侵袭的大多是当地的政府机构。在人体当中也这样，风邪侵袭人体，首先找的就是风穴的衙门，所以古人说"风府，受风要处也"。

风府穴在颈部，当后发际正中直上1寸。如果我们注意观察的话，会发现，几乎所有的风穴都在上半身，以头部居多。这是为什么呢？很简单，因为头居上部，而风性轻扬，最容易侵袭人体上部。北方人一到冬天，都会戴上厚厚的帽子，围着厚厚的围巾，这是最传统，也是最简单的防止风邪侵袭、维护健康的方法。其实不光冬天，夏天也要注意，晚上睡觉，头颈部位一定不要朝向风口。

说到这里，还有一个小故事跟大家分享一下。在很早以前有一位长寿的老人叫彭祖，传说他活了八百多岁。有一段时间，他发现附近有一个人，老是说："哎呀，我头痛，头痛。"找好多人看过都没有用。后来，彭祖经过观察，发现他家的床头朝着窗户，然后就问他睡觉的时候是不是不关窗户，那人就说了："对啊，这有什么问题吗？"彭祖就告诉他说，晚上睡觉的时候把窗户关上，或者把睡觉的方向改变一下。那个人照着做了之后就好多了。这个小故事告诉我们，古人很早就意识到，不能让后脑勺对着风口。其实不光是睡觉时候对着窗户，现在的人在上班的时候，如果空调正好在脑后的话，也一定要想办法把方向调一下，或者在背后肩颈部位搭一条围巾。还有，平时洗完头，一定要吹干再睡觉，否则湿气进入头部，也会引起头痛。

那么有人可能要说了，那我以前没注意，已经有这些毛病了怎么办呢？不用着急，风府穴是人体中最容易招致风邪的穴位，但治疗和风有关的疾病，此穴也是首选。那么我们说风最喜欢侵袭头部，引起的第一病症就是头痛。可能大家不知道，头痛也是分很多种的，有两侧头痛，是胆经堵塞引起的；有前额疼痛，那是胃经病症引起的。而风府穴治疗的就是后脑勺头痛，"克星"就是风府穴。我们在按摩风府穴的时候，可以低下头，女性用左手将头发向前揽起，用右手拇指按摩，其余四指在头上部固定住。这样大拇指可以得力，稍微用点劲，每次按摩30～50次，可以很好地缓解头痛症状。用西医的说法，就是按摩风府穴，可以改善血液循环，也就是大脑的血液供应，按摩完之后会觉得头脑特别清醒，不再晕晕沉沉的。还有一点要注意的就是，此穴是禁灸的穴位，也就是说一定不能艾灸。火借风势，会更加猖狂，在体内乱窜。这个也好理解，森林着火了很恐怖，如果再起风的话，那不是更要命吗？

脑户

【穴位一找准】脑户穴位于人体的头部,后发际正中直上 2.5 寸,风府穴上 1.5 寸,枕外隆凸的上缘凹陷处。

【解剖】在左右枕骨肌之间;有左右枕动、静脉分支,深层常有导血管;布有枕大神经分支。

【功效】醒神开窍,平肝熄风。

【主治】头重,头痛,面赤,目黄,眩晕,面痛、音哑,项强,癫狂痫证,舌本出血,瘿瘤。

【刺灸法】平刺 0.5 ~ 0.8 寸;可灸。

穴位详解

脑户:脑,大脑也。户,出入的门户也。脑户,意指督脉气血在此变为天之下部的水湿云气。本穴物质为风府穴传来的水湿风气膀胱经外散而至的寒湿水气,至本穴后,二气相合而变为天之下部的水湿之气,此气能随人体所受风寒而冷降归地并入于脑,故名脑户。

匝风:匝,环绕之意。风,风气也。匝风,意指穴内气血为天之下部的水湿之气。理同脑户名解。

会额:会,交会也。额,头之前额,此指穴内物质其性如前额之阴。会额意指穴内气血为会聚的天部湿冷之气。理同脑户名解。合颅意与会额近同,颅指颅骨,意指穴内气血为肾气特征的寒湿水气。

仰风:仰,向上看也,此指穴内气血来自天之上部。风,风气也。仰风,意指穴内气血为来自天之上部的湿冷水气。理同脑户名解。迎风意与仰风同。

督脉足太阳之会。本穴物质不光为督脉的水湿风气,还有膀胱经外散的寒湿水气,故为督脉足太阳之会。

强间

【穴位一找准】正坐位或俯伏坐位。在头部,当后发际正中直上 4 寸(脑户上 1.5 寸)。

【解剖】穴下为皮肤、皮下组织、帽状腱膜、腱膜下疏松组织。布有枕大神经及左右枕动、静脉的吻合网。

【功效】醒神宁心、平肝熄风。

【主治】头痛,目眩,颈项强直,心烦,失眠,癫狂,脑膜炎,神经性头痛,血管性头痛,瘛病。

【刺灸法】平刺 0.5 ~ 0.8 寸;可灸。

穴位详解

强间：强，强盛也。间，二者之中也。强间，意指督脉气血在此吸热后化为强劲的上行阳气。本穴物质为脑户穴传来的水湿风气，至本穴后，因受颅脑的外散之热，水湿之气吸热而化为天部强劲的阳气并循督脉上行，故名强间。

大羽：大羽，较大的鸟类也，其特点是能负较大的重物而飞行，此指本穴上传的阳气中亦夹带有一定的水湿。

后顶

【穴位一找准】正坐位，在头部，当后发际正中直上 5.5 寸（脑户上 3 寸）。

【解剖】穴下为皮肤、皮下组织、帽状腱膜、腱膜下疏松组织。布有枕大神经及枕动、静脉和颞浅动、静脉的吻合网。

【功效】醒神安神、熄风止痉。

【主治】头痛，项强，眩晕，偏头痛，癫狂，痫症，神经性头痛，颈项肌肉痉挛，精神分裂症，癔病。

【刺灸法】平刺 0.5 ~ 1 寸；可灸。

穴位详解

后顶：后，指本穴所处之位为头之后部。顶，挤顶也。后顶，意指督脉的上行阳气中滞重水湿在此冷缩下行。本穴物质为强间穴传来的阳热风气，在运行至本穴的过程中是散热吸湿，至本穴后，滞重的水湿冷缩并循督脉下行，本穴如同有挤顶督脉气血上行的作用，故名后顶。

交冲：交，交会也。冲，冲撞也。交冲，意指督脉气血在此交会并相互冲撞。本穴物质为强间穴传来的水湿风气，至本穴后，水湿风气不能全部循督脉上行，上行至本穴的气血如同在穴内相互冲撞一般，故名交冲。

百会

【穴位一找准】在头顶正中线与两耳尖连线的交点处。

【解剖】穴下为皮肤、皮下组织、帽状腱膜、腱膜下疏松组织。布有枕大神经、额神经的分支和左右颞浅动、静脉及枕动、静脉吻合网。

【功效】平肝熄风，升阳益气，清脑安神。

【主治】百会穴的主治疾病为：头痛、头重脚轻、痔疮、高血压、低血压、宿醉、目眩失眠、焦躁等。此穴为人体督脉经络上的重要穴道之一，是治疗多种疾病的首选穴，医学研究价值很高。

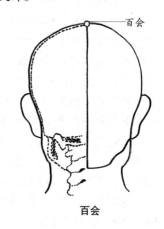

百会

【刺灸法】平刺 0.3 ~ 0.5 寸，平补平泻法；向后平刺 1 寸，高频率补法；向前平刺进针 1 寸，补法。可灸。

穴位详解

百会穴也是督脉之上的一个重点穴位，它的位置非常好找，就在我们的头顶，两个耳朵尖的连线的中点处就是。最早的时候，百会穴也叫"昆仑"，因为从中国的地势来讲，昆仑是群山之首，就好像世界屋脊，所有的山脉河流都以昆仑山脉为发源地。取昆仑之名，意喻此穴位和昆仑山脉一样，俯临大地，普照众生。因为与脚后跟的昆仑穴同名，所以取消了这一名字。道家称百会为"一身之宗，百神之会"。会是聚会，百是一百，意思就是很多条穴位聚集在这里面。它在人的头顶，高高在上，人体的手足三阳经、督脉以及肝经在这里会合，就好像电视剧里面的华山论剑一样，各路英雄豪杰汇聚于此，所以中医说百会是"三阳五会"。更兼四周经穴密布，大有百脉朝宗、君临天下之势。

中医说脑为元神之府，我们可以将其比作京城。天子脚下，能人异士很多，但从来也是是非纷起之地。百会穴寄居此地，自然要负起保障一方安宁的作用。所以，但凡脑部的疾病，如头痛脑热等，都可以找百会穴。

但百会穴俯瞰众生，肯定也不止调理脑部疾病这一方面的功能，对于人体最重要的气血循环，百会穴也是可以调理的。我们可以联想一下百会穴的位置，它在头顶的正中间。中国有一个成语叫"提纲挈领"，大家可以想一下，在提网兜的时候，是不是只要提那根绳子，网兜连带里面的东西就都拎起来了？百会穴是诸阳之会，就相当于人体的纲领，升阳提气的功效是非常好的。我们只要按摩它，就可以提升一身的阳气。所以，对于一些中气不足的病症，有很好的疗效。

怎么理解呢？打个比方说，当人感觉到很疲惫的时候，是不是会很自然地感慨："唉，累死了。"往凳子上一坐，半天不想起来，这个就是气没上来，陷下去了。这时候，如果有人过来说了件高兴的事，比如说领导要发奖金了，肯定会立马精神起来，这就是我们说的气被提起来了；就像网兜一样，没人提的时候，就塌下去了。一拎，立马就精神抖擞了。按摩百会穴就相当于拎起了这个网兜，可以迅速让人提起精神来。所以，大家联想力丰富一点的，会很容易想到这个穴治疗的疾病和气的下陷、下沉有关，最典型的就是内脏下垂的疾病，如胃下垂和子宫下垂等。尤其是胃下垂，是现在很多"坐家"们的常见病。判断胃下垂有一个非常简单的办法，那就是看自己的肚脐眼，如果是圆圆的，说明没有问题；如果你的肚脐眼像嘴角一样耷拉着的话，很有可能存在着胃下垂的现象。这样的人往往很瘦，吃一点点东西就觉得肚子很胀，不能多吃。这就是因为中气下陷，升阳无力，气血不能托起胃，导致胃往下坠形成的。

这时候，别忘了我们头顶的百会穴，每天用手指头在百会穴上旋转按摩30～50下，可以很好地帮助提升中气，固护阳气，将胃慢慢地托起来，继续为我们的身体提供充足的营养。在按摩的时候，可以试着闭上眼睛，慢慢感觉，随着按摩的时间加长，会感到头顶处微微发胀。待按摩结束之后，睁开眼睛，会感到眼睛都明亮了很多。这是因为肝开窍于目，按摩百会有助于帮助肝经的气血上行滋养眼睛。

前顶

【穴位一找准】位于人体的头部,当前发际正中直上 3.6 寸(百会穴前 0.5 寸)。

【解剖】在帽状腱膜中；有左右颞浅动、静脉吻合网；布有额神经分支和枕大神经分支会合处。

【功效】熄风醒脑，宁神镇痉。

【主治】癫痫，头晕，目眩，头顶痛，鼻渊，目赤肿痛，小儿惊风。

【刺灸法】平刺 0.3 ~ 0.5 寸；可灸。

穴位详解

前，前部也。顶，挤顶也。前顶，意指前面督脉的上行之气在此被顶撞而不能上行。本穴物质来自于百会穴传来的天部阳气和囟会穴传来的天部水湿之气，百会穴传来的阳气至本穴时是散热冷缩的变化，而囟会穴的水湿之气在上行至本穴时则是吸热蒸升的变化，二气在本穴相会后，降行的气血顶住了上行的气血，故名前顶。

囟会

【穴位一找准】正坐位。在头部，当前发际正中直上 2 寸（百会前 3 寸）。

【解剖】穴下为皮肤、皮下组织、帽状腱膜、腱膜下疏松组织。布有额神经及左右颞浅动、静脉和额动、静脉的吻合网。

【功效】安神醒脑、清热消肿。

【主治病症】头晕目眩,头皮肿痛,面赤肿痛,鼻渊,鼻衄，鼻痔，鼻痈，惊悸，嗜睡，高血压，神经官能症，鼻炎，鼻息肉，鼻窦炎，记忆力减退。主治头痛，眩晕，鼻塞，鼻出血，小儿惊风等。

囟会

【刺灸法】平刺 0.3 ~ 0.5 寸,小儿禁刺;可灸;皮刺 0.5 ~ 0.8 寸。艾条灸 5 ~ 10 分钟，可灸。

穴位详解

婴儿的头顶部有一个柔软的、有时能看到跳动的地方,医学上称之为囟门。囟门在出生时主要有两个：一个称静囟，在头顶前部，由两侧顶骨前上角与额骨相接而组成，出生时斜径为 2.5 厘米，一般在 1 ~ 1.5 岁闭合；另一个称后囟，由顶骨和枕骨交接而组成，在头顶后部，一般出生时就很小或已闭合，最晚在 2 ~ 4 个月时闭合。囟门过早和过晚闭合见于什么情况？囟门闭合的早迟是衡量颅骨发育的主要内容。闭合过早或过迟均为生长发育异常的表现。中医把囟门突起称为囟填，囟门凹陷称为囟陷，囟门迟闭称为解颅。囟门晚闭多见于佝偻病、脑积水、呆小症及生长过速的婴儿。

婴幼儿头顶的囟门一般在 12 ～ 18 个月闭合，囟门的闭合是反映大脑发育情况的窗口，如果在 6 个月之前闭合，说明孩子可能小头畸形或脑发育不全，在 18 个月后仍未闭合就属于太晚了，这样的孩子可能有脑积水、佝偻病和呆小病；囟门的隆起表示颅内压增高，这种孩子可能得了脑膜炎、脑炎和维生素 A 中毒；囟门凹陷的孩子则有可能是因为脱水和营养不良。如果囟门关闭得较早，但只要头围还在长，也不必着急。发现囟门关闭异常，应立即带孩子去医院做进一步检查。

那么，婴儿的囟门能不能洗？给婴儿洗头时。囟门处可以洗，但动作要轻柔，不能用手指抓挠。洗头水不能过热，要用温水。囟门是胎儿出生时头颅骨发育尚未完成而遗留的间隙。后囟一般在出生后 3 个月内闭合，前囟在 1 ～ 1.5 岁时闭合。由于囟门处没有坚硬的颅骨覆盖，所以特别应当注意保护，以防大脑遭受损伤。有的婴儿前囟头皮有一些黄褐色油腻性鳞屑，这是婴儿脂溢性皮炎，可用消毒棉花沾点石蜡油或炼过晾凉的植物油涂在鳞屑上，待其软化后再用消毒棉花轻轻拭去，千万不能强行揭下。这种病可以自愈，只要不感染可不必涂什么药。洗头时，因婴儿的皮肤娇嫩，宜用刺激性小的中性肥皂。

上星

【穴位一找准】该穴位于人体的头部，当前发际正中直上 1 寸。

【解剖】在左右额肌交界处；有额动、静脉分支，颞浅动、静脉分支；有额神经分支。

【功效】熄风清热，宁神通便。

【主治】头痛，眩晕，目赤肿痛，迎风流泪，面赤肿，鼻渊，鼻衄，鼻痔，鼻痛，癫狂，痫证，小儿惊风，疟疾，热病。

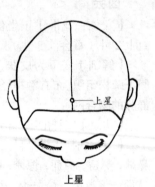

上星

【刺灸法】平刺 0.5 ～ 0.8 寸；可灸。

穴位详解

我们的古人很喜欢月亮，有大量歌颂月亮的诗词。很遗憾的是，他们被月亮的光华给迷住了。没有注意到，其实星星也一样很美丽。现在城市里是很难看到星星了，如果大家见过夏天郊区的夜空，就会发现，群星闪耀的夜空绝对不逊色于月朗星稀的夜晚。而且，众多的星星一样把大地照耀得如同白昼，非常漂亮。我们的上星穴就是这样一个高高在上、照耀着人体、福佑我们一生健康、但默默无闻的穴位。上星穴在头部，当前发际正中直上 1 寸。上，既代表头部，也有上升的意思；星则是指精，也就是万事万物当中最优秀的那一个，正所谓"万物之精，上为列星"。这里也代表阳精聚集的地方。

这个穴高居头部，光芒四射。所以，又被称为明堂、神堂。大家可以想一下，当我们为某一个问题苦苦思索的时候，是不是会习惯性地托腮上视，这就是人体下意识地与头脑结合，更清晰地思考问题。人在考虑问题的时候，思想是很迷茫的，犹如身处黑夜。而上星穴则如黑夜里的一盏明灯，指点我们前进的方向。所以，当我们感到头晕目眩、上焦阴沉、头脑昏沉的时候，就可以通过刺激上星穴来调理。这个穴还有一个很有效的作用，那就是治疗慢性鼻炎。中医说，鼻通天气。因为肺开窍于鼻，肺居胸腔，古人视之为天，所以说鼻子是人体与天气相通的地方。简单的理解就是，鼻子是重要的呼吸器官，呼和吸都是与外界交流的过程，所以说通天气。

除此之外呢，上星穴还有一个作用是能缓解前额头痛。有的人一紧张，或者受到了惊吓等，就会感觉到头痛欲裂。我们看电视剧的时候，会发现一个现象，很多人因为什么事闹心，觉得头痛，甚至会拿头去撞墙。人们大多觉得这是痛得抓狂了。其实，这也是身体在进行自我调节。撞墙的那个部位刚好就是我们的上星穴所在的位置，把前额的头发向后梳，向上 1 寸的地方就是上星穴。头痛的时候，不用采取撞墙这种激烈的方式，只要用手指在上星穴处用心地按摩50 ~ 100 次，症状就可以得到很好的缓解。当我们在旅途中迷失方向时，闪烁不定的日月星辰就成了指点迷津的"救星"。那么当我们的内心迷失方向时，该怎么办呢？上星穴就是帮助我们判断前行"航程"，找到正确方向的指示标。

神庭

【穴位一找准】该穴位于人体的头部，当前发际正中直上 0.5 寸。

【解剖】在左右额肌之交界处；有额动、静脉分支；布有额神经分支。

【功效】宁神醒脑，降逆平喘。

【主治】头痛，眩晕，目赤肿痛，泪出，目翳，雀目，鼻渊，鼻衄，癫狂痫证，角弓反张。

【刺灸法】平刺 0.3 ~ 0.5 寸；可灸。

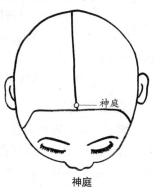

神庭

穴位详解

我们小时候看《西游记》都知道，玉皇大帝住的地方叫天庭。我们这个神庭和天庭的意思差不多，就是神仙居住的地方。神是指元神，庭就是宫廷、庭堂。中医说"脑为元神之府"，意思就是说人的精神、智慧等是从大脑生发出来的。而神庭呢？可想而知是这个府里面最中心的地方。我们智慧的源泉就从这里出来，所以古人说"神者，智之渊也"。相信大家都听说过丹田这个词，中国武术里面，动不动就强调要意守丹田。丹田是滋养全身的重要部位，号称"无火能使百体皆温，无水能使脏腑皆润,关系全身性命,此中一线不绝,则生命不亡"。其中,神庭穴就是上丹田,担负着调控神经系统的任务。

神庭穴在头部,当前发际正中直上 0.5 寸。"神处其中则灵,灵则应,应则保身"。和现实生活中一样,越是位高权重的人,对民众的影响力越大。人体的穴位也这样,作为脑神居住的地方,神庭保身护身的功力当然也更强。尤其是对于神智方面的疾病,更是它的独门绝技,如惊悸不安、头痛、癫狂病证等,非神庭莫能治。

因为它的作用主要在于调控神经系统,所以,按揉此穴可以降低痛风患者患肢疼痛的感觉,这一点,已经得到现代研究的证实。

如果家里有人在神志和情绪上存在着一些不是很对劲的地方,一定要及时注意,多多关爱,勤于按摩,帮他通过经络来调理。如果自己时常感觉头脑不是很清楚,昏昏沉沉的,或者情绪波动很大,也可以每天按摩此穴 50 ~ 100 次。这个穴和上星的功效很接近,而且二者所处的位置也很相近,我们用一个大拇指,基本就可以将两个穴同时刺激到,这两个穴的治疗作用差不多是相近的。

其实我们可以这样理解,我们的身体在遇到问题的时候,是很茫然的。这时候,上星穴就是指点迷途的一盏指示灯,而神庭则是我们回归健康的方向。所以,我们通过上星,找到神庭,就等于找到了健康的归途。

素髎

【穴位—找准】素髎穴位于人体的面部,当鼻尖的正中央。

【解剖】在鼻尖软骨中;有面动、静脉鼻背支;布有筛前神经鼻外支(眼神经分支)。

【功效】清热消肿,通鼻利窍。

【主治】鼻塞,鼻衄,鼻流清涕,鼻中息肉,鼻渊,酒糟鼻,惊厥,昏迷,新生儿窒息。

【刺灸法】向上斜刺 0.3 ~ 0.5 寸,或点刺出血;不灸。

穴位详解

素髎:素,古指白色的生绢,此指穴内气血为肺金之性的凉湿水气。髎,孔隙也。素髎,意指督脉气血在此液化而降。本穴物质为神庭穴传来的水湿之气,至本穴后则散热缩合为水湿云气并由本穴归降于地,降地之液如同从细小的孔隙中漏落一般,故名素髎。

水沟

【穴位—找准】人中沟上 1/3 处。

【解剖】皮肤,皮下组织,口轮匝肌。布有眶下神经的分支和上唇动、静脉。

【功效】清神志、开关窍、苏厥逆、止疼痛。

【主治】昏迷、昏厥、癫痫、中风、口眼歪斜，牙痛、腰痛、落枕、面部肿痛等。

【刺灸法】向鼻中隔方向斜刺 0.3 ～ 0.5 寸，将针向一个方向捻转 360 度，采用雀啄法。

穴位详解

水沟是人中穴的别称。

水沟，经穴名，出自《针灸甲乙经》，别名鬼宫、鬼市、鬼客厅，属督脉。督脉、手足、阳明之会。在面部，当人中沟的上 1/3 与中 1/3 交点处。布有面神经颊支，眶下神经分支，上唇动、静脉。主治中风昏迷，口噤不开，口眼歪斜，面肿唇动，水气浮肿，小儿惊风，心腹绞痛，以及休克，晕厥，窒息，癫痫，精神分裂症，癔病，低血压，急性腰扭伤等。

兑端

【穴位一找准】该穴位于人体的面部，当上唇的尖端，人中沟下端的皮肤与唇的移行部。

【解剖】在口轮匝肌中；有上唇动、静脉；布有面神经颊支及眶下神经分支。

【功效】宁神醒脑，生津止渴。

【主治】昏迷，晕厥，癫狂，癔病，消渴嗜饮，口疮臭秽，齿痛，口噤，鼻塞。

【刺灸法】斜刺 0.2 ～ 0.3 寸；不灸。

穴位详解

按摩此穴可刺激口轮匝肌的运动，让唇部肌肉变得紧实，减少唇纹，让唇部皮肤变得平滑。癫疾呕沫寒热痉互引:配龈交穴、承浆穴、大迎穴、丝竹空穴、囟会穴、天柱穴、商丘穴（《备急千金要方》）。

龈交

【穴位一找准】龈交穴位于人体的上唇内，唇系带与上齿龈的相接处。

【解剖】有上唇系带；有上唇动、静脉；布有上颌内槽神经分支。

【功效】宁神镇痉，清热消肿。

【主治】齿龈肿痛，口臭，齿衄，处鼻渊，面赤颊肿，唇吻强急，面部疮癣，两腮生疮，癫狂，项强。

【刺灸法】向上斜刺 0.2 ～ 0.3 寸；不灸。

穴位详解

可配风府穴治颈项急不得顾；配承浆穴治口臭难近；配上关穴、大迎穴、翳风穴治口噤不开。

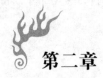

第二章

任脉——阴脉之海

任脉总述

任脉是奇经八脉之一，与督、冲二脉皆起于胞中，同出"会阴"，称为"一源三歧"。任脉行于胸腹正中，上抵颏部。任脉与六阴经有联系，称为"阴脉之海"，具有调节全身诸阴经经气的作用。本经腧穴主治腹、胸、颈、头面的局部病症及相应的内脏器官疾病，少数腧穴有强壮作用并可治疗神志病。

任脉所属的穴位计有二十四个：会阴（督脉、冲脉会）、曲骨（足厥阴会）、中极（足三阴会）、关元（足三阴会）、石门、气海、阴交（冲脉会）、神阙、水分、下脘（足太阴会）、建里、中脘（手太阳、少阳、足阳明会）、上脘（手阳明、手太阳会）、巨阙、鸠尾、中庭、膻中、玉堂、紫宫、华盖、璇玑、天突（阴维会）、廉泉（阴维会）、承浆（足阳明会）。

有关任脉的论述首见于《素问·骨空论》及《灵枢·五音五味》。《素问·骨空论》中载："任脉者，起于中极之下，以上毛际，循腹里，上关元，至咽喉，上颐，循面入目。"该脉自小腹内起始，下出于会阴部，向前上行于阴毛部位，沿着腹里，经过关元，沿腹正中线直上，经咽喉，至下颌，环绕口唇，经过面部，进入眼目。

后来《难经》进行了整理与修订，并纳入奇经八脉。晋代《针灸甲乙经》载入此经脉所辖腧穴。元代滑寿所著《十四经发挥》对此经脉循行分布载述较详。明代李时珍集前人之论述，编成《奇经八脉考》，记载了此经脉的循行分布及病候。"任"与"妊"相通，诸阴脉皆交会于任脉，故任脉为"阴脉之海"。下面简单介绍任脉的身体循行。

任脉在腹中线，总统诸阴，谓之曰任，任者妊也，其循腹里上行，犹妊在之于腹前也。

任脉起始于中极下的会阴部，向上到阴毛处，沿腹里，上出关元穴，向上到咽喉部，再上行到下颌，口旁，沿面部进入目下。

冲脉和任脉，都起于胞中，它的一支循背脊里面上行，为经络气血之海。其浮行在外的，沿腹上行，会于咽喉，别而络口唇。

任脉别络，名尾翳（鸠尾），从鸠尾向下，散布于腹部。实证，见腹皮痛；虚证，见瘙痒。取用其络穴。

任脉的"任"字，有担任、妊养的含义。任脉循行于腹部正中，腹为阴，说明任脉对全身阴经脉气有总揽、总任的作用。故有"总任诸阴"和"阴脉之海"的说法。其脉气与手足各阴经相交会。足三阴与任脉中极、关元，阴维与任脉交会于天突、廉泉，又冲脉与任脉交会于阴交。足三阴经脉上交于手三阴经脉，因此任脉联系了所有阴经。任脉起于胞中，有"主胞胎"的功能，它所经过的石门穴，别名称为"丹田"，为男子贮藏精气，女子维系胞宫之所，又为"生气之原"。

任脉穴位详解

会阴

【穴位一找准】在会阴部，男性当阴囊根部与肛门连线的中点，女性当大阴唇后联合中与肛门连线的中点。

【解剖】皮肤→皮下组织→会阴中心腱。

浅层布有股后皮神经会阴支，阴部神经的会阴神经分支。

深层有阴部神经的分支和阴部内动、静脉的分支或属支。

【功用】醒神镇惊，通调二阴。

【主治】二便不利或失禁，痔疾，脱肛；遗精，阳痿，阴部痒；溺水窒息，昏迷，癫狂。

【针灸法】平日灸三壮；急救针13寸，孕妇慎用。

穴位详解

1.配三阴交，有强阴醒神的作用，主治产后暴厥。

2.配鱼际，有养阴泻热的作用，主治阴汗如水流。

3.配中极、肩井，有行气通络，强阴壮阳的作用，主治难产，胞衣不下，宫缩无力，产门不开等。

4.配肾腧，治遗精。

5.配蠡沟，治阴痒。

6.配人中、阴陵泉，治溺水窒息。

曲骨

【穴位一找准】曲骨穴位于人体的下腹部，当前正中线上，耻骨联合上缘的中点处。

【解剖】在腹白线上；有腹壁下动脉及闭孔动脉
的分支；布有髂腹下神经分支。

【功效】通利小便，调经止痛。

【主治】少腹胀满，小便淋沥，遗尿，疝气，遗
精阳痿，阴囊湿痒，月经不调，赤白带下，痛经。

【刺灸法】直刺 0.5 ~ 1 寸，内为膀胱，应在排
尿后进行针刺；可灸。

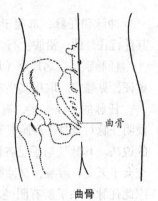

曲骨

穴位详解

喜欢旅游的人可能都知道，在甘肃敦煌有一个非常有名的景点，叫月牙泉，
形如弯月。月牙泉边上便是有名的鸣沙山，常年流沙走石。沙石在风的推动下
大片移动，会有响声，因此称之"鸣沙"。月牙泉和流沙相距不过十来米，却常
年流水不断，天旱不涸，有"沙漠第一泉"之称。这眼泉水长不过百米，如一
弯新月落在黄沙中，任凭旁边狂风肆虐，沙石侵袭，依然娴静地躺在那里，用
自己清澈甘甜的泉水滋润着周围那一片绿洲。

月牙泉的水，据说有消病除灾的功效，因此月牙泉又被称为药泉，水被称
为圣水。在人体当中，也有这样一眼药泉，这就是曲骨。

"曲骨"的骨就是横骨，也就是现在所说的耻骨，曲是弯曲，指这块骨头
如同一轮弯月，曲骨穴就在月中央，也就是耻骨联合上缘的中点处。

有人可能要说了，曲骨穴和水有什么关系呢，为什么说它是药泉？这个就
要从它所治的疾病来说了。虽然曲骨穴名和水无关，但它所治的疾病却都是和
水液有关的，因为它和膀胱泌尿系统的关联最大。但凡与之相关的疾病，如通
利小便、调经等，都可以找曲骨穴，此穴可以说是治理下焦疾病的一个重要穴
位。

说到通利小便，可能很多男性朋友会不自觉地多瞟上一眼。现在前列腺健
康的男性不多，往往都有这样那样的问题。有的人晚上经常要起来好几趟，被
尿频尿急等问题折磨得有口难言。其实，这时候，只要找到我们身上的这个曲
骨穴就很好办了。每天按摩曲骨穴 50 ~ 100 次，可以很好地缓解前列腺的压力，
解决尿频、尿急等小便问题。需要注意的一点就是，这个穴离膀胱很近，所以，
最好排空小便再按摩，力度可以相对大一点，刺激到位。

中极

【穴位一找准】仰卧位。在下腹部，前正中线上，当脐下 4 寸。取穴时，可
采用仰卧的姿势，中极穴位于人体下腹部，前正中线上，具体找法如下：将耻
骨和肚脐连线五等分，由下向上 1/5 处即为"中极穴"。

【解剖】穴下为皮肤、皮下组织、腹白线、腹横筋膜、腹膜外脂肪、壁腹膜。浅层主要布有髂腹下神经的前皮支和腹壁浅动、静脉的分支或属支。深层有髂腹下神经的分支。

【功效】益肾兴阳、通经止带。

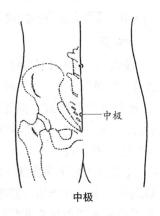

中极

【主治】癃闭，带下，阳痿，痛经，产后恶露不下，阴挺，疝气偏坠；积聚疼痛，冷气时上冲心；水肿，尸厥恍惚；肾炎，膀胱炎，产后子宫神经痛。中极穴的主治疾病为：生殖器疾病、泌尿疾病、尿频、尿急、生理病、生理不顺、精力不济、冷感症等。

【刺灸法】直刺 0.5 ~ 1 寸，需在排尿后进行针刺，孕妇禁针；可灸。

穴位详解

"极"在古代是一个非常重要的概念，皇帝登位也被称为登极。我们最常用的一个词叫"登峰造极"，都是用来形容顶点、至高点的意思。太极的极是指三万一千九百二十年，也是一个时间尽头的概念，到了那个时候便生数皆终，万物复始，一元复新，就好像四季轮回一样。

古人说"天有六极"，指的就是天地之上下四方。其中，中极就是天上的北极星。北极星位于紫薇宫中，天道循环不停，但北极星位置永不移动，人们说它"居其所而众星拱之"，将其视之为群星之首，顶礼膜拜。

我们人体上的中极穴也取此意，认为它是人体上下左右的中心，就像天上的北极星一样，是身体的腹地，就好像房屋的内室一样，轻易不得入内。中极穴在下腹部，如果我们对着一幅人体解剖图，从外形来看的话，这个地方才是真正的"人中"，人体从头到脚的中点就在这个地方。

有点常识的人都知道，脐下三寸之地，非常重要，不能随便乱碰。其实原因就在于，这里是人体元气藏聚的地方，女子胞宫、男子精室都在这里，地位之险要，无与伦比。它的重要性堪比天上的北极星，人类一代一代的传承都和这里息息相关，可以说是繁衍后代的腹地。

所以，中极穴对于调理内在不通的疾病效果非常好，如女性月经不畅、痛经等，都可以找它。按摩的时候，用拇指顶在中极穴处，顺时针、逆时针各按摩 50 次。女性往往体质寒凉，也可以将手掌心搓热之后，用掌心在此处按揉，可以起到保温刺激的效果。

中极在人体当中处于腹地的位置。腹地是核心地带，它向四周辐射的能力也是最强的。中极穴不仅能够治疗周边相关的疾病，对于子嗣的健康也有很大的关联，算得上是牵一发而动全身，不能等闲视之。

关元

【穴位一找准】仰卧位。在下腹部，前正中线上，当脐下3寸。取穴时，可采用仰卧的姿势，关元穴位于下腹部，前正中线上，从肚脐到耻骨上方画一线，将此线五等分，从肚脐往下3/5处，即是此穴。

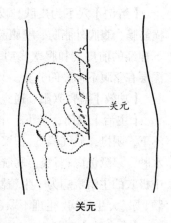

关元

【解剖】穴下为皮肤、皮下组织、腹白线、腹横筋膜、腹膜外脂肪、壁腹膜。浅层主要有十二胸神经前支的前皮支和腹壁浅动、静脉的分支或属支。深层有十二胸神经前支的分支。

【功效】培补元气、导赤通淋。

【主治】少腹疼痛，霍乱吐泻，疝气，白浊，黄白带下，中风脱症，虚痨冷惫，羸瘦无力，眩晕，下消，尿道炎，盆腔炎，肠炎，肠粘连，神经衰弱，小儿单纯性消化不良。泌尿、生殖器疾病，如遗尿、尿血、尿频、尿闭、尿潴留、尿道痛、痛经、闭经、遗精、阳痿；此外，对神经衰弱、失眠症、手脚冰冷、荨麻疹、生理不顺、精力减退、太胖（减肥）、太瘦（增肥）等也很有疗效。

【刺灸法】直刺0.5～1寸，需在排尿后进行针刺；可灸。孕妇禁针，针则胎落而不出。

穴位详解

我们在讲督脉的腰阳关时已经讲过，关元就是元阴元阳出入的地方。元就是元气、天气，是万物生长的根本。关则是枢纽，机关，开合之处，这里主要是关闭、关藏、闭藏的意思。

关元穴在脐下3寸，也就是人们常说的丹田，是人体真气、元气生发的地方。大家大概都听说过一个养生的方法叫腹式呼吸，也叫深呼吸。我们在郊外玩的时候，碰到一朵开得很鲜艳的小花，会情不自禁地上前深吸一口，这就是深呼吸。这种呼吸有什么好处呢？上文说过，呼吸就是人体与天体进行气体的交换，深呼吸就是将自然界的真气吸入丹田，让丹田内贮存更多的元气。元气充足，人体当然更加强健。

这个穴最好的刺激方法就是艾灸。古书上说：每年春夏季节交替的时候，艾灸关元千壮，长久坚持，人就不再害怕寒冷暑热。尤其是人到了一定年龄以后，更要加倍注意。因为随着年龄的增长，人体的元气也会逐渐减少，用现在的话说就是人的体质在下降。这个度怎么掌握呢？根据年龄来说，人到30岁的时候，可以三年一灸，一次灸 300 壮；到了 50 岁，就两年灸一次；到了 60 岁，就一年灸一次。这样坚持下来，有利于健康长寿。

可能有人还是不太明白，艾灸关元穴能够保健长寿的原因。其实非常好理解。关元，关藏的是我们人体的元气，也就是先天之本的肾气，这是我们与生俱来的。随着时间的推移，它会逐渐减少。但是我们艾灸关元的话，可以刺激肾气的活跃，补充肾气。相当于在往我们的"健康银行"里贮存肾气，防止它的快速消耗。

所以，艾灸不方便的话，也不妨时常按摩关元穴，前提是一定要让手指热起来，不要用冷冰冰的手去刺激腹部的皮肤。尤其是女性，一定要注意下腹部的保暖。但是，由于关元和子宫等靠得很近，未婚未育的女性不能乱灸关元穴，以免造成不孕症。

讲到这里，大家应该能意识到，凡在是腰部的穴位，不管是腹部还是后背的穴位，都非常重要。这是因为腰部是肾所在的位置，所以这些穴位和肾气或多或少有关联。所以，我们即使平时没有办法来刺激这些穴位，也一定要有一个意识，那就是保持腰部的温度。腰部是人体当中最容易长肉的地方之一，这其实就是身体在自主调控，因为它有更重要的职责——保护肾。所以，对于腹部和腰这一块，我们一个不变的养生法则就是保暖。

石门

【穴位一找准】该穴位于人体的下腹部，前正中线上，当脐中下 2 寸。

【解剖】在腹白线上，深部为小肠；有腹壁浅动、静脉分支，腹壁下动、静脉分支；布有第十一肋间神经前皮支的内侧支。

【功效】理气止痛，通利水道。

【主治】腹胀，泄利，绕脐疼痛，奔豚疝气，水肿，小便不利，遗精，阳痿，闭经，带下，崩漏，产后恶露不止。

【刺灸法】直刺 1 ~ 1.5 寸；灸七壮。女子禁针，禁灸，犯之绝子。

穴位详解

别名：利机，精露，丹田，命门，端田。穴义是任脉气血中的水湿在此再一次冷缩。

石门：石，肾主之水也。门，出入的门户也。本穴物质为关元穴传来的水湿云气，至本穴后再一次散热冷缩为天之下部的水湿云气，只有少部分水湿吸热后循任脉上行，本穴如同任脉水湿之关卡，故名石门。

利机：利，便利之意。机，古指弩箭的发动机关，为至巧之物。利机，意指本穴承传的阴柔水湿之气有通利、濡润人体全身关节的作用。

精露：精，水化之气也。露，显见之意。精露，意指本穴有明显的水湿之气循任脉上行。

丹田：此为道家术语，道家视脐下部位为丹田。

命门：命，性命也。门，出入的门户也。命门，意指本穴的上行气有维系人体性命的作用。

端田：端，尽头也。田，地也。端田，意指任脉的滞重水湿之气在此上升至尽头，唯有清气方可上行。

气海

【穴位一找准】人体气海穴位于下腹部，前正中线上，当脐中下 1.5 寸。取穴时，可采用仰卧的姿势，气海穴位于人体的下腹部，直线联结肚脐与耻骨上方，将其分为十等分，从肚脐 3/10 的位置，即为此穴。

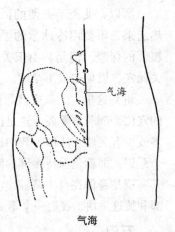

气海

【解剖】在腹白线上，深部为小肠；有腹壁浅动脉、静脉分支，腹壁下动、静脉分支；布有第十一肋间神经前皮支的内侧支。

【功效】益气助阳，调经固精。

【主治】绕脐腹痛，水肿鼓胀，脘腹胀满，水谷不化，大便不通，泄痢不禁，癃淋，遗尿，遗精，阳痿，疝气，月经不调，痛经，经闭，崩漏，带下，阴挺，产后恶露不止，胞衣不下，脏气虚惫，形体羸瘦，四肢乏力。妇科病、腰痛、食欲不振、夜尿症、儿童发育不良等。此穴位为人体任脉上的主要穴道之一。

【刺灸法】直刺 0.5 ~ 1 寸；可灸。孕妇慎用。

穴位详解

气海中的"气"就是人体呼吸出入的气息，也就是元气与其他各种气，如宗气、卫气、营气等。海就是海洋，意喻广大深远、无边无际。气海，简单的理解就是气息的海洋。

大家都知道，气在中医里面是一个很重要的概念，所以身体当中有好几处纳气的地方，譬如膻中，别名就是上气海。我们这里讲的气海是指下气海，在下腹部前正中线，当脐中下 1.5 寸。两处气海一个在胸腔，一个在腹腔，循环相应，周流不息，就好像海水升腾为云，又降为雨露这样一个天地之气的循环过程。如果这个循环出现问题，身体就会感到不舒服。

著名的裴廷辅老中医就曾经用这个气机循环的道理治好了一位呃咯（呃逆、

打嗝）病人。他先针灸病人的膻中穴，打开气行的道路，然后再针刺气海穴，使上逆的气正常下行，呃咯当时就好了。其实这个原理并不难懂，就像大禹治水，最重要的是疏通道路，让无处排放的水能够顺利进入大海，不至于泛滥成灾。

气海与两肾相连，肾属水，水在身为阴，"孤阴不长，独阳不生"，必须得阴阳相济才能保证身体的健康。人们吃饭、呼吸、睡眠，一切动静，无不是在调停人体的水火阴阳。所以，古代的养生家认为，必须让心火下降肾脏，就好像天上的太阳照耀江海。这样，阴水得到阳火的照射，就能够化生云气，上达心肺，滋润身体，形成水升火降，通体安泰的局面。当身体处于一种和谐循环状态的时候，邪气自然不得近身，人也就不会得病。

古语说："冬不炉，夏不扇。"强调冬天不要过分依赖炉火，那样会伤害人体闭藏的阳气；而夏天不要过度使用扇子，适当让身体出些汗，这也是不让体内阴气收敛太过的方法。一句话，养生最重要的一点就是让人体阴阳相协，水火相济。气海穴位于两肾之间，必须得保证它有足够的动力与水相制衡，所以艾灸气海穴是一个很好的保健方法。

气海和关元穴在我们的下腹部，就像一对好姐妹一样，共同保护着我们的生殖系统。下腹部是女性的子宫、男性的精囊藏身之处，都是极其重要的部位。古人说"气海一穴暖全身"，就是强调这个穴的保健养生作用。实际上，现代实验也证实了，艾灸气海能明显增加免疫球蛋白的数量。可见，从微观和宏观来说，气海穴都是一个极其有作用的穴位。

刺激这个穴的时候，要求我们和呼吸结合起来，先排空大小便，换上宽松的衣服，放松腹部。然后用手抵住气海，徐徐用力下压，同时深吸一口气，缓缓吐出，6秒钟之后，再恢复自然呼吸，如此不断地重复，可以很好地填精补肾，让人每天都有饱满的精力。

阴交

【穴位一找准】仰卧位。在下腹部，前正中线上，当脐中下1寸。

【取法】在脐下1寸，腹中线上，仰卧取穴。

【解剖】穴下为皮肤、皮下组织、腹白线、腹横筋膜、腹膜外脂肪、壁腹膜。浅层主要有十一胸神经前支的前皮支，脐周静脉网。深层有第十一胸神经前支的分支。

【功效】调经固带，利水消肿。

【主治】腹痛，下引阴中，不得小便，泄泻，奔豚，绕脐冷痛，疝气，阴汗湿痒，血崩，恶露不止，鼻出血，肠炎，睾丸神经痛，子宫内膜炎。

【刺灸法】直刺0.5～1寸；可灸。

穴位详解

阴交：阴，阴水之类也。交，交会也。该穴意指任脉、冲脉的上行水气在此交会。本穴物质中有气海穴传来的热胀之气，有冲脉夹肾经而行的水湿之气外散传至本穴，二气交会后形成了本穴的天部湿冷水气，故名。

少关：少，与老相对，阴也。关，关卡也。少关，意指任脉上行的气血中滞重的水湿之气被关卡于下不得上行。小关名意与少关同。

横户：横，横向而行也。户，户门也。横户，意指任脉的天部水气在此为横向上行。本穴物质为气海穴传来的天部水气，至本穴后水气散热冷缩而处天之下部，此冷缩之气只能横向下传神阙穴，故名横户。

少目：少，小也。目，肝所主之风也。小目，意指任脉气血在此以微弱的风气向上传输。

丹田：此为道家术语，道家视腹下皆为丹田，故名。

任脉、冲脉之会：本穴气血不光有任脉上行的水湿之气，亦有冲脉外散的水湿之气，故为任脉、冲脉之会。

神阙

【穴位一找准】该穴位于人体的腹中部，脐中央。

【解剖】在脐窝正中，深部为小肠；有腹壁下动、静脉；布有第十肋间神经前皮支的内侧支。

【功效】温阳救逆，利水固脱。

【主治】中风虚脱，四肢厥冷，尸厥，风痫，形惫体乏，绕脐腹痛，水肿鼓胀，脱肛，泄痢，便秘，小便不禁，五淋，妇女不孕。

【刺灸法】禁刺；可灸。

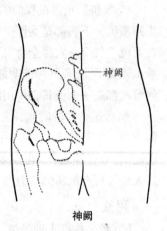

——神阙

神阙

穴位详解

神阙穴就在我们的肚脐眼上，大家知道，这里是连接脐带的地方。胎儿在母体的时候，就靠脐带供给营养，就好像瓜蒂一样，是吸取营养的唯一途径。所以也称为命蒂，就是生命结蒂之处，非常重要。

神是指元神，虽然剪断了脐带，失去了和先天联系的纽带，但这里的元气并没有完全丧失。神阙穴的内部紧接大小肠。大肠是传导之官，也就是排出废物的地方；小肠是受盛之官，也就是吸收营养的地方，这样一正一反的两个过程，古人称之为化，"两肠俱关于化，即大而化之谓神也"。神是物质转变的最高境界，是全身的主宰，在人体当中是最尊贵的。生活中经常有这样的现象，一个人想什么事情想得入迷了，这时候有人拿手在他的眼前晃动，他可能要半天才能反应过来，"发什么呆呢，都失神了？"没有神的人就是这样，呆呆傻傻的，如同行尸走肉一般。

而阙呢，则是指宫阙。古代皇帝会在宫殿的门外建起两座观望的台基，宫廷外面有什么事情，从这里就可以看到。所以岳飞词句说"待从头，收拾旧山河，朝天阙"。两个台基之间的道路就是阙。

那么神阙，就是元神出入和居住的地方，地位极其显贵。实际上，在人体当中，神阙穴也是心肾交通的门户，心藏神，肾藏志，都是不可小觑的五脏神。我们知道，心属火，肾属水，水火不能通达调济，就会引起阴阳失调，导致各种疾病接踵而至。

神阙穴在肚脐眼上，是腹部的核心。所以对于发生在腹部的疾病，有很好的调理效果，如五更泻、慢性腹泻、产后尿潴留等都是它的拿手好戏。现代研究也表明，刺激神阙穴，可以很好地增强人体的免疫力。

任脉上的穴位，艾灸是最好的途径，尤其是神阙穴，更是我们中医里面做脐疗的重要部位。这个穴有一个艾灸方法叫隔盐灸，就是将一小把粗盐填在肚脐眼上，上面放上切成薄片的姜片，然后用艾柱灸，灸到最后，肚脐上填满了黄黄的盐姜水，这样对于身体的保健效果相当好。上了年纪的人如果经常感到身体冷痛，或者腹部不适的话，可以隔段时间做一次神阙穴隔盐灸，对于保持充沛的精力是非常好的。

水分

【穴位一找准】位于上腹部，前正中线上，当脐中上1寸。

【解剖】在腹白线上，深部为小肠；有腹壁下动脉、静脉分支，腹壁下动、静脉分支；布有第八、九肋间神经前皮支的内侧支。

【功效】通调水道，理气止痛。

【主治】腹痛，腹胀，肠鸣，泄泻，翻胃，水肿，小儿陷囟，腰脊强急。

【刺灸法】直刺0.5～1寸；可灸。

穴位详解

水分：水，地部水液也。分，分开也。该穴意指任脉的冷降水液在此分流。本穴物质神阙穴传来的冷降经水及下脘穴传来的地部经水，至本穴后，经水循地部分流而散，故而得名。分水名意与该穴同。

中守：中，与外相对，指中间。守，把守也。中守，意指本穴的地部经水循腹正中线的任脉下行。本穴物质为神阙穴冷降而至的地部经水及下脘穴传来的地部经水，由于地球重力场的作用，经水循任脉直流而下，本穴如同在经脉道路中间有关卡把守一般，故名中守。

中管：中，中间也。管，管道也。中管，意指任脉的地部经水大部分循任脉向下流行。本穴为任脉气血由气向液的转化之地，转化后的液态物则循任脉道路向下而流，任脉如同经水下行的管道一般，故名中管。

下脘

【穴位一找准】该穴位于人体的上腹部，前正中线上，当脐中上2寸。

【解剖】在腹白线上，深部为横结肠；有腹壁上、下动、静脉交界处的分支；布有第八肋间神经前皮支的内侧支。

【功效】健脾和胃，降逆止呕。

【主治】脘痛，腹胀，呕吐，呃逆，食谷不化，肠鸣，泄泻，痞块，虚肿。

【刺灸法】直刺0.5~1寸；可灸。

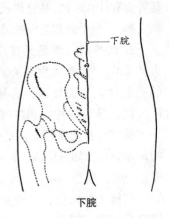

下脘

穴位详解

在人体的腹部，肚脐上方5寸、4寸、2寸的地方有三个穴，分别叫作上、中、下脘。上、中、下是依据位置的高低来分的，就好像桃园结义排名是按三兄弟的年龄似的。最重要的是这个"脘"字，脘指的是胃，古人说"胃为太仓，三皇五帝之厨府也"。太仓是什么呢？太仓是官名，古时候有太仓令丞，就是替皇帝管粮食的官。

中医根据脾胃的作用，也将其命名为仓廪之官，也就是人体的后厨房。上、中、下脘，表示这几个穴分别处于胃的上、中、下部。

上脘在胃的上部，和贲门相对应，贲门也就是我们常说的食管，是食物进入胃的通道。上脘穴在这个位置，对于人们因吃得太快、吃得太饱或者其他原因而导致的胃胀、呕吐、打嗝等都有很好的疗效。

中脘穴在胃的中部，占据了胃的主体部分，因此对于脾胃疾病的治疗效果是最好的。所以理所当然地成为脾胃病的常用穴。现代研究也发现，刺激中脘穴之后，胃的蠕动会增强，表现为幽门开放，胃下缘轻度升高。而且还可以提高机体免疫能力，使巨噬细胞的吞噬活性增强。

下脘穴在胃的底下，胃和小肠连接的转弯处。胃虽然是消化器官，但它只对食物进行粗略的加工，就好比我们榨果汁，先要用刀将水果切成大块，再放到搅拌机当中。胃就相当于这把刀，只做一部分简单的工作，真正的消化过程是在小肠中完成的。下脘穴位于食物从胃进入小肠的关口处。对于食物在胃中下不去导致的腹胀、胃痛、呕吐等都有很好的作用。而且，因为它在胃的下部，对于因为中气不足导致的胃病、胃下垂等症状也有很好的疗效。

从这里可以看出，上、中、下脘"三兄弟"在胃上形成一条线，相当于脾胃的卫士，对于和脾胃有关的疾病都有很好的防御和治疗作用，是胃的忠实护卫队。所以，对于胃系疾病，如胃痛、胃胀、胃酸等，都可以来找这三兄弟"助阵"，能起到很好的疗效。

有一个很简单的方法可以同时刺激到它们，这就是艾灸。采用隔姜灸的方式，将姜切成薄薄的片，如硬币那种厚度，然后通过艾灸的方式来熏烤。通过热度的传递，将生姜汁中的热性成分渗入皮肤，可以很简便地达到治疗的目的。

有一个笑话，说现在做胃的健康方面的调查，不要调查谁有胃病，而是要调查谁没有胃病，这足见胃病的高发病率了。所以市面上各种胃药也是层出不穷。但是面对这些奇奇怪怪的药品，你能了解它治疗的到底是哪种胃病吗？其实，真正安全的"健胃三剑客"就在我们的身体里面。因为我们的穴位都是双向调节的，但最终的目的就是达到均衡，保持胃的健康。

建里

【穴位一找准】该穴位于人体的上腹部，前正中线上，当脐中上3寸。

【解剖】在腹白线上，深部为横结肠；有腹壁上、下动、静脉交界处的分支；布有第八肋间神经前皮支的内侧支。

【功效】健脾和胃，降逆利水。

【主治】胃脘疼痛，腹胀，呕吐，食欲不振，肠中切痛，水肿。

【刺灸法】直刺0.5～1寸；可灸。

穴位详解

建，建设也。里，与表相对，此指肚腹内部也。该穴意指任脉的地部经水由此注入肚腹内部。本穴物质为中脘穴传来的地部经水，至本穴后，经水循本穴的地部孔隙注入体内，注入体内的经水有降低体内温压的作用，故名建里。

中脘

【穴位一找准】位于人体上腹部，前正中线上，当脐中上4寸。

【解剖】在腹白线上，深部为胃幽门部；有腹壁上动、静脉；布有第七、八肋间神经前皮支的内侧支。

【功效】健脾和胃，通降腑气。

【主治】胃脘痛，腹胀，呕吐，呃逆，翻胃，吞酸，纳呆，食不化，痞积，膨胀，黄疸，肠鸣，泄利，便秘，便血，胁下坚痛，虚劳吐血，哮喘，头痛，失眠，惊悸，怔忡，脏躁，癫痫，尸厥，惊风，产后血晕。

【刺灸法】直刺 0.5 ~ 1 寸；可灸。

穴位详解

中脘：中，指本穴相对于上脘穴、下脘穴二穴而为中也。脘，空腔也。该穴意指任脉的地部经水由此向下而行。本穴物质为任脉上部经脉的下行经水，至本穴后，经水继续向下而行，如流入任脉下部的巨大空腔，故名。中管、中碗名意与中脘同，碗通脘。

上纪：上，上部也。纪，纲纪之意。本穴物质为胸腹上部下行而至的地部经水，在本穴为先聚集后下行，本穴有对胸腹体表气血抓总提纲的作用，故名上纪。

胃脘：胃，胃腑也。脘，空腔也。胃脘，意指本穴气血直接作用于胃腑。本穴气血为地部经水，性温，与胃经气血同性，可直接调控胃腑气血的阴阳虚实，故名胃脘。胃管，意与胃脘同，管通脘。

大仓：大，与小相对，大也。仓，仓库也。大仓，意指本穴为地部经水汇聚的大仓库。理同中脘名解。太仓名意与大仓同。

三管：三，指手太阳、手少阳、足阳明三经也。管，孔也。三管，意指手太阳、手少阳、足阳明三经的冷降之水皆由本穴聚集下流。

手太阳、手少阳、足阳明、任脉之会：本穴物质为地部经水，它不光来自于任脉上部经脉的冷降之水，还有手太阳、手少阳、足阳明三经的冷降水液，故为手太阳、手少阳、足阳明、任脉之会。

上脘

【穴位一找准】该穴位于人体的上腹部，前正中线上，当脐中上 5 寸。

【解剖】在腹白线上，深部为肝下缘及胃幽门穴部；有腹壁上动、静脉分支；布有第七肋间神经前皮支的内侧支。

【功效】和胃降逆，化痰宁神。

【主治】胃脘疼痛，腹胀，呕吐，呃逆，纳呆，食不化，黄疸，泄利，虚劳吐血，咳嗽痰多，癫痫。

【刺灸法】直刺 0.5 ~ 1 寸；可灸。

穴位详解

上脘：上，上部也。脘，空腔也。该穴意指胸腹上部的地部经水在此聚集。本穴物质为胸腹上部下行而至的地部经水，聚集本穴后再循任脉下行，经水由此进入任脉的巨空腔，故名。上管名意与上脘同。

胃管：胃，胃腑也。管，管道也。胃管，意指穴内的地部经水可直接作用于胃腑气血的阴阳虚实。本穴物质为胸腹上部下行而至的地部经水，性温热，与胃腑气血同性，能直接作用于胃腑，故名胃管。胃脘名意与胃管同，脘通管。

足阳明、手太阳、任脉之会：本穴物质为地部经水，它不光来自于任脉上部经脉的冷降之水，还有手太阳、足阳明二经的冷降水液，故为足阳明、手太阳、任脉之会。

巨阙

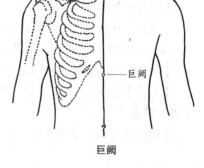

巨阙

【穴位一找准】仰卧位。在上腹部，前正中线上，当脐中上6寸。

【解剖】穴下为皮肤、皮下组织、腹白线、腹横筋膜、腹膜外脂肪、壁腹膜。浅层主要布有第七胸神经前支的前皮支和腹壁浅静脉。深层有第七胸神经前支的分支。

【功效】安神宁心，宽胸止痛。

【主治】胃痛，反胃，胸痛，吐逆不食，腹胀，惊悸，咳嗽，黄疸，蛔虫痛，尸厥，健忘，胃痉挛，膈肌痉挛，心绞痛，支气管炎，癔病，胸膜炎，癫痫。

【刺灸法】直刺0.5～0.6寸，向下斜刺；可灸。

穴位详解

熟悉武侠小说的人都知道，中国古代有四大宝剑：干将、莫邪、巨阙、辟闾。这当中，巨阙是一把残缺不全的剑，古代汉语中"阙"通"缺"。但其精诚坚利之处，其他宝剑不能与之争锋，所以号称"天下至尊"。

巨阙传说是越王勾践的宝剑，刚铸成的时候，越王坐在露台上，看到宫中有一辆马车失控，宫中饲养的白鹿受到了惊吓。越王拔剑一指，想让侍卫上前制止。却不料，剑气已经将马车砍为两节。越王又命人取来大铁锅，他用剑一刺，便将铁锅刺出一个大缺口。这一剑毫不费力，好像切米糕一样，越王勾践大喜，赐名为巨阙。

人体上的巨阙穴所在的胸骨，外形也像一柄宝剑。巨阙穴就在骨头的顶端，胸骨剑突大凹陷的下面，里面是腹膜，上面是膈肌。这里是胸腹交关的地方，前面说过，胸腔是天，腹腔是地。所以，这里也是清气上升、浊气下降、天地之气交换的关隘。而且，这个地方地势十分险要，食管和动静脉都在这里通行，是人体的君主——心的宫城，是至尊之门，凛然不可冒犯。

就好像巨阙宝剑一样，巨阙穴的作用也是深不可测的。它是心的外围，就好比仗剑立于君主旁边的卫士，清除君主旁边所有的危险，平定叛乱，保君主安宁，用通俗点的比喻就是御前侍卫。

巨阙穴最大的作用就是治疗口腔溃疡。在临床上，口腔溃疡大多是由于心火旺盛造成的。中医说舌为心之苗，当心火旺盛时，当然会在口腔内和舌头上有所反映。这时候巨阙自然会责无旁贷地担负起这个巨大的使命，每天在巨阙上按摩 3 ～ 5 分钟，坚持两三天就可以将这股邪火驱逐出去，还身体安然康泰的局面。

鸠尾

【穴位一找准】人体鸠尾穴位于上腹部，前正中线上，当胸剑结合部下 1 寸。

【解剖】在腹白线上，腹直肌起始部，深部为肝脏；有腹壁上动、静脉分支；布有第六肋间神经前皮支的内侧支。

【功效】安心宁神，宽胸定喘。

【主治】心痛，心悸，心烦，癫痫，惊狂，胸中满痛，咳嗽气喘，呕吐，呃逆，反胃，胃痛。

【刺灸法】斜向下刺 0.5 ～ 1 寸；可灸。

穴位详解

鸠者，鸟之一种，其习性特征与鹊相近，鸠与鹊最大的不同之处即是不自营巢，而是在其他同类鸟巢内下蛋并由他鸟代为孵化。尾者余也，指鸠鸟余下之物。鸠尾，意指任脉热散的天部之气在此会合。本穴物质为任脉热散天部的浮游之气，至本穴后为聚集之状，此气如同鸠鸟之余物一般，故名鸠尾。

尾翳穴：尾，余也。翳，羽毛做的华盖也。尾翳，意指本穴气血为天部的浮游之气。理同鸠尾名解。

骭：胸前骨也。骭，小腿骨或肋骨。骭，意指任脉天部层次的络脉之气在此为收引冷降的变化。本穴物质为任脉的络脉之气，所处为天之天部，其变化为收引冷降，表现出肾水的收引特征，故名骭。

神府：神，与鬼相对，指天部之气也。府，府宅也。神府，意指任脉的天部之气在此聚集。理同鸠尾名解。

尾：尾，余也，黄色分泌物也，脾土尘埃也。尾，意指本穴的天部之气中亦有一定的脾土尘埃。

骭鹘：骭，小腿骨也。鹘，鸟科动物，隼类，似山鹘而小，短尾，青黑色，多声。鹘指穴内气血为天部之气，青黑色指穴内气血有肾气的收引冷降之性。骭鹘，意指任脉气血在此为散热冷降的变化。理同鸠尾名解。

臆前穴：臆，胸也。前，前面也。臆前，意指本穴位于胸前，无他意。

任脉络穴：本穴物质为任脉天部的浮游之气聚集而成，本穴有联络任脉各部气血的作用，故为任脉络穴。

中庭

【穴位一找准】仰卧位。在胸部，前正中线上，平第五肋间，即胸剑结合部。

【解剖】穴下为皮肤、皮下组织、胸肋辐状韧带和肋剑突韧带、胸剑结合部。布有第六肋间神经的前皮支和胸廓内动、静脉的穿支。

【功效】宽胸消胀，降逆止呕。

【主治】胸肋支满，噎膈，呕吐，小儿吐乳，食管炎，食管狭窄，贲门痉挛。

【刺灸法】直刺 0.2 ~ 0.3 寸，向下斜刺；可灸。

穴位详解

中，为天、地、人三部的中部也。庭，庭院也。中庭，意指任脉气血在此位于天之中部。本穴物质为鸠尾穴传来的湿热水气，散热冷降至本穴后为聚集之状，如气血聚集于庭院之中，故名。

膻中

【穴位一找准】膻中穴位于胸部，当前正中线上，平第四肋间，两乳头连线的中点。取定穴位时，患者可采用正坐或仰卧的姿势，该穴位于人体的胸部人体正中线上，两乳头之间连线的中点。

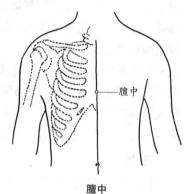

膻中

【解剖】在胸骨体上；有胸廓（乳房）内动、静脉的前穿支；布有第四肋间神经前皮支的内侧支。

【功效】理气止痛，生津增液。

【主治】咳嗽，气喘，咯唾脓血，胸痹心痛，心悸，心烦，产妇少乳，噎膈，膨胀。胸部疼痛、腹部疼痛、心悸、呼吸困难、咳嗽、过胖、过瘦、呃逆、乳腺炎、缺乳症、喘咳病等。此穴位为人体任脉上的主要穴道之一。

【刺灸法】平刺 0.3 ~ 0.5 寸；可灸。

穴位详解

膻中很好找，就在两个乳头连线的中点。膻指的是胸部，膻中也就是胸部的中央，在胸膜当中，是心的外围，是代替心来行使职权的地方。膻中穴是心包经的募穴，募穴也就是脏腑之气汇聚的地方。所以膻中又被称为气会。

这是什么意思呢？我们看故宫就知道，皇帝是住在最中央的，外面有一层又一层的大殿，每个地方都有皇家侍卫看守。在人体当中，充当皇家侍卫这个职责的就是人们经常说的宗气，它充盈于心脏的外围，协助心气推动心脉搏动。如果宗气不足的话，人体其他地方的气，就会来填补。就好像皇宫告急，外面的军队会迅速前来救援一样，所以称之为气会。

对历史比较感兴趣的人可能会想到烽火戏诸侯的故事，周幽王为了讨自己心爱的妃子欢心，时不时地在烽火台上点火，召集各路诸侯前来。人体之气就像分散在四肢百脉的士兵，看似凌乱，却内有调度，人体一旦告急，它们会迅速地从四面八方汇聚过来，保护君主的安全。

上面在讲气海穴的时候说到过，上气海和下气海是互相照应的。如果中气不足或者出现问题，那么肯定会影响到下气海，进而影响到全身。这个呢，就好比宫廷内部发生了政变，虽然一时之间或许对老百姓没影响，但要不了多久，肯定会牵连全国。

所以说，膻中穴是和人体最重要的物质活动基础——气密切相联系的，但凡和气有关的疾病，如气虚、气机郁滞等都可以找它来调治。我们在生活中经常发现，有人受到刺激后，就会捶胸顿足，心脏难受，尤其是那些有心脏病、冠心病的人，这时候往往气运行不顺畅，气滞血瘀，心脏供血不足，肯定会很难受。这时候，就可以帮他们刺激膻中穴，加速心肌供血。有这些疾病的朋友，发现胸口难受的时候赶紧坐下来休息，用大拇指轻轻地按揉膻中穴，给身体一点外力的帮助。实际上，临床实验也发现，刺激膻中，可以扩张血管，调整心脏功能。年纪大点的人，由于经年累月的堆积，血管往往有些堵塞，很难像年轻人那样顺畅自如。所以，平时作为一种保健措施，也可以经常按摩膻中，加强气的运行效率，这样对于防治心血管等方面的疾病也有很好的帮助。

玉堂

【穴位一找准】该穴位于人体的胸部，当前正中线上，平第三肋间。

【解剖】在胸骨体中点；有胸廓（乳房）内动、静脉的前穿支；布有第三肋间神经前皮支的内侧支。

【功效】宽胸止痛，止咳平喘。

【主治】膺胸疼痛，咳嗽，气短，喘息，喉痹咽肿，呕吐寒痰，两乳肿痛。

【刺灸法】平刺0.3～0.5寸；可灸。

穴位详解

玉堂：玉，金之属也，指穴内气血为肺金之性的天部之气。堂，厅堂也。该穴意指本穴聚集的为任脉天部的凉性水气。本穴物质为膻中穴热胀上行的热燥之气，至本穴后此气散热冷缩而为凉性水气，且为聚集穴内，故名。

玉英：英，精华也。玉英，意指穴内之气为水湿较少的辛燥之气。本穴物质为膻中穴传来的热燥之气，至本穴后所处为天之上部，热燥之气扩散后水湿较少，其性辛燥，故名玉英。

紫宫

【穴位一找准】仰卧位。当前正中线上，平第二肋间。在膻中穴上 3.2 寸，胸骨中线上，平第三肋间隙，仰卧取穴。

【解剖】穴下为皮肤、皮下组织、胸大肌起始腱、胸骨体。主要布有第二、四肋间神经的前皮支和胸廓内动、静脉的穿支。

【功用】宽胸理气，止咳平喘。

【主治】胸胁支满，胸膺疼痛，烦心咳嗽，吐血，呕吐痰涎，饮食不下；支气管炎，胸膜炎，肺结核。

【刺灸法】直刺 0.3 ~ 0.5 寸；可灸。

穴位详解

紫，色也，由红和蓝两种颜色合成，此指穴内的天部之气既有一定的温度又有一定的水湿。宫，宫殿也，指穴内气血物质覆盖的范围较大。该穴意指任脉气血在此化为温湿水气。本穴物质为玉堂穴传来的阳性之气，至本穴后散热冷缩降而为天之中部的温湿水气，其水湿云气所覆盖的范围较大，故名。

华盖

【穴位一找准】该穴位于人体的胸部，当前正中线上，平第一肋间。

【解剖】在胸骨角上；有胸廓（乳房）内动、静脉的前穿支；布有第一肋间神经前皮支的内侧支。

【功效】收引水湿。

【主治】咳嗽，气喘，胸痛，胁肋痛，喉痹，咽肿。

【刺灸法】平刺 0.3 ~ 0.5 寸，可灸。

穴位详解

华，华丽也。盖，护盖也。该穴意指任脉气血在此变为水湿浓度更大的水湿之气。本穴物质为紫宫穴传来的天部水气，至本穴后，此气进一步散热吸湿而变为水湿浓度更大的水湿之气，此气如同人体的卫外护盖一般，故名。

璇玑

【穴位一找准】仰卧位，或仰靠坐位。在胸部，当前正中线上，胸骨上窝中央下 1 寸。

【解剖】穴下为皮肤、皮下组织、胸大肌起始腱、胸骨柄。主要布有锁骨上内侧神经和胸廓内动、静脉的穿支。

【功效】宽胸利肺，止咳平喘。

【主治】喉痹咽肿，咳嗽，气喘，胸胁之满，胃中有积，扁桃体炎，喉炎，气管炎，胸膜炎，胃痉挛。

【刺灸法】直刺 0.3 ~ 0.5 寸；可灸。

穴位详解

璇玑，魁星名，为北斗七星的北斗二，此指任脉的水湿在此吸热后仅有小部分循任脉蒸升，蒸升之气如天空星点般。气血物质为天部的水湿之气，量极少。

天突

【穴位一找准】位于颈部，当前正中线上胸骨上窝中央。

【解剖】在左右胸锁乳突肌之间，深层左右为胸骨舌骨肌和胸骨甲状肌；皮下有颈静脉弓、甲状腺下动脉分支；深部为气管，再向下，在胸骨柄后方为无名静脉及主动脉弓；布有锁骨上神经前支。

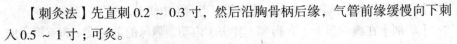

膻中

膻中

【功效】宣通肺气，化痰止咳。

【主治】咳嗽，哮喘，胸中气逆，咯唾脓血，咽喉肿痛，舌下急，暴喑，瘿气，噎嗝，梅核气。

【刺灸法】先直刺 0.2 ~ 0.3 寸，然后沿胸骨柄后缘，气管前缘缓慢向下刺入 0.5 ~ 1 寸；可灸。

穴位详解

本穴针刺不能过深，也不宜向左右刺，以防刺伤锁骨下动脉及肺尖。如刺中气管壁，针下有硬而轻度弹性的感觉，病人出现喉痒欲咳等现象；若刺破气管壁，可引起剧烈的咳嗽及血痰等现象。如刺中无名静脉或主动脉弓时，针下可有柔软而有弹力的阻力或病人有疼痛感觉，这时应立即退针。

天突，可能很多人对这名字有点丈二和尚摸不着头脑，就像看翻译的少数民族书籍一样，那些名字用词总让人莫名其妙，似乎专为让人记不住一样。其实，只要你了解"突"的意思，这个穴位就好记了。

突在过去是灶突，也就是烟囱。我们说过去的烟囱都是圆乎乎的，从屋顶蹿上去，孤单地立在那里，做饭的时候，炊烟袅袅，就从烟囱出来，飘散出去。

我们老祖先很善于观察，他们发现，这个烟囱和我们的食管、气管很相像，都是一个通道。烟囱是炊烟出入的地方，而我们的气管呢，也是呼吸之气出入的地方。

呼吸靠的是肺，肺在胸腔。而天突穴呢，就在胸腔最上面的喉头上，相当于肺与天气相通的通道，清气从这里进入肺，浊气又从这里呼出。

前面讲过，呼出吸进的气都是大自然的、天地之间的气。天突穴，直白一点说，就是我们的胸腔开在外面的一个"烟囱"，是气机出入的通道。

我们说呼吸靠的是肺，天突穴和呼吸密切相关，治疗肺的疾病当然也离不开它。这里有一个很经典的案例，曾经有一位女性因大怒而晕倒，家里人把她送到名医高式国那里求救。高大夫准备用针刺她的回阳九针穴，然后再灸哑门穴来治疗。碰巧有一位老人走进来，忙让他收针。然后，他让一位有力气的女性抱着患者坐下，让另一位妇女用中指按摩她的天突穴，几番用力之后，患者突然"啊"的一声，大哭醒来。

这是一个很典型的因怒而导致气机紊乱的案例，按摩天突穴，让气顺过来，人自然就醒过来了。后来人们效仿此法，用天突穴来通痰、导气，效果都不错。

天突是肺开在外面的窗口，我们知道，和肺有关的一个最常见的疾病是哮喘。可能有人不太了解，哮喘其实和肾也有很大的关系，中医说哮喘是人体元气不足的表现。所以，我们在按摩这个穴的时候，可以一边按摩，一边做吞咽的动作，配合我们的呼吸，将唾液吞咽下来。中医说肾主唾，唾液下降的过程也相当于一种补肾的方法，能够补充人体的元气。这样一边吞咽一边按摩，在补肾的同时，还能减轻按摩天突所带来的不畅快的感觉。哮喘患者在感到喘不过气来的时候，一定要试一试。

除了按摩之外，天突热敷也是一种非常好的办法。用一个小棉布袋，里面装满黄豆，然后将布袋缝紧，使用前放在微波炉转上两分钟，趁热放在天突穴处，一边温灸，一边还可以加以手指的按摩，黄豆的滚动可以帮助刺激穴位。

廉泉

【穴位一找准】廉泉穴位于人体的颈部，当前正中线上，结喉上方，舌骨上缘凹陷处。

【解剖】在甲状软骨和舌骨之间，深部为会厌，下方为喉门，有甲状舌骨肌、舌肌；有颈前浅静脉，甲状腺上动、静脉；布有颈皮神经，深层有舌下神经分支。

【功效】利喉舒舌，消肿止痛。

【主治】舌下肿痛，舌根急缩，舌纵涎出，舌强，中风失语，舌干口燥，口舌生疮，暴喑，喉痹，聋哑，咳嗽，哮喘，消渴，食不下。

【刺灸法】直刺0.5～0.8寸，不留针；可灸。

穴位详解

廉泉：廉，廉洁、收敛之意。泉，水也。该穴意指任脉气血在此冷缩而降。本穴物质为天突穴传来的湿热水气，至本穴后散热冷缩由天之上部降至天之下部，本穴如同天部水湿的收敛之处，故名。

本池：本，根本也。池，储液之器也。本池，意指本穴为任脉水湿的收聚之地。

理同廉泉名解。

舌本：舌，至柔之物也。本，根本也。舌本，意指本穴聚集的天部水湿为任脉气血的来源根本。本穴位处头面的天部，而任脉气血为至柔之性，其所能上行头面的天部，是在外界之热的作用下方能至此，如无外界之热助则任脉气血无法构成内外无端的循环，因此，任脉气血能上至头面，任脉就有接续之源，故本穴名为舌本。结本名意与舌本同。

阴维、任脉之会：任脉气血在此位处天之下部，天之上部的气血为空虚之状，阴维脉的气血随之而入，故本穴为阴维、任脉之会。

承浆

【穴位一找准】承浆穴位于人体的面部，当颏唇沟的正中凹陷处。

【解剖】在口轮匝肌和颏肌之间；有下唇动、静脉分支；布有面神经及颏神经分支。

【功效】生津敛液，舒筋活络。

【主治】口眼歪斜，唇紧，面肿，齿痛，齿衄，龈肿，流涎，口舌生疮，暴喑不言，消渴嗜饮，小便不禁，癫痫。

【刺灸法】斜刺0.3～0.5寸；可灸。

穴位详解

承浆：承，承受也。浆，水与土的混合物也。该穴意指任脉的冷降水湿及胃经的地部经水在此聚集。本穴物质为胃经地仓穴传来的地部经水以及任脉廉泉穴冷降的地部水液，至本穴后为聚集之状，本穴如同地部经水的承托之地，故名。

天池：天，本穴位于天部也。池，储水之器也。天池穴，意指本穴物质为地部水液。理同承浆名解。悬浆名意与天池穴同，悬指本穴经水位于天部，处于不稳定状态。

鬼市：鬼，与天相对，指地部经水也。市，集市也。鬼市，意指本穴为地部经水的集散之地。理同承浆名解。

羕浆：羕，通漾，指穴内物质为地部的荡漾之水。浆，水与土的混合物也。羕浆，意指穴内物质为地部经水。理同天池穴名解。

足阳明、任脉之会：本穴物质既有任脉的冷降水液又有胃的下行经水，故为足阳明、任脉之会。

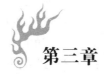

第三章

冲脉——十二经脉之海

冲脉总述

冲脉，人体奇经八脉之一。冲脉能调节十二经气血，故称为十二经脉之海。与生殖机能关系密切，冲、任脉盛，月经才能正常排泄，故又称血海。

冲脉能调节十二经气血，故称为十二经脉之海。冲脉与生殖关系密切。其病候有月经不调，崩漏，不育等。冲、任脉盛，月经才能正常排泄，故又称血海。此外还主要表现为胸腹气逆而拘急，燥热，瘕疝，喘动应手，痿证等。

冲脉穴位共计十四个：会阴（任脉）、气冲（足阳明经）、横骨、大赫、气穴、四满、中注（足少阴经）、阴交（任脉）、肓俞、商曲、石关、阴都、通谷、幽门。

《素问·骨空论》记："冲脉为病，逆气里急。"《难经·二十九难》作"冲之为病，逆气而里急"。又《灵枢·海论》称冲脉为血海。《灵枢·五音五味》记："血气盛而充肤热肉；血独盛则澹渗皮肤，生毫毛。今妇人之生，有余于气，不足于血，以其数脱血也。冲任之脉，不荣口唇，故须不生焉。"说明冲脉与生殖关系密切。其病候有月经不调，崩漏，不育等。此外还主要表现为胸腹气逆而拘急，燥热，瘕疝，喘动应手，痿证等。

冲脉的生理功能主要体现为以下三点。

1. 调节十二经气血：冲脉上至于头，下至于足，贯串全身，为总领诸经气血的要冲。当经络脏腑气血有余时，冲脉能加以涵蓄和贮存；经络脏腑气血不足时，冲脉能给予灌注和补充，以维持人体各组织器官正常生理活动的需要。故有"十二经脉之海""五脏六腑之海"和"血海"之称。

2. 主生殖功能：冲脉起于胞宫，又称"血室""血海"。冲脉有调节月经的作用。冲脉与生殖功能关系密切，女性"太冲脉盛，月事以时下，故有子"。"太冲脉衰少，天癸竭地道不通"。这里所说的"太冲脉"，即指冲脉而言。另外，男子或先天冲脉未充，或后天冲脉受伤，均可导致生殖功能衰退。

3. 调节气机升降：冲脉在循行中并于足少阴，隶属于阳明，又通于厥阴，及于太阳。冲脉有调节某些脏腑（主要是肝、肾和胃）气机升降的功能。

冲脉具有调节十二经气血之作用，冲脉气机升降失司，则气从少腹上冲，或呕吐，恶心，咳唾，吐血；冲脉起于胞中，冲脉气逆，则腹内拘急疼痛，胸脘攻痛，妊娠恶阻。"冲为血海"，有促进生殖能力及调节月经作用，冲脉虚衰，血海不足则月经量少色淡，甚或经闭，不孕，或初潮经迟，或绝经过早，少腹疼痛，血虚濡养功能减弱则头晕目眩，心悸失眠；男子冲脉伤损则阴器不用；血海不足则发育不良，或须毛稀少，不能生育；舌淡，脉细弱为虚衰之象。冲脉气结，气机失于调达则经行不畅，量少或愆期，或乳房胀痛，乳汁量少，或少腹积块，游走不定。

冲脉穴位详解

会阴

【穴位一找准】在会阴部，男性的阴囊根部与肛门连线的中点。女性的大阴唇后联合与肛门连线的中点。

【解剖】皮肤→皮下组织→会阴中心腱。浅层布有股后皮神经会阴支，阴部神经的会阴神经分支。深层有阴部神经的分支和阴部内动、静脉的分支或属支。

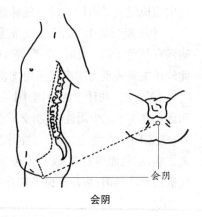

会阴

【功效】醒神镇惊，通调二阴。

【主治】小便不利，遗尿，遗精，阳痿，月经不调，阴痛，阴痒，痔疾，脱肛。

【刺灸法】1.平日灸三壮；2.急救针1寸。溺水，窒息，产后昏迷，癫狂。可灸，孕妇慎用。

穴位详解

会阴又叫"屏翳"《甲乙》；金门《千金》；下极《金鉴》；下阴别《素问》。

在前后阴之间，其前为前阴，后为后阴，本穴会与二阴之间，且为任、督、冲三脉之会，故名。

会阴：会，交会也。阴，阴液也。该穴意指由人体上部降行的地部阴液在此交会。本穴物质来自人体上部的降行水液，至本穴后为交会状，故名。

下阴别：下，指本穴位于人体下部。阴，阴液。别，别走。下阴别，意指上部降行至此的地部阴液由本穴的地部孔隙别走体内。本穴物质为汇聚的地中经水，因本穴有地部孔隙与体内相通，汇聚的经水则循本穴的地部孔隙别走体内，故名下阴别。

屏翳：屏，屏障也。翳，羽毛做的华盖穴也。屏翳，意指本穴的气血物质中不光为地部经水，亦有大量的天部之气。本穴物质为人体上部降行的地部经水，性温热，在由本穴回流体内时亦蒸发出大量水湿之气，此水湿之气如同人体的卫外屏障一般，故名屏翳。平翳，意与屏翳同。

金门：金，肺金特性之气也。门，出入的门户也。金门穴，意指本穴有大量凉性水气循任脉上行。理同屏翳穴位详解。

下极：下，下部也。极，极点也。下极，意指本穴位于人体的最下部。海底名意与下极同。

任脉别络侠督脉、冲脉之会：本穴物质一是任脉上部经脉的下行经水，二为督脉上部经脉的下行经水，三为冲脉之气的冷降之液，故为任脉别络侠督脉、冲脉之会。

会阴穴的日常保健方法有三。

1. 点穴法：睡前半卧半坐，食指搭于中指背上，用中指指端点按会阴 108 下，以感觉酸痛为度。

2. 意守法：姿势不限，全身放松，将意念集中于会阴穴，守住会阴约 15 分钟，久之，会阴处即有真气冲动之感，并感觉身体轻浮松空，舒适无比。

3. 提肾缩穴法：取站式，全身放松，吸气时小腹内收，肛门上提（如忍大便状），会阴随之上提内吸，呼气时腹部隆起，将会阴肛门放松，一呼一吸共做 36 次。

气冲

【穴位一找准】气冲穴位于人体的腹股沟稍上方，当脐中下 5 寸，距前正中线 2 寸。

【解剖】在耻骨结节外上方，有腹外斜肌腱膜，在腹内斜肌、腹膜肌下部；有腹壁浅动、静脉分支，外壁为腹壁下动、静脉；布有髂腹股沟神经。

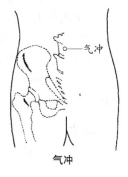

气冲

【功效】将冲脉之气渗灌胃经。

【主治】肠鸣腹痛，疝气，月经不调，不孕，阳痿，阴肿。

【刺灸法】

刺法：

1. 直刺 0.5 ~ 1.0 寸，局部重胀，针刺不宜过深，用于调经，理气止痛；

2. 向外阴斜刺 1.0 ~ 2.0 寸，局部酸胀并向生殖器扩散。

灸法：艾炷灸或温针灸 5 ~ 7 壮，艾条灸 10 ~ 20 分钟，可灸。

穴位详解

气冲穴，位于大腿根里侧，此穴下有一根跳动的动脉，即腹股沟动脉处。在按摩时，先按揉气冲穴，然后按揉跳动的动脉处，一松一按，交替进行，对促进腿部血液循环、温暖手足有益。

气冲：气，指穴内气血物质为气也。冲，突也。该穴意指本穴的气血物质为气，其运行状况是冲突而行。本穴物质来源有二：一为归来穴下行的细小经水，二为体内冲脉外传体表之气。由于冲脉外传体表之气强劲有力，运行如冲突之状，故名。

冲脉、足阳明之会：本穴有地部通道与体内冲脉相通，冲脉气血循本穴外出交于胃经，故为冲脉、足阳明之会。

气冲位处人体腹股沟处形成肌肉的凹陷之状，而气冲的穴周肌肉又较为丰满，即是气冲外冲的风气作用之故。一方面，气冲强盛的外冲之气将体内的五谷精微物质输向了体表，另一方面，气冲外冲的风气又将穴内地部的脾土微粒吹刮而起，脾土微粒在空中吸湿后又回降于气冲周围地部，故而气冲位处凹陷之处而穴周部分则肌肉丰满。

本穴为冲脉足阳明之会，但实为冲脉所出也。《素问·痿论篇》曰："冲脉者，经脉之海也，主渗灌溪谷，与阳明合于宗筋，阴阳总宗筋之会，会于气街，而阳明为之长……"此段文字即说明冲脉为诸经脉之源，且会于足阳明气街穴，足阳明受其气血而为之长。气街穴即气冲。从气冲的物质运动变化规律分析，不难得出，冲脉气血的特征是体内的高温高压之气作用变化而成。因此，冲脉气血从体内外出体表经脉则化为强劲的热性水湿之气，可渗灌于诸经脉之中。

《甲乙》言气冲灸之不幸，使人不得息，亦因冲脉气血为体内高温高压的水液气化而成，其正常的运行即是由内向外传输，渗灌诸经。气冲为冲脉气血的一个出口，冲脉气血能出于此是在温差压差条件下实现的，灸则使穴处的温压升高，冲脉内部气血不得出，故热胀于内，使人不得息。

横骨

【穴位一找准】横骨穴位于人体的下腹部，当脐中下5寸，前正中线旁开0.5寸。

【解剖】有腹内、外斜肌腱膜，腹横肌腱膜及腹直肌；有腹壁下动、静脉及阴部外动脉；布有髂腹下神经分支。

【功效】清热除燥。

【主治】阴部痛，少腹痛，遗精，阳痿，遗尿，小便不通，疝气。

【刺灸法】直刺0.8～1.2寸；可灸。

穴位详解

横骨又叫下极,屈骨,屈骨端,曲骨端。

横骨:横,指穴内物质为横向移动的风气也。骨,指穴内物质中富含骨所主的水液。该穴意指肾经的水湿云气在此横向外传。本穴物质为阴谷穴横行传至的冷湿水气,至本穴后,因吸热胀散并横向传于穴外,外传的风气中富含水湿,故名。

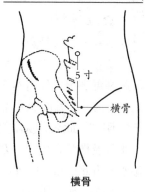

横骨

下极:下,指本穴位于胸腹的最下部。极,屋顶之意,指穴内物质为天部之气。下极,意指肾经气血在本穴达到了它所能上行的最高点。本穴物质为阴谷穴传来的寒湿水气,因其寒湿滞重要靠不断地吸热才能上行,而本穴则是肾经下部经脉气血上行所能到达的最高点,故名下极。

屈骨:屈,亏缺之意。骨,阴性水液也。屈骨,意指肾经气血由于本穴的向外散失而处于亏缺之状。本穴物质为阴谷穴传来的寒湿水气,量不大,至本穴后因受热而胀散并散失肾经之外,肾经气血因此更加亏缺,故名屈骨。屈骨端名意与屈骨近同,端指肾经吸热上行的气血在此到达顶端。

曲骨端:曲,隐秘也。骨,肾主的水液也。端,极点、尽头也。曲骨端,意指肾经吸热上行的水湿至此已到尽头。理同屈骨穴位详解。

大赫

【穴位一找准】人体大赫穴位于下腹部,当脐中下 4 寸,前正中线旁开 0.5 寸。取穴时,患者可采用仰卧的姿势,大赫穴位于人体的下腹部,从肚脐到耻骨上方画一线,将此线 5 等分,从肚脐往下 4/5 点的左右一指宽处,即为此穴。

【解剖】在腹内、外斜肌腱膜,腹横肌腱膜及腹直肌中;有腹壁下动、静脉肌支;布有第十二肋间神经及髂腹下神经。

【功效】散热生气。

【主治】阴部痛,子宫脱垂,遗精,带下,月经不调,痛经,不妊,泄泻,痢疾,阳痿、早泄、膀胱疾病等。该穴为人体足少阴肾经上的重要穴道。

【刺灸法】直刺 0.8 ~ 1.2 寸;可灸。

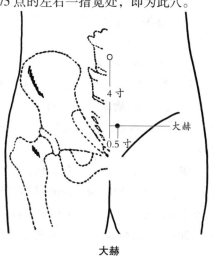

大赫

穴位详解

大赫穴出《针灸甲乙经》。又叫阴维穴，阴关穴。

大赫：大，大也，盛也。赫，红如火烧，十分显耀也。大赫，意指体内冲脉的高温高湿之气由本穴而出肾经。本穴物质为体内冲脉外出的高温高压水湿之气，因其高温而如火烧一般显耀，因其高压而气强劲盛大，故名大赫。

阴维：此名是从本穴的特定功能上而言的。本穴物质为冲脉外传的高温高压水气及横骨穴传来的寒湿水气，在冲脉强劲之气的带动下，横骨穴传来的寒湿水气由此输布胸腹各部，有维护胸腹阴面阴液的作用，故名阴维。

阴关：阴，阴液也。关，关卡也。阴关，意指冲脉外输的强劲热只能带动本穴天部的水湿之气上行，而对穴内流行的地部经水则无此作用，阴性水液只能循肾经下行。

冲脉、足少阴之会：理同大赫穴位详解。

气穴

【穴位一找准】该穴位于下腹部，当脐中下 3 寸，前正中线旁开 0.5 寸。取穴时，可采用正坐或仰卧的姿势，该位于人体的下腹部，关元穴左右一指宽处。

【解剖】在腹内、外斜肌腱膜，腹横肌腱膜及腹直肌中；有腹壁下动、静脉肌支；布有第十二肋间神经及髂腹下神经。

【主治】月经不调，白带，小便不通，泄泻，痢疾，腰脊痛，阳痿，生理不顺、腰部疼痛、冷感症等。该穴为人体足少阴肾经上的重要穴道。

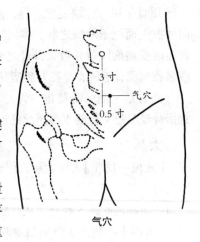

气穴

【功效】补益冲任。

【刺灸法】直刺或斜刺 0.8 ~ 1.2 寸；可灸。

气穴：穴内物质为气态物也。本穴物质为大赫穴传来的高温高压水气，至本穴后，快速强劲的高温高压水气势弱缓行并扩散为温热之性的气态物，故而得名。

胞门：胞，胞宫也。门，出入的门户也。胞门，意指胞宫的外输气血由此外出冲脉。本穴物质为天部的温热之气，此气来源于胞宫，在本穴开始向冲脉以外传输，是冲脉气血外出的主要门户，故名胞宫。子户名意与胞宫同。

冲脉、足少阴之会：本穴物质既有肾经气血又有冲脉气血，故为冲脉、足少阴之会。

四满

【穴位一找准】该穴位于人体的下腹部，当脐中下 2 寸，前正中线旁开 0.5 寸。

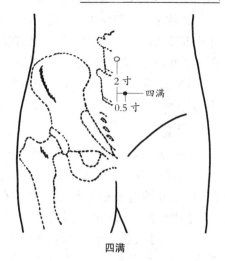

四满

【解剖】在腹内、外斜肌腱膜，腹横肌腱膜及腹直肌中；有腹壁下动、静脉肌支；布有第十一肋间神经。

【功效】除湿降浊。

【主治】月经不调，崩漏，带下，不孕，产后恶露不净，小腹痛，遗精，遗尿，疝气，便秘，水肿。

【刺灸法】直刺 0.8 ~ 1.2 寸；可灸。

穴位详解

四满，冲脉、足少阴之会，又名髓府穴，髓中穴，髓海穴。

四满：四，四面八方也。满，充斥、充满也。该穴意指肾经冲脉气血在此散热冷凝、充斥穴内各个空间。本穴物质为气穴传来的热性水气，水气上行至此后热散冷凝化为雾状水滴并充满穴周，故名。

髓府：髓，肾之精也，寒性水湿之气也。府，府宅也。髓府，意指肾经冲脉气血在此化为寒湿水气。本穴物质为气穴传来的热性水气，至本穴后热性水气散热冷凝而变为寒性水气，故名髓府。髓中、髓海名意与髓府同。

冲脉、足少阴之会：本穴物质既有肾经气血又有冲脉气血，故为冲脉、足少阴之会。

中注

【穴位一找准】该穴位于人体下腹部，当脐中下 1 寸，前正中线旁开 0.5 寸。

【解剖】在腹内、外斜肌腱膜，腹横肌腱膜及腹直肌中；有腹壁下动、静脉肌支；布有第十肋间神经。

【功效】利湿健脾。

【主治】月经不调，腰腹疼痛，大便燥结，泄泻，痢疾。

【刺灸法】直刺 0.8 ~ 1.2 寸；可灸。

穴位详解

中注为冲脉、足少阴之会。

中注：中，与外相对，指里部。注，注入也。该穴意指肾经冲脉的冷降经水由此注入体内。本穴物质为四满穴传来水津湿气，至本穴后则散热冷降为地部经水并由本穴的地部孔隙注入体内，故名。

冲脉、足少阴之会：本穴物质既有肾经气血又有冲脉气血，故为冲脉、足少阴之会。

阴交

【穴位一找准】在下腹部，前正中线上，当脐中下 1 寸。

【解剖】在胫骨后缘和比目鱼肌之间，深层有屈趾长肌；有大隐静脉，胫后动、静脉；有小腿内侧皮神经，深层后方有胫神经。

【功效】利水消肿，止泻。

【主治】绕脐冷痛，腹满水肿，泄泻，疝气，阴痒，小便不利，奔豚，血崩，带下，产后恶露不止，小儿陷囟，腰膝拘挛。

【刺灸法】直刺 0.5 ~ 1 寸；可灸。孕妇慎用。

肓腧

【穴位一找准】该穴位于人体的腹中部，当脐中旁开 0.5 寸。

【解剖】在腹内、外斜肌腱膜，腹横肌腱膜及腹直肌中；有腹壁下动、静脉肌支；布有第十肋间神经。

【功效】积脂散热。

【主治】腹痛绕脐，呕吐，腹胀，痢疾，泄泻，便秘，疝气，月经不调，腰脊痛。

【刺灸法】直刺 0.8 ~ 1.2 寸；可灸。

肓腧，冲脉、足少阴之会，又名肓腧穴，子户。

肓腧：肓，心下膈膜也，此指穴内物质为膏脂之类。腧，输也。该穴意指胞宫中的膏脂之物由此外输体表。本穴物质为来自胞宫中的膏脂之物，膏脂之物由本穴的地部孔隙外输体表，故而得名（何以知本穴物质来自胞宫？其理如下。本穴位居脐旁，而脐则为人体胸腹部体表的重力场中心，本穴外输的气血物质必定是来自与之全息对应的体内重力场中心附近脏器。体内的重力场中心为二肾，相邻的脏器有胞宫和膀胱，但本穴位于冲脉，这就决定了本穴的气血物质是来自胞宫而非膀胱）。

肓腧：肓，昏暗之意，指穴内外输的气血物质为膏脂，混浊不清，有别于肾经经水应有的清也。腧，输也。肓腧穴，意指本穴气血为胞宫外传的膏脂之物。理同肓腧穴位详解。子户名意与肓腧穴同。

冲脉、足少阴之会：本穴物质既有肾经气血又有冲脉气血，故为冲脉、足少阴之会。

商曲

【穴位一找准】人体的上腹部，当脐中上 2 寸，前正中线旁开 0.5 寸。

【解剖】在腹直肌内缘，有腹壁上下动、静脉分支；布有第九肋间神经。

【功效】运化水湿，清热降温。

【主治】对腹痛、泄泻、便秘、肠炎、腹中积聚等不适等症状。

【刺灸法】直刺 0.5 ~ 0.8 寸；可灸。

穴位详解

商曲，冲脉、足少阴之会，又名高曲穴，商谷穴。

商曲：商，漏刻也。曲，隐秘也。该穴意指肾经冲脉气血在此吸热后缓慢上行。本穴物质为肓腧以下各穴上行的水湿之气，至本穴后散热冷缩，少部分水气吸热后特经上行，如从漏刻中传出不易被人觉察，故名。

高曲：高，高处也，天部之气也。曲，隐秘也。高曲，意指肾经冲脉的水气在此吸热后缓慢上行。理同商曲穴位详解。

商谷：商，漏刻也。谷，两山所夹空隙也。商谷，意指本穴周范围内的寒湿水气吸热后皆由本穴上行。

冲脉、足少阴之会：本穴物质既有肾经气血又有冲脉气血，故为冲脉、足少阴之会。

石关

【穴位一找准】该穴位于人体的上腹部，当脐中上 3 寸，前正中线旁开 0.5 寸。

【解剖】在腹直肌内缘，有腹壁上动、静脉分支；布有第九肋间神经。

【功效】升清降浊。

【主治】呕吐，腹痛，便秘，产后腹痛，不孕。

【刺灸法】直刺 0.5 ~ 0.8 寸；可灸。

穴位详解

石关穴，冲脉、足少阴之会，又名石阙穴，石门穴，食关穴。

石关：石，肾所主的水也。关，关卡也。该穴意指肾经冲脉气血在此冷降为地部水液。本穴物质为商曲穴传来的水湿之气，至本穴后散热冷降为地部水液，地部水液不能循肾经上行，故名。石门名意与石关同。

石阙：石，肾所主之水也。阙，牌坊标记之意。石阙，意指肾经冲脉的冷降水液在此停止不能前行。理同石关穴位详解。

食关：食，胃所受之五谷也，此指脾土物质。关，关卡也。食关，意指随冲脉气血上扬的脾土尘埃在此冷降不能上行。理同石关穴位详解。

冲脉、足少阴之会。本穴物质既有肾经气血又有冲脉气血，故为冲脉、足少阴之会。

阴都

【穴位一找准】该穴位于人体的上腹部，当脐中上4寸，前正中线旁开0.5寸。

【解剖】在腹直肌内缘，有腹壁上动、静脉分支；布有第八肋间神经。

【功效】降浊升清。

【主治】腹胀，肠鸣，腹痛，便秘，妇人不孕，胸胁满，疟疾。

【刺灸法】直刺0.5～0.8寸；可灸。

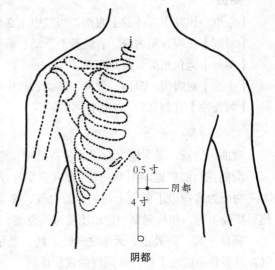

阴都

穴位详解

阴都穴，冲脉、足少阴之会。又叫食宫穴，通关穴，不宫穴。

阴都：阴，阴凉水湿也。都，都市也。该穴意指肾经冲脉的上行水气在此集散。本穴物质为石关穴吸热上行的水湿之气，至本穴后为云集之状，穴外气血不断地聚集本穴同时又不断地向外疏散，本穴如有都市的聚散作用，故名。

食宫：食，胃所受之五谷也，此指脾土物质。宫，宫殿也，大的居住地也。食宫，意指随肾经冲脉气血上行的脾土尘埃在此冷降归地。本穴物质为石关穴吸热上行的水湿之气，至本穴后散热冷降归于地部，随冲脉气血上扬的脾土尘埃亦回落地部，如同回到脾土应有的居住之地，故名食宫。

通关：通，通过也。关，关卡也。通关，意指肾经冲脉的水湿之气在此仍有部分吸热上行。本穴物质为石关穴传来的水湿之气，性寒湿，其变化主要是散热冷降，因此寒湿水气大部分不能循肾经继续上行，只有小部分水气吸热后循肾经上行并保持肾经气血的流畅传递，此部分上行气血如闯关而行一般，故名通关。

不宫：不，否定词，否定之意。宫，宫殿也。不宫，意指本穴冷降于地的脾土尘埃不能存留穴内。如食宫之穴位详解，本穴天部的脾土尘埃冷降归地后，由于肾经上部经脉有经水经本穴下传，本穴的降地脾土无法存留穴内，故名不宫。

冲脉、足少阴之会：本穴物质既有肾经气血又有冲脉气血，故为冲脉、足少阴之会。

通谷

【穴位一找准】在足外侧，第五跖趾关节前缘，赤白肉际处。

【解剖】有趾跖侧动、静脉；布有趾跖侧固有神经及足背外侧皮神经。

【功效】降浊升清。

【主治】头痛，项强，目眩，鼻衄，癫狂。

【刺灸法】直刺 0.2 ~ 0.3 寸，可灸。

穴位详解

通谷穴为足太阳膀胱经的荥水穴，荥水穴主治身热，通谷穴在五行属水，膀胱经五行属水。足太阳膀胱经循行：从头至足，上循头项，入络脑，行经脊柱两侧，抵腰，穿过臀，入腘中，贯内，出外踝之后，至小趾外侧。经言："经脉所过，主治所及。"

幽门

【穴位一找准】该穴位于人体的上腹部，当脐中上 6 寸，前正中线旁开 0.5 ~ 0.7 寸（按病人的身体计算）。

【解剖】在腹直肌内缘，有腹壁上动、静脉分支；布有第七肋间神经。

【功效】升清降浊。

【主治】腹痛，呕吐，善哕，消化不良，泄泻，痢疾。

【刺灸法】直刺 0.5 ~ 0.8 寸，不可深刺，以免伤及内脏；可灸。

穴位详解

幽门穴，冲脉、足少阴之会，又名上门穴，上关穴，幽关穴。

幽门：幽，深长、隐秘或阴暗的通道。门，出入的门户。该穴意指肾经冲脉的寒湿水气在此吸热后极少部分循经上行。本穴物质为腹通谷穴传来的寒湿水气，因其性寒湿滞重，至本穴后，在外部传入之热的作用下只有极少部分水湿循经上行，肾经冲脉气血从此由寒湿之性转而变温热之性，故名。幽关名意与幽门同。

上门穴：上，上行也。门，出入的门户也。上门，意指肾经冲脉的寒湿水气在此吸热上行。

上关穴：理同幽门穴位详解。上关穴名意与上门同，关指穴内滞重的水湿被关卡于下，只有轻质之气循经上行。

冲脉、足少阴之会：本穴物质既有肾经气血又有冲脉气血，故为冲脉、足少阴之会。

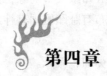

第四章

带脉——纵行之脉的约束者

带脉总述

带脉是奇经八脉之一，从功能上讲，带脉能约束全身纵行的各条经脉，以调节脉气，使之通畅，有"总束诸脉"的作用。所以哪条经脉在腰腹处出现问题，如：郁结气滞、瘀血堵塞，都可通过刺激带脉来进行调节和疏通。带脉能约束纵行之脉，足之三阴、三阳以及阴阳二跷脉皆受带脉之约束，以加强经脉之间的联系。带脉还有固护胎儿和主司妇女带下的作用。带脉循行起于季胁，斜向下行到带脉穴，绕身一周。并于带脉穴处再向前下方沿髋骨上缘斜行到少腹。《奇经八脉考·带脉篇》："带脉者，起于季胁足厥阴之章门穴，同足少阳循带脉穴，围身一周，如束带然。"带脉起于足少阴之正脉，出于舟骨粗隆下方之然谷穴。带脉与肾脏神经系统有关，故带脉强健可以固精、强肾、壮阳。由于带脉总束腰以下诸脉，下焦是奇经汇集之所在，《儒门事亲》曰："冲、任、督三脉同起而异行，一源而三歧，皆络带脉。"

本经脉交会穴为带脉（带脉同名穴位）、五枢、维道（足少阳经）共三穴，左右合六穴。

带脉受损主要表现为腰酸腿痛，腹部胀满，腰腹部松弛，女性有痛经、白带增多、习惯性流产等症状。而女子长期便秘，又妇科有问题的，与带脉相关。

带脉最怕冷，所以在所有造成带脉受损的情形中，最大的伤害就来源于保暖不到位。

过短的衣裳或过低的裤腰：低腰裤、露脐装备受女性喜欢，空调房让季节变得模糊，这就使最怕受凉的带脉苦不堪言。冰激凌是压力一族的最爱，吃太多寒冷食物，需要身体内的阳气温化，消耗阳气的同时，没有完全消除的寒气也会累积在下腹，影响气血运行，使带脉脉气郁滞，容易出现胀气甚至水肿。不正确的性生活方式也会损伤带脉，比如频繁求欢易伤精血。享受性爱的快意是应该的，但要适当注意频率。过于频繁的性生活会伤及精血，导致脉气虚弱，让人感觉精神恍惚，注意力不能集中，腰酸腿软等。又比如生活无规律容易导致气血损伤。饭不按时吃，饥一顿饱一顿；想事太多，忧虑伤脾，脾主运化，脾气虚不能把水液及时运走，就只能停在身体里。水往低处流，一股脑儿向下，给环腰一周的带脉很大的冲击，以致带脉受损。

对于带脉受损，我们可以一推一敲一梳，给带脉"升温"。

推带脉法：以肚脐为中点向左右两侧推抚数次，再在后腰部用手掌来回推抚，推时用力适度，不要过轻或过重，舒适就好。

敲带脉法：躺在床上，用手轻捶自己的左右腰部，100下以上就可以。孕妇禁做此动作。

推敲带脉的方法可以让经络气血运行加快，对于腰部冰凉而常常感觉酸疼和痛经的人都有帮助。除了有疏通血脉的效果以外，推带脉可以强壮肾脏，敲带脉还可以增强肠道蠕动，对于便秘的人有很好的通便效果，如果腰腹有赘肉的"游泳圈"，还有利于脂肪的代谢，减少赘肉的产生，在保养带脉的同时，有瘦身的效果。

推敲带脉瘦身法还要配合一个特殊的部位，那就是胆经。胆经在大腿外侧中线，只要每天在大腿外侧中线左右用力敲打各 200 下，就可以强迫胆汁分泌，提升人体的吸收能力，使得气血运行通畅，达到自然瘦。

带脉穴位详解

带脉

【穴位一找准】在侧腹部，章门下 1.8 寸，当第十一肋游离端下方垂线与脐水平线的交点上。

【解剖】有肋下动、静脉。分布着肋下神经。

【功效】调和气血，通经止痛。

【主治】月经不调，闭经，赤白带下，腹痛，疝气，腰胁痛。现多用于子宫内膜炎、附件炎、盆腔炎、带状疱疹等。

【刺灸法】直刺 0.5 ~ 0.8 寸。可灸。

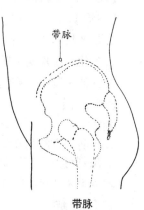

穴位详解

临床上常配白环俞、阴陵泉、三阴交，有健脾渗湿止带的作用，主治带下病；配中极、地机、三阴交，有行气活血、祛瘀止痛的作用，主治痛经、闭经；配血海、膈俞，有通经活血的作用，主治月经不调。

五枢

【穴位一找准】在侧腹部，当髂前上棘的前方，横平脐下 3 寸处。

【解剖】有旋髂浅深动、静脉。分布着髂腹下神经。

【功效】痛经止痛，行气通便。

【主治】赤白带下，腰胯痛，少腹痛，疝气，便秘。现多用于子宫内膜炎、睾丸炎等。

【刺灸法】直刺 0.5 ～ 1.0 寸。可灸。

穴位详解

临床上常用的配伍有：

配气海、三阴交，有调气温阳、散寒止痛的作用，主治少腹痛；

配太冲、曲泉，有疏肝理气的作用，主治疝气。

维道

【穴位一找准】在侧腹部，当髂前上棘的前下方，五枢前下 0.5 寸。

【解剖】皮肤、皮下组织、腹部深筋膜、腹外斜肌、腹内斜肌、腹横筋膜、腹膜下筋膜。皮肤由肋下神经和髂腹下神经的外侧皮支分布。皮下组织内旋髂浅动脉有同名静脉伴行，该静脉汇入大隐静脉。

【功效】调理冲任，利水止痛。

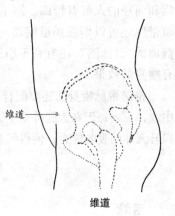

维道

【主治】

1. 妇产科系统疾病：子宫内膜炎、肾炎、附件炎、盆腔炎、子宫脱垂。

2. 消化系统疾病：肠炎、阑尾炎、习惯性便秘。

3. 其他：肾炎、疝气、髋关节疼痛。

【刺灸法】

刺法：

1. 向前下方斜刺 0.8 ～ 1.5 寸，局部酸胀。

2. 深刺可及子宫圆韧带治疗子宫下垂，局部酸胀可扩散至小腹和外阴部。

灸法：艾炷灸或温针灸 3 ～ 5 壮，艾条灸 10 ～ 20 分钟。

穴位详解

临床上常用的配伍有：

1. 配巨髎，有活血止痛的作用，主治腰胯痛。

2. 配脾俞、阴陵泉、关元，有调经止带的作用，主治月经不调，带下。

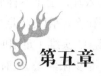

第五章

阴、阳维脉——溢蓄气血

维脉总述

维脉起于外踝下方金门穴,从胻骨而上,经下肢外侧、侧腹部、侧胸部、肩部、后颊部,止于头顶。阳维脉联络各阳经,与阴维脉有溢蓄气血的作用。王叔和说:"诊得阳维脉浮者,暂起目眩,阳盛实者,苦肩息,洒洒如寒";"诊得阴维脉沉大而实者,苦胸中痛,肋下支满,心痛"。《难经·二十九难》记"阳维为病苦寒热",生病时有恶寒发热的症状。

维脉的"维"字,含有维系、维络的意思。《难经·二十八难》记:"阳维、阴维者,维络于身,溢蓄不能环流灌诸经者也。"说明阳维有维系、联络全身阳经的作用;阴维者,维络于身,溢蓄不能环流灌溉诸经者也。说明阳维有维系、联络全身阳经的作用;阴维有维系、联络全身阴经的作用。阳维脉维络诸阳经,交会于督脉的风府、哑门;阴维脉维络诸阴经,交会于任脉的天突、廉泉。在正常的情况下,阴阳维脉互相维系,对气血盛衰起调节溢蓄的作用,而不参与环流,如果功能失常则出现有关的病症。

阴维起于诸阴之交,其脉发于足少阴筑宾穴,为阴维之郄,在内踝上五寸腨肉分中,上循股内廉,上行入少腹,会足太阴、厥阴、少阴、阳明于府舍,上会足太阴于大横、腹哀,循胁肋会足厥阴于期门,上胸膈挟咽,与任脉会于天突、廉泉,上至顶前而终。凡十四穴。

阴维脉交会腧穴:筑宾(足少阴经)、府舍、大横、腹哀(足太阴经)、期门(足厥阴经)、天突、廉泉(任脉)。

阳维起于诸阳之会,其脉发于足太阳金门穴,在足外踝下一寸五分,上外踝七寸,会足少阳于阳交,为阳维之郄,循膝外廉上髀厌抵少腹侧,会足少阳于居髎,循胁肋斜上肘,上会手阳明、手足太阳于臂臑,过肩前,与手少阳会于臑会、天髎,却会手足少阳、足阳明于肩井、入肩后,会手太阳、阳跷于臑腧,上循耳后，会手足少阳于风池，上脑空、承灵、正营、目窗、临泣，下额与手足少阳、阳明五脉会于阳白，循头入耳，上至本神而止。凡二十二穴。

阳维脉交会腧穴：金门（足太阳经）、阳交（足少阳经）、臑腧（手太阳经）、天髎（手少阳经）、肩井（足少阳经）、头维（足阳明经）、本神、阳白、头临泣、目窗、正营、承灵、脑空、风池（足少阳经）、风府、哑门（督脉）。

阳维脉发病，出现发冷、发热、外感热病等表证，所以《难经·二十九难》说"阳维为病苦寒热"，阴维脉发病，则出现心痛、胃痛、胸腹痛等里证，所以又说："阴维为病苦心痛。"张洁古解释说："卫为阳，主表，阳维受邪为病在表，故苦寒热；营为阴，主里，阴维受邪为病在里，故苦心痛。"王叔和在《脉经》中说："诊得阳维脉浮者，暂起目眩，阳盛实者，苦肩息，洒洒如寒"；"诊得阴维脉沉大而实者，苦胸中痛，肋下支满，心痛"。以上都说明，阳维脉主表证，阴维脉主里证。《素问·刺腰痛篇》有"阳维之脉令人腰痛，痛上怫然肿，刺阳维之脉"的记载。

阴维脉穴位详解

筑宾

【穴位一找准】该穴位于人体的小腿内侧，当太溪穴与阴谷穴的连线上，太溪穴上5寸，腓肠肌肌腹的内下方。

【解剖】在腓肠肌和趾长屈肌之间；深部有胫后动、静脉；布有腓肠内侧皮神经和小腿内侧皮神经，深层为胫神经本干。

【功效】散热降温。

【主治】癫狂痫证，呕吐涎沫，疝痛，小儿脐疝，小腿内侧痛。

【刺灸法】直刺0.5～0.8寸；可灸。

穴位详解

筑宾，是阴维脉的郄穴，其气血物质为天部的凉湿水气，与足三阴经气血混合重组后的凉湿水气由此交于肾经，散热后横向下行阴谷穴。

筑宾：筑，通祝，为庆祝之意。宾，宾客也。该穴意指足三阴经气血混合重组后的凉湿水气由此交于肾经。本穴物质为三阴交穴传来的凉湿水气（足三阴经气血在三阴交穴混合后既无热燥之性亦无寒冷之性），性同肺金之气，由此传入肾经后为肾经所喜庆，本穴受此气血如待宾客，故名。

阴维脉郄穴：郄，孔隙也。本穴既为肾经之穴，同时又为阴维脉之穴，而三阴交穴传入本穴的气血较为细少，如从孔隙中传来一般，故为阴维脉郄穴。

临床上遵循寒则补之灸之，热则泻之。筑宾与人体相关穴位配伍可治疗相关疾病，配肾腧穴、关元穴治水肿；配大敦穴、归来穴治疝气；配承山穴、合阳穴、阳陵泉穴治小腿痿、痹、瘫；配水沟穴、百会穴治癫、狂、痫证。

府舍

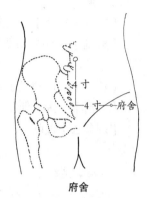

府舍

【穴位一找准】府舍穴位于人体的下腹部，当脐中下4寸，冲门穴上方0.7寸，距前正中线4寸。

【解剖】在腹股沟韧带上方外侧，腹外斜肌腱膜及腹内斜肌下部，深层为腹横肌下部；布有腹壁浅动脉，肋间动、静脉；布有髂腹股沟神经（右当盲肠下部，左当乙状结肠下部）。

【功效】润脾之燥，生发脾气。

【主治】腹痛，疝气，积聚。

【刺灸法】直刺1～1.5寸。寒则点刺出血或补而灸之或先泻后补，热则泻针出气或水针，可灸。

穴位详解

府舍，足太阴、厥阴经与阴维脉交会穴，气血物质为地部经水，且脏腑中的阴性水液由本穴外出脾经，水液由腹内外出腹表。

府舍：府，脏腑也。舍，来源之意。该穴意指本穴气血来源于体内脏腑。因本穴有地部孔隙与体内阴维脉相通，体内的阴维脉的水液外传本穴，本穴的气血物质部分是来源于脏腑，故名。

足太阴、阴维、厥阴之会：本穴的气血物质中有体内阴维脉外传的水液和冲门穴传来的风气，冲门穴传来的风气又同合于厥阴肝经气血之性，故本穴为足太阴、阴维、厥阴之会。《难经·二十八难》曰："阳维、阴维者，维络于身，溢蓄不能环流灌溉诸经者也。"根据经文所言在此做进一步的分析。

阴维、阳维之脉有对人体全身气血的维络作用，其特点是溢蓄不能环流灌溉诸经。溢是满溢的溢，即阴维脉阳维脉的气血是满溢外流的气血。蓄是储蓄的蓄，即阴维、阳维脉的气血物质为储蓄之状。环流，指物质循人体的各个不同层次循环流动。灌溉，指物质对他部输送。根据上面的分析，可以对阴维脉、阳维脉的气血物质及其特性做如下的归纳：阴维脉、阳维脉的气血物质为人体各经满溢外流的气血，阴维脉的气血为满溢的水液，阳维脉的气血为满溢的气体，水液和气体在阴阳维脉中是存储之状。而在三焦内部，各个脏器外溢的水液会因三焦包膜的约束而存于三焦之内，这样，在地球重力场的作用下，三焦内的水液会聚集在腹之下部，水液达到了腹部内外通孔的高度位置后则循腹部的内外通孔溢向体表，而本穴正是三焦与体表相通的通孔，故体内三焦中的水液会流向本穴的体表，本穴因而也就成了足太阴与阴维交会之处。

临床上常用于配伍气海治疗腹痛。

大横

【穴位一找准】大横穴位于人体的腹中部，距脐中4寸。

【解剖】在腹外斜肌肌部及腹横肌肌部；布有第十一肋间动、静脉；布有第十二肋间神经。

【功效】转运脾经水湿。

【主治】泄泻，便秘，腹痛。

【刺灸法】直刺1～2寸。寒则先泻后补或补而灸之，热则泻针出气或水针，可灸。

穴位详解

大横穴又名肾气穴、人横穴、足太阴与阴维脉交会穴，脾经气血在此形成水湿风气。它的气血物质是天部的水湿风气和地部的经水，水湿风气向腹哀穴上行，经水循脾经下行。

大横：大，穴内气血作用的区域范围大也。横，穴内气血运动的方式为横向传输也，风也。该穴意指本穴物质为天部横向传输的水湿风气。本穴物质为腹结穴传来的水湿云气，至本穴后因受脾部外散之热，水湿云气胀散而形成风气，其运行方式为天部的横向传输，故名。

肾气：肾，水也。气，天部的气态物也。肾气，意指本穴的天部之气富含水湿。本穴物质为腹结穴地部泥水混合物气化的水湿云气，在向本穴运行的过程中，它是由天部的稍高层次横向传至本穴的天部稍低层次，水湿进一步集结在云系之中，如肾水之运行，故名肾气。

人横：人，气血物质所处的层次为地部之上、天部之下的人部也。横，穴内气血运行的方式为横向传输也。人横，意指穴内气血在人部横向传输。理同大横穴位详解。

足太阴、阴维之会：本穴物质不光有天部的滞重水湿云气，同时还有腹哀穴下行传来的地部经水，其地部经水由本穴外溢脾部，有阴维脉的气血特性，故为足太阴、阴维之会。

临床上常配天枢穴、足三里穴治腹痛。现在多用于治疗急慢性肠炎，细菌性痢疾，习惯性便秘，肠麻痹，肠寄生虫病。

腹哀

【穴位一找准】腹哀穴位于人体的上腹部，当脐中上3寸，距前正中线4寸。

【解剖】在腹内外斜肌及腹横肌肌部；布有第八肋间动、静脉；布有第八肋间神经。

【功效】冷降脾浊。

【主治】消化不良，腹痛，便秘，痢疾。

【刺灸法】直刺 1 ~ 1.5 寸。寒则先泻后补或补而灸之，热则泻针出气或水针。

穴位详解

腹哀穴，别名肠哀穴，肠屈穴，是足太阴与阴维脉交会穴，气血物质为地部经水，脾经水湿在此沉降，运行规律是由穴内满溢穴外。

腹哀：腹，腹部也，脾土也。哀，悲哀也。该穴意指本穴的地部脾土受水之害。本穴物质为大横穴传来的天部水湿云气，至本穴后，水湿云气化雨降之于地部，脾土受湿而无生气之力，因而悲哀，哀其子金气不生也，故名。

肠哀、肠屈：肠，大肠也，此指大肠所主的金气。哀，悲哀也。屈，亏缺也。肠哀、肠屈，意指本穴的天部之气虚少，脾土生发之气不足。理同腹哀穴位详解。

足太阴、阴维之会：本穴的地部经水为满溢之状并散流脾经之外，表现出阴维脉的气血特性，故为足太阴、阴维之会。

临床上配伍气海治疗肠鸣。

期门

【穴位一找准】属足厥阴肝经。肝之募穴。足太阴、厥阴、阴维之会。在胸部，当乳头直下，第六肋间隙，前正中线旁开4寸。仰卧位，先定第四肋间隙的乳中穴，并于其下二肋（第六肋间）处取穴。对于女性患者则应以锁骨中线的第六肋间隙处定取。

【解剖】穴下为皮肤、皮下组织、腹外斜肌、肋间外肌、肋间内肌、胸横肌、胸内筋膜。皮肤由第五、六、七肋间神经重叠分布。肋胸膜和膈胸膜于肺下缘处相互移行，形成肋膈窦（为胸膜腔的一部分），其深面是膈肌，右侧可至肝，左侧抵胃体。因此该穴不可盲目深进针。

【功效】健脾疏肝，理气活血。

【主治】消化系统疾病：胃肠神经官能症，肠炎，胃炎，胆囊炎，肝炎，肝肿大。其他疾病：心绞痛，胸胁胀满，癃闭，遗尿，肋间神经痛，腹膜炎，胸膜炎，心肌炎，肾炎，高血压。

【刺灸法】

刺法：寒则补之灸之，热则泻之。

1. 斜刺 0.5 ~ 0.8 寸，局部酸胀，可向腹后壁放散。

2. 沿肋间方向平刺 0.5 ~ 1.0 寸。

3.针刺时应控制好方向、角度和深度，以防刺伤肝、肺。

灸法：艾炷灸 5 ~ 9 壮，艾条灸 10 ~ 20 分钟。

穴位详解

肝之募穴，八脉交会穴之一，气血物质为散行于天之中部的湿热水气，由穴外进入穴内后循肝经下行。

期门：期，期望、约会之意。门，出入的门户。期门，意指天之中部的水湿之气由此输入肝经。本穴为肝经的最上一穴，由于下部的章门穴无物外传而使本穴处于气血物质的空虚状态。但是，本穴又因其位处于人体前正中线及侧正中线的中间位置，既不阴又不阳、既不高亦不低，因而既无热气在此冷降也无经水在此停住，所以，本穴作为肝经募穴，尽管其穴内气血空虚，但却募集不到气血物质，唯有期望等待，故名期门。

肝经募穴：理同期门穴位详解。

临床上期门常配大敦穴治疝气；配肝俞穴、公孙穴、中脘穴、太冲穴、内关穴治疗肝胆疾患、胆囊炎、胆结石及肝气郁结之胁痛、食少、乳少、胃痛、呕吐、呃逆、食不化、泄泻等。

天突

【穴位一找准】位于颈部，当前正中线上，胸骨上窝中央处。取穴时，可采用仰靠坐位的姿势。

【解剖】在左右胸锁乳突肌之间，深层左右为胸骨舌骨肌和胸骨甲状肌；皮下有颈静脉弓、甲状腺下动脉分支；深部为气管，再向下，在胸骨柄后方为无名静脉及主动脉弓；布有锁骨上神经前支。

【功效】宣通肺气，化痰止咳。

【主治】咳嗽，哮喘，胸中气逆，咯唾脓血，咽喉肿痛，舌下急，暴喑，瘿气，噎嗝，梅核气。

【刺灸法】先直刺 0.2 ~ 0.3 寸，然后沿胸骨柄后缘，气管前缘缓慢向下刺入 0.5 ~ 1 寸；可灸。寒则补之灸之，热则泻针出气。可灸。

穴位详解

此穴位，别名玉户穴，天瞿穴，阴维、任脉之会。任脉气血在此吸热后突行上天，循任脉上传廉泉穴。

本穴针刺不能过深，也不宜向左右刺，以防刺伤锁骨下动脉及肺尖。如刺中气管壁，针下有硬而轻度弹性的感觉，病人出现喉痒欲咳等现象；若刺破气管壁，可引起剧烈的咳嗽及血痰等现象。如刺中无名静脉或主动脉弓时，针下可有柔软而有弹力的阻力或病人有疼痛感觉，应即退针。

天突穴：天，头面天部也。突，强行冲撞也。天突穴，意指任脉气血在此吸热后突行上天。本穴物质为璇玑穴传来的弱小水气，至本穴后，因吸收体内外传之热而向上部的头面天部突行，故名天突穴。

玉户穴：玉，金之属也，肺性之气也。户，出入的通道也。玉户，意指本穴气血为肺金之性的温性水气。本穴物质为璇玑穴传来的弱小水气，至本穴后因吸热而化为温性之气，表现出肺金之气的固有特性，故名玉户。

天瞿穴：天，头面天部也。瞿，古代的戟属兵器，既能横打又能直刺，此指穴内气血为向外的冲突之状。天瞿，意指任脉气血由此上冲头面的天部。理同天突穴穴位详解。

阴维、任脉之会：本穴物质为璇玑穴传来的弱小水气，因其势单力弱，穴外天部的阴维脉水湿因而汇入穴内，故本穴为阴维、任脉之会。

临床中，本穴位配伍定喘穴、鱼际穴治哮喘、咳嗽；配膻中穴、列缺穴治外感咳嗽；配内关穴、中脘穴治呃逆；配廉泉穴、涌泉穴治暴喑；配丰隆穴治梅核气；配少商穴、天容穴治咽喉肿痛；配气舍穴、合谷穴治地方性甲状腺肿大。

阳维脉穴位详解

金门

【穴位一找准】金门穴位于人体的足外侧部，当外踝前缘直下，骰骨下缘处。

【解剖】在腓骨长肌腱和小趾外展肌之间；有足底外侧动、静脉；布有足背外侧皮神经，深层为足底外侧神经。

【功效】补阳益气，疏导水湿。

【主治】头痛，癫痫，小儿惊风，腰痛，下肢痿痹，外踝痛。

【刺灸法】直刺 0.3 ~ 0.5 寸。寒则补之灸之，热则泻针出气。

穴位详解

金门，中医穴位名，出自《针灸甲乙经》。别名关梁。属足太阳膀胱经。足太阳之郄穴。在足外侧，当外踝前缘直下，骰骨下缘处。布有足背外侧皮神经，足底外侧神经及足底外侧动、静脉。主治头痛，眩晕，癫痫，腰膝痛，外踝痛，下肢痹痛等。直刺 0.3 ~ 0.5 寸。艾炷灸 3 ~ 5 壮；或艾条灸 5 ~ 10 分钟。《千金要方》说："金门在谷道前，囊之后，当中央是也，从阴囊下度到大孔前，中分之。"金门为足太阳经郄穴，气血物质为水湿之气，膀胱经气血在此变为温热之性，吸热后循膀胱经上行。

金门：金，肺性之气也。门，出入的门户也。金门，意指膀胱经气血在此变为温热之性。本穴物质为膀胱经下部经脉上行的阳气，性温热，与肺金之气同性，故名金门。

关梁：关，关卡也。梁，屋顶之横梁也。关梁，意指膀胱经的天部之气由此上行。本穴向上传输的为膀胱经下部经脉吸热蒸升的阳热之气，膀胱经滞重和寒湿水气则被关卡于下，故名关梁。梁关名意与关梁同。

膀胱经郄穴：郄，孔隙也。本穴物质为天部的水湿之气，性寒湿，只有少部分水湿气态物吸热上传并成为膀胱经经脉中的气血，此上传之气如从孔隙中传出一般，故为膀胱经郄穴。

临床上常配太阳穴合谷穴治头痛。

阳交

【穴位一找准】在小腿外侧，当外踝尖上 7 寸，腓骨后缘。

【解剖】有腓动、静脉分支。分布着腓肠外侧皮神经。

【主治】胸胁胀满，下肢痿痹。现多用于腓浅神经疼痛或麻痹，坐骨神经痛，胸膜炎，肝炎，精神病等。

【刺灸法】直刺 0.5 ～ 0.8 寸。可灸。艾炷灸 3 ～ 5 壮；或艾条灸 5 ～ 10 分钟。

穴位详解

经穴名。出《针灸甲乙经》。另名别阳、足髎。属足少阳胆经。阳维脉之郄穴。当小腿外侧，当外踝尖上 7 寸，腓骨后缘。布有腓肠肌外侧皮神经和腓动、静脉分支。主治胸胁胀满，膝踝肿痛，脚气，惊厥，下肢痿痹，胆囊炎，肋间神经痛，坐骨神经痛，腓肠肌痉挛等。

临床上配足三里、阴陵泉、悬钟，有祛风湿、利关节的作用，主治膝胫痛；配太冲，有疏肝理气的作用，主治胸胁痛；配四神聪、大陵、内关，有宁神定志的作用，主治癫狂。

臑腧

【穴位一找准】在肩部，当腋后纹头直上，肩胛冈下缘凹陷中。

【解剖】皮肤→皮下组织→三角肌→冈下肌。浅层有锁骨上神经外侧支分布；深层有腋神经，肩胛上神经和肩胛上动脉的分支分布。

【主治】肩臂肘酸痛无力，肩肿，肩周炎；咳喘，乳痈，瘰疬，多汗症。

【刺灸法】直刺 0.8 ～ 1.2 寸；可灸。

穴位详解

中医腧穴，别名又叫臑穴、臑交。是手太阳小肠经腧穴，手太阳、阳维、阳跷交会穴。

临床上主要有以下配伍：

1. 治多汗症，单刺臑腧，即有特效；

2. 治肩周炎，臑腧配臂臑，有祛风通络止痛作用；

3. 治咳喘，臑腧配肺腧，有降气止咳平喘作用；

4. 治乳痈，臑腧配肩井、膻中，有散结消肿作用。

天髎

【穴位一找准】在肩胛部，肩井穴与曲垣穴的中间，当肩胛骨上角处。正坐或俯卧位，于肩胛骨的内上角端取穴。

【解剖】本穴下为皮肤、皮下组织、斜方肌、冈上肌。皮肤由颈丛锁骨上神经的外侧支分布，皮肤较厚，与致密的皮下筋膜紧密相连。分布于冈上、下肌的血管神经束包括肩胛上血管和肩胛上神经。血管经肩胛横韧带的上方，神经穿过韧带和肩胛切迹围成的孔，然后进入冈上窝，再绕肩胛颈，进入冈下窝。针由皮肤、皮下筋膜穿斜方肌筋膜，入斜方肌，在冈上肌表面血管神经束内侧，入肩胛上神经支配的冈上肌。

【功效】祛风除湿，通经止痛。

【主治】颈项强痛，缺盆中痛，肩臂痛，胸中烦满，热病无汗，发热恶寒等。伤科疾病：颈椎病，落枕，冈上肌腱炎，肩背部疼痛。

【刺灸法】

刺法：直刺 0.5 ~ 0.8 寸，局部酸胀，可扩散至肩胛部。勿深刺。

灸法：艾炷灸 3 ~ 5 分钟，艾条灸 5 ~ 10 分钟。可灸。

穴位详解

交会穴之一，手足少阳、阳维之会（《针灸甲乙经》）；《素问·气府论》王注作手足少阳、阳维之会。《外台秘要》作足少阳、阳维之会。

肩井

【穴位一找准】在肩上，前直乳中，当大椎穴与肩峰端连线的中点上。正坐位，在肩上，当大椎穴（督脉）与肩峰连线的中点取穴。

【解剖】皮肤、皮下组织、斜方肌筋膜、斜方肌、肩胛提肌、上后锯肌。皮肤由第四、五、六颈神经后支重叠分布。肩胛提肌，位于颈椎横突和肩胛骨内侧角与脊柱缘上部之间，由肩胛脊神经支配。上后锯肌在前肌的深面稍下方，由第六、七颈椎和第一、二胸椎棘突第二到五肋角的外面，该肌由第一至第四胸神经后支支配。针由皮肤、皮下筋膜穿斜方肌筋膜及其下方斜方肌，在颈横动脉的内侧，深进肩胛提肌、上后锯肌。

【功效】祛风清热，活络消肿。

【主治】

1. 循环系统疾病：高血压，脑卒中。

2. 精神神经系统疾病：神经衰弱，副神经麻痹。

3. 妇科疾病：乳腺炎，功能性子宫出血。

4. 运动系统疾病：落枕，颈项肌痉挛，肩背痛，中风后遗症，小儿麻痹后遗症。

【刺灸法】

刺法：直刺 0.5 ~ 0.8 寸，局部酸胀。深部正当肺尖，不可深刺，以防刺伤肺尖造成气胸。

灸法：艾炷灸 3 ~ 5 壮，艾条灸 10 ~ 20 分钟。

穴位详解

经穴名。出《针灸甲乙经》。别名膊井、肩解。属足少阳胆经。手足少阳、阳维之会。在肩上，前直乳中，当大椎与肩峰端连线的中点上。或以手并拢，食指靠颈，中指尖到达处是穴。布有锁骨上神经后支，副神经，及颈横动、静脉。主治项强，肩背痛，手臂不举，中风偏瘫，滞产，产后血晕，乳痈，瘰疬及高血压，功能性子宫出血等。

头维

【穴位一找准】头侧额角部，额角发际上 0.5 寸，头正中线旁开 4.5 寸。

【解剖】穴下为皮肤、皮下组织、颞肌上缘的帽状腱膜、腱膜下结缔组织、露骨外膜。皮肤由颧颞神经和耳颞神经分布。颧颞神经是三叉神经第二支（上颌神经）的分支，分布于颞区前部的皮肤；耳颞神经为三叉神经第三支（下颌神经）的分支，皮内为颞浅动、静脉的额支分布。

【功效】清头明目，活血通络，止痛镇痉。

【主治】寒热头痛，目痛多泪，喘逆烦满，呕吐流汗，眼睑动不止，面部额纹消失，迎风泪出，目视物不明。常为治疗湿邪内侵的头部腧穴：偏头痛，前额神经痛，血管性头痛、精神分裂症，面神经麻痹；中风后遗症，高血压病；结膜炎，视力减退等。

【刺灸法】沿皮刺 0.5 ~ 1 寸。

穴位详解

头维穴为足阳明胃经在头角部的腧穴，是足阳明胃经与足少阳胆经、阳维脉之交会穴。维，指维护之意。足阳明脉气行于人身胸腔头面，维络于前，故有二阳为维之称。此穴为阳明脉气所发，在头部额角入发际处，维系于头，故名头维。

头维穴在头侧额角部，人额角发际上 0.5 寸，头正中线旁开 4.5 寸。简易取穴法：穴在头侧部发际里，位于发际点向上一指宽，嘴动时肌肉也会动之处。此穴出自《针灸甲乙经》："在额角发际，本神旁各 1.5 寸。"（本伸穴在前正中线入前发际上 0.5 寸，旁开 3 寸）《铜人腧穴针灸图经》："在额角入发际。"

　　头维穴属足阳明胃经：足阳明、足少阳之会。在头侧部，当额角发际上 0.5 寸，头正中线旁开 4.5 寸。另说"在额角发际，本神旁一寸"（《太平圣惠方》）。布有耳颞神经分支，面神经颞支及颞浅动、静脉额支。临床上常配伍应用：头痛如破，目痛如脱，头维加大陵；眼睑瞤动，头维加攒竹、丝竹穴点刺；迎风有泪，头维、临泣、风池；偏头痛，头维、曲鬓、风府、列缺；治血管性头痛，配角孙、百会穴；面瘫，加阳白、下关、翳风、颊车等；精神分裂症，头维、后溪、太冲、涌泉等。

本神

　　【穴位一找准】在头部，当前发际上 0.5 寸，神庭旁开 3 寸，神庭与头维连线的内 2/3 与外 1/3 的交点处。正坐或卧位，在前发际内 0.5 寸，神庭穴旁开 3 寸处取穴。

　　【解剖】皮肤、皮下组织、枕额肌、帽状腱膜下结缔组织、骨膜（额骨）。皮肤有额神经的眶上神经分布。在皮下组织内除分布神经外，还有额动、静脉及其分支。额腹是枕额肌的前部，起自帽状腱膜（该膜分两层，包绕额腹的止部）肌纤维向前下方，止于眉部皮肤，并和眼轮匝肌纤维相互交错。其深面的筋膜，则止于眶上缘的上部。该肌由面神经的颞支配。

　　【功效】祛风定惊，安神止痛。

　　【主治】

　　1. 精神神经系统疾病：神经性头痛，眩晕，癫痫。

　　2. 其他：胸胁痛，脑卒中，中风后遗症。

　　【刺灸法】

　　刺法：平刺 0.5 ~ 0.8 寸，局部酸胀。

　　灸法：间接灸 3 ~ 5 壮，艾条灸 5 ~ 10 分钟。可灸。

穴位详解

　　本，人之根本也，气也，此指穴内物质为天部之气。

　　神，在天为风也，指穴内物质的运行为风气的横向运动。

　　该穴意指头之天部的冷凝水湿在此汇合后循胆经传输。本穴因其位处头角上部，为人之外侧，在人体坐标系中它和头顶的百会穴一样皆处最高最外位置（本神穴与百会穴两穴如同两座不同的山之山顶）。由于胆经无循经传来的气血交于本穴，穴内气血处于空虚之状，穴外天部的冷凝水湿因而汇入穴内，穴内气血纯为天部之气；且其运行为横向下传阳白穴，故而得名。

阳白

【穴位一找准】该穴位于人体的头部，当瞳孔直上入前发际 0.5 寸，神庭穴与头维穴连线的中点处。

【解剖】在额肌中；有额动、静脉；布有额神经内、外支会合支。

【功效】疏风清热，清头明目。

【主治】

1. 面神经麻痹，夜盲，眶上神经痛；

2. 头痛，眩晕；

3. 视物模糊，目痛，眼睑下垂，面瘫，小儿惊痫，热病，赤痛，流泪，目翳，鼻塞，鼻渊，耳聋。

【刺灸法】平刺 0.5 ~ 0.8 寸；可灸。沿皮向眉中透刺 0.3 ~ 0.5 寸，额区胀痛为宜。寒则点刺出血或灸之，热则泻针出气或水针。可灸。

穴位详解

阳白的别名又叫临池，是足少阳胆经，足少阳、阳维脉交会穴，气血物质为天部的水湿之气，胆经经气在此冷降为寒湿水气并由天部降落地部，大部分化雨冷降归地，小部分吸热后循胆经上行目窗穴。

目窗

【穴位一找准】目窗穴位于人体的头部，当前发际上 1.5 寸，头正中线旁开 2.25 寸。

【解剖】在帽状腱膜中；有颞浅动、静脉额支；布有额神经内、外侧支会合支。

【功效】补气壮阳。

【主治】头痛，目眩，目赤肿痛，远视，近视，面浮肿，上齿龋肿，小儿惊痫。

【刺灸法】平刺 0.5 ~ 0.8 寸。可灸。寒则补之灸之，热则泻针出气。

穴位详解

目窗穴：出《针灸甲乙经》，别名至营，属足少阳胆经。足少阳、阳维之会。一说在"临泣后一寸半"（《针灸大成》）。胆经气血在此吸热后化为阳热风气，一是循胆经上行正营穴，二是外走阳维脉。

目窗：目，肝之所主也，此指穴内物质为肝木之性的风气。窗，气体交换的通道也。该穴意指胆经气血在此吸热后化为阳热风气。本穴物质为头临泣穴传至的弱小水湿之气，至本穴后，因受穴外所传之热，弱小的水湿之气吸热胀散并化为阳热风气传于穴外，故名。

至荣：至，最也、极也。荣，植物的茂盛之状，此指穴内的阳热风气充实饱满。至荣，意指胆经气血在此为充实饱满之状。理同目窗穴位详解。

至宫：至，最也、极也。宫，古代房屋的通称，又有屏障之意，此指穴内气血为饱满的卫外之气。至宫，意指穴内气血为饱满的卫外阳气。理同目窗穴位详解。

足少阳、阳维之会：本穴气血为饱满的阳热风气，它一方面循胆经上行正营穴，另一方面则上行并交于阳维脉所在的天部层次，故为足少阳、阳维之会。

临床上配关冲穴、风池穴治头痛；配陷谷穴治面目浮肿。

正营

【穴位一找准】该穴位于人体的头部，当前发际上 2.5 寸，头正中线旁开 2.25 寸。

【解剖】在帽状腱膜中；有颞浅动、静脉顶支和枕动、静脉吻合网；布有额神经和枕大神经的会合支。

【功效】吸湿降浊。

【主治】头痛，头晕，目眩，唇吻强急，齿痛。

【刺灸法】平刺 0.5～0.8 寸；可灸。寒则补之灸之，热则泻针出气。

穴位详解

正营，经穴名。在头部，当前发际上。一说"目窗后一寸五分"，即入发际。布有额神经和枕大神经吻合支，颞浅动、静脉顶支和枕动、静脉的吻合网。足少阳、阳维之会，气血物质为天部阳气。胆经的阳热风气在此散热缩合，吸湿冷降循胆经下传承灵穴。

正营：正，正当也。营，军队驻扎的营地，有建设、营救之意。该穴意指胆经的阳热风气在此散热缩合并化为天部的阳气。本穴物质为目窗穴传来的阳热风气，至本穴后，阳热风气散热缩合并化为阳气，阳热风气没有因冷缩而变为寒湿之气，本穴起到了正当维持天部气血运行变化的作用，故名。

足少阳、阳维之会：本穴的气血变化为阳热风气散热缩合，随着穴内气血的收引变化，阳维脉的气血亦汇入穴内，故本穴为足少阳、阳维之会。

临床常配阳白穴、太冲穴、风池穴治疗头痛、眩晕、目赤肿痛。

承灵

【穴位一找准】承灵穴位于人体的头部，当前发际上 4 寸，头正中线旁开 2.25 寸。

【解剖】在帽状腱膜中；有枕动、静脉分支；布有枕大神经之支。

【功效】吸湿降浊。

【主治】头晕，眩晕，目痛，鼻渊，鼻衄，鼻窒，多涕。

【刺灸法】平刺 0.5～0.8 寸；可灸。寒则先泻后补或补之灸之，热则泻针出气。

穴位详解

承灵是足少阳、阳维之会，它散热吸湿冷降并交于脑空穴，气血物质为天部的凉湿水气，头之天部的寒湿水气由承灵汇入胆经。

承灵：承，承受也。灵，神灵也，天部之气也。该穴意指头之天部的寒湿水气由此汇入胆经。本穴物质为正营穴传来的天部阳气，至本穴后，此气散热并吸湿冷降，头之天部的寒湿之气亦随之汇入穴内，本穴如有承受天部寒湿水气的作用，故名。

足少阳、阳维之会：本穴的气血变化为吸湿冷降，阳维脉满溢之气随之汇入穴内，故本穴为足少阳、阳维之会。

临床上常配风池穴、风门穴、后溪穴治鼻衄。

脑空

【穴位一找准】脑空穴位于人体的头部，当枕外隆凸的上缘外侧，头正中线旁开 2.25 寸，平脑户穴。

【解剖】在枕肌中；有枕动、静脉分支；布有枕大神经之支。

【主治】头痛，颈项强痛，目眩，目赤肿痛，鼻痛，耳聋，癫痫，惊悸，热病。

【刺灸法】平刺 0.5 ~ 0.8 寸；可灸。寒则先泻后补或补之灸之或点刺出血，热则泻针出气。

穴位详解

脑空出自《针灸甲乙经》。别名颞颥。属足少阳胆经。位于风池穴直上，与枕骨粗隆上缘相平处，是足少阳、阳维之会，胆经经气在此冷降归地，天部气血为空虚之状，气血物质为天之下部的降水云气，大部分水气化雨冷降，小部分水气下传风池穴。

脑空：脑，首也，首为阳、尾为阴，此指穴内的天之上部。空，空虚也。该穴意指胆经经气在此冷降归地，天部气血为空虚之状。本穴物质为承灵穴传来的水湿之气，至本穴后，水湿之气化雨冷降归于地部，穴内的天部层次气血为空虚之状，故名。

颞颥：颞颥皆指颅骨之一，此指穴内气血为寒湿水气，其运行变化亦为润下特征的冷降变化。理同脑空穴位详解。

足少阳、阳维之会：本穴气血的运行变化为云化雨降，阳维脉的满溢阳气随之汇入穴内，故本穴为足少阳、阳维之会。

临床上常配大椎穴、照海穴、申脉穴治癫狂痫证；配风池穴、印堂穴、太冲穴治头痛、目眩；配悬钟穴、后溪穴治颈项强痛。

风池

【穴位一找准】在颈部，当枕骨之下，与风府相平，胸锁乳突肌与斜方肌上端之间的凹陷处。定位此穴的时候应该让患者采用正坐或俯卧、俯伏的取穴姿势，以方便实施者准确取穴并能顺利实施相应的按摩手法。风池穴位于后颈部，后头骨下，两条大筋外缘陷窝中，相当于耳垂齐平（或当枕骨之下，与风府穴相平，胸锁乳突肌与斜方肌上端之间的凹陷处即是）。

【解剖】在胸锁乳突肌与斜方肌上端附着部之间的凹陷中，深层为头夹肌；有枕动、静脉分支；布有枕小神经之支。

【主治】头痛，眩晕，颈项强痛，目赤痛，泪出，鼻渊，鼻衄，耳聋，气闭，中风，口眼歪斜，疟疾，热病，感冒，瘿气。

【刺灸法】针尖微下，向鼻尖方向斜刺 0.5 ~ 0.8 寸，或平刺透风府穴；可灸。

穴位详解

风池，属足少阳胆经。风池最早见于《灵枢·热病》篇。

风池穴位置在项后，与风府穴（督脉）相平，当胸锁乳突肌与斜方肌上端之间的凹陷中。其功用为"清头明目，祛风解毒，通利空窍"，为治疗头、眼、耳、目、口、鼻、脑疾患，精神神志疾患，以及上肢病的常用要穴。针刺风池穴能获良好疗效，但它的解剖位置实际操作起来有一定的危险性，若用手指按压该穴位，不但简单安全，亦会收到事半功倍的效果。

临床上常配合谷、丝竹空治疗偏头痛；配脑户、玉枕、风府、上星治目痛不能视；配百会、太冲、水沟、足三里、十宣治疗中风。

风府

【穴位一找准】后发际正中直上 1 寸，枕外隆凸直下凹陷中，取穴的时候通常让患者采用正坐或俯卧、俯伏的姿势，以便实施者能够准确地确定穴位和顺利地实施按摩手法。哑门穴位于后颈部，在后正中线上，第一颈椎棘突下。

【解剖】在枕骨和第一颈椎之间；有枕动、静脉的分支及棘突间静脉丛；布有第三枕神经和枕大神经之分支。

【功效】散热吸湿。

【主治】

1. 头痛、眩晕、项强等头项病证；

2. 中风，癫狂，痴呆；

3. 咽喉肿痛，失音。同时按摩此穴道对于治疗多种颈部疾病、头部疾病都很有疗效，是人体督脉上重要的穴道之一。

【刺灸法】伏案正坐位，使头微前倾，项肌放松，向下颌方向缓慢刺入 0.5 ~ 1

寸。针尖不可向上，以免刺入枕骨大孔，误伤延髓。寒则先泻后补或补之灸之，热则泻针出气。可灸。

穴位详解

风府又名舌本穴，鬼穴，督脉之气在此吸湿化风，气血物质为天部的水湿风气，散热冷缩后循督脉下行脑户穴。

风府：风，指穴内气血为风气也。府，府宅也。风府，意指督脉之气在此吸湿化风。本穴物质为哑门穴传来的天部阳气，至本穴后，此气散热吸湿并化为天部横行的风气，本穴为天部风气的重要生发之源，故名风府。

舌本：舌，口中之舌也。本，根本也。舌本，意指本穴的水湿风气为舌活动自如的根本。本穴物质为天部的水湿风气，与至柔之性的舌部气血同性，故名舌本。

鬼穴：鬼，与神相对，此指穴内气血为湿冷水气也。穴，空窍也。鬼穴，意指穴内为湿冷水气的聚散之地。

临床运用上，常配腰腧穴治足不仁；配昆仑穴治癫狂、多言；配二间穴、迎香穴治衄；配金津穴、玉液穴、廉泉穴治舌强难言。现代常用于治疗脑血管病、延髓麻痹、癫痫、精神分裂症等。

哑门

【穴位一找准】取穴的时候通常让患者采用正坐或俯卧、俯伏的姿势，以便实施者能够准确地确定穴位和顺利地实施按摩手法。哑门穴位于后颈部，在后正中线上，第一颈椎棘突下。

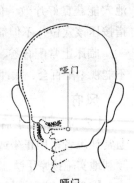

哑门

【解剖】在项韧带和项肌中，深部为弓间韧带和脊髓；有颈动、静脉分支及棘间静脉丛；布有第三颈神经和枕大神经支。

【功效】收引阳气。

【主治】顽固性头痛、失眠、精神烦躁、鼻衄、呕吐不止、癫痫、瘫痪等。舌缓不语，音哑，头重，头痛，颈项强急，脊强反折，中风尸厥，癫狂，痫证，癔病，衄血，重舌，呕吐。

【刺灸法】伏案正坐位，使头微前倾，项肌放松，向下颌方向缓慢刺入 0.5 ～ 1 寸。寒则补之灸之，热则泻针出气。

穴位详解

哑门别名叫舌厌穴，横舌穴，舌黄穴，舌肿穴，督脉阳气在此散热冷缩，气血物质为天部阳气，散热缩合后横向传来于风府穴。

哑门：哑，发不出声也，此指阳气在此开始衰败。门，出入的门户也。该穴意指督阳气在此散热冷缩。本穴物质为大椎穴传来的阳热之气，至本穴后因其热散而收引，阳气的散热收引太过则使人不能发声，故名。（病音）门名意与哑门同，（病音）为失语之意。

舌厌：舌，至柔之物也，其所能柔软自如是因为阳气充盛使然也。厌，厌恶也。舌厌，意指督脉的阳气在此散热冷缩为舌所厌恶。本穴物质为大椎穴传来的阳气，至本穴后散热冷缩，人体的阳气不足则至柔之地的舌部阳气先衰，舌部阳气衰败则舌不能运动自如，故名舌厌。舌肿名意与舌厌近同，肿指阳气太过阴不足则舌为之肿。

横舌：横，横向也。舌，口中之舌也。横舌，意指穴内阳气充盛则舌能活动自如。舌黄名意与横舌同，黄通横。

此穴为人体督脉上重要的腧穴之一，在治疗多种头部、颈部疾病以及神经疾病时，都是必选穴，非常具有医学研究价值。

临床上常有以下配伍：

1.配哑门、听会、外关（或中穴渚）、丘墟治疗高热或疟疾所致耳聋；

2.配人中、廉泉治疗舌强不语、暴喑、咽喉炎；

3.配百会、人中、丰隆、后溪治疗癫狂、癫痫；

4.配风池、风府治疗中风失语、不省人事；

5.配劳宫、三阴交、涌泉等九穴为回阳九针，可以开窍醒神治疗昏厥；

6.配脑户、百会、风池、太溪、昆仑、肾腧治疗大脑发育不全；

7.针哑门、肾腧、太溪治疗贫血。

第六章

阴、阳跷脉——身体阴阳的左右使者

阴、阳跷脉总述

阳跷者，足太阳之别脉，其脉起于跟中，出于外踝下足太阳申脉穴，当踝后绕跟，以仆参为本，上外踝上三寸，以跗阳为郄，直上循股外廉，循胁后髀，上会手太阳、阳维于臑俞，上行肩外廉，会手阳明于巨骨，会手阳明、少阳于肩髃，上人迎，挟口吻，会手足阳明、任脉于地仓，同足阳明上而行巨髎，复会任脉于承泣，至目内眦与手足太阳、足阳明、阴跷五脉会于睛明穴，从睛明上行入发际，下耳后，入风池而终。（按：阳跷交会穴《甲乙》无风池、风府，据《难经》补。）

阳跷脉，奇经八脉之一，是足太阳和足少阴经的分支，起于跟中，行于下肢的阳侧，向上交会于眼部，联系的脏腑器官主要有咽喉、眼目和脑。

阴跷脉是足少阴肾经的支脉，起于然谷之后的照海穴，上行于内踝上方，向上沿大腿的内侧，进入前阴部，然后沿着腹部上入胸内，入于缺盆，向上出人迎的前面，到达鼻旁，连属于目眦，与足太阳经、阳跷脉会合而上行。

阴跷脉交会腧穴：照海、交信（足少阴经）、睛明（足太阳经）左右共六穴。

阳跷脉交会腧穴：申脉、仆参、跗阳（足太阳经）、居髎（足少阳经）、臑俞（手太阳经）、肩髃、巨骨（手阳明经）、天髎（手少阳经）、地仓、巨髎、承泣（足阳明经）、睛明（足太阳经）。左右共计二十四穴。

足太阴经脉通过项部入于脑内的，正属于眼睛根部名叫目系……在后顶正中两间入脑，分为阴跷、阳跷二脉，阴、阳相互交会，交会于目内眦。阳跷脉起于足根部，沿着足外踝向大腿外侧上行，进入项部的风池穴。

阴脉起于足后腿中，沿着足内踝向大腿内侧上行，到达咽喉部，交会贯通于冲脉。

跷脉的"跷"字有"足跟"和"矫健"的含意。因跷脉从下肢内、外侧上行头面，具有融汇阴阳之气、调节肢体运动的功用，故能使下肢灵活矫健。又由于阴阳跷脉交会于目内眦，入属于脑，故《灵枢·寒热病》有"阳气盛则跷目，阴气盛则瞑目"的论述。《灵枢·脉度》还说："男子数其阳，女子数其阴，当数者为经，不当数者为络也。"意指男子多动，以阳跷为主；女子多静，以阴跷为主。卫气的运行主要是通过阴阳跷脉而散布全身。卫气行于阳则阳跷盛，主目张不欲睡；卫气于阴则阴跷盛，主目闭而欲睡。说明跷脉的功能关系到人的活动与睡眠。

《难经·二十九难》："阴跷为病，阳缓而阴急；阳跷为病，阴缓而阳急。"就是说阴跷脉气失调，会出现肢体外侧的肌肉弛缓而内侧拘急；阳跷脉气失调，会出现肢体内侧肌肉弛缓而外侧拘急的病症。这说明跷脉与下肢运动功能有密切关系。

据《针灸大全》所载八脉八穴，申脉通于阳跷，其主治症有腰背强直、癫痫、骨节疼痛，遍身肿，满头出汗等；照海通于阴跷，其主治症有咽喉气塞、小便淋沥、膀胱气痛、肠鸣、肠风下血、黄疸、吐泻、反胃、大便艰难、难产昏迷、腹中积块、胸膈嗳气、梅核气等。

循行部位：跷脉左右成对。阴跷脉、阳跷脉均起于足踝下。

阴跷脉从内踝下照海穴分出，沿内踝后直上下肢内侧，经前阴，沿腹、胸进入缺盆，出行于人迎穴之前，经鼻旁，到目内眦，与手足太阳经、阳跷脉会合。

阳跷脉从外踝下申脉穴分出，沿外踝后上行，经腹部，沿胸部后外侧，经肩部、颈外侧，上挟口角，到达目内眦，与手足太阳经、阴跷脉会合，再上行进入发际，向下到达耳后，与足少阳胆经会于项后。

跷脉的主要功能是：

（1）主肢体的运动，跷脉从下肢内、外侧分别上行至头面，能"分主一身左右之阴阳"，具有融汇阴阳之气和调节肢体肌肉运动的功能，可使下肢运动灵活矫健；

（2）司眼睑之开合，由于阴阳跷脉交会于目内眦，入属于脑，故认为跷脉有濡养眼目和司眼睑开合的作用。

阴跷脉穴位详解

照海

【穴位一找准】足内侧，内踝尖下方凹陷处。

【解剖】在拇指外展肌止点；后方有胫后动、静脉；布有小腿内侧皮神经，深部为胫神经干。

【功效】调阴宁神，通调二便。

【主治】咽喉干燥，痫证，失眠，嗜睡，惊恐不宁，目赤肿痛，月经不调，痛经，赤白带下，阴挺，阴痒，疝气，小便频数，不寐，脚气。

【刺灸法】直刺 0.5 ~ 0.8 寸；热则点刺出血，寒则补之灸之。可灸。

穴位详解

照海，针灸穴位名，别名阴跷穴，漏阴穴。见《针灸甲乙经》卷三。属足少阴肾经，为足少阴、阴跷脉交会穴。主治候风闭塞，阴挺，失眠等。肾经经水在此大量蒸发。

照海：照，照射也。海，大水也。该穴意指肾经经水在此大量蒸发。本穴物质为水泉穴传来的地部经水，至本穴后比水形成一个较大水域，水域平静如镜，较多地接受天部照射的热能而大量蒸发水液，故名。

阴跷：阴跷，乃穴内气血有地部的经水和天部的阳气，气血特性体现了阴急而阳缓的阴跷脉特性，故名阴跷。

漏阴：漏，漏失也。阴，阴水也。漏阴，意指肾经经水在此漏失。本穴物质为地部经水，因受天部照射之热，经水气化蒸发如漏失一般，故名漏阴。

足少阴、阴跷脉之会：同照海名解。

临床上常用本穴配列缺穴、天突穴、太冲穴、廉泉穴治咽喉病症;配神门穴、风池穴、三阴交穴治阴虚火旺之失眠症。

交信

【穴位一找准】小腿内侧，当太溪穴直上 2 寸，复溜穴前 0.5 寸，胫骨内侧缘的后方。

【解剖】在趾长屈肌中；深层为胫后动、静脉；布有小腿内侧皮神经，后方为胫神经干。

【功效】益肾调经，通调二便。

【主治】月经不调，崩漏，阴挺，泄泻，大便难，睾丸肿痛，五淋，疝气，阴痒，泻痢赤白，膝、股内廉痛。

【刺灸法】直刺 0.5 ~ 1 寸；寒则先泻后补或补之灸之，热则泻之。可灸。

穴位详解

本穴为阴跷脉郄穴，又称内筋穴、竹柳穴。肾经经气由此交于三阴交穴。气血物质为水湿之气，吸热后横向外走三阴交穴。

交信：交，交流、交换也。信，信息也。该穴意指肾经经气由此交于三阴交穴。本穴物质为

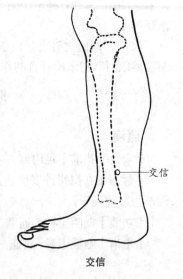

交信

复溜穴传来的水湿之气，因其吸热扬散而质轻，因此从本穴外走脾经气血所在的天部层次，故名。

内筋：内，与外相对，指本穴交于三阴交穴的气血物质来自于肾经所处的内部。筋，肝风也。内筋，意指本穴气血以风气的形式由内向外传输。理同交信名解。

阴跷脉郄穴：郄，孔隙也。本穴既为肾经之穴同时又为阴跷脉之穴，但由于本穴气血为凉湿水气，外传脾经的气血是吸热后的气血，量不多，如从孔隙中外出一般，故为阴跷脉郄穴。

临床上，本穴常配关元穴、三阴交穴治妇科疾患之月经不调；配太冲穴、血海穴、地机穴治崩漏；配中都穴治疝气；配阴陵泉穴治五淋；配中极穴治癃闭；配关元穴治阴挺。

睛明

【穴位一找准】在面部，目内眦角稍上方凹陷处。

【解剖】深部为眼内直肌；布有滑车上、下神经，眼神经和内眦动、静脉，深层上方有眼动、静脉之本干。

【功效】祛风、清热、明目、降浊。

【主治】目赤肿痛，迎风流泪，胬肉攀睛，内外翳障，雀目，青盲，夜盲，色盲，近视及急、慢性结膜炎，泪囊炎，角膜炎，电光性眼炎，视神经炎等。

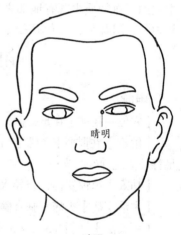

睛明

【刺灸法】直刺，将眼球轻轻推向外侧固定，沿目眶边缘缓缓刺入 0.3～0.5 寸。寒则泻之或先泻后补，热则补之。可灸。

穴位详解

睛明，经穴名出自《针灸甲乙经》。《备急千金要方》作精明。别名泪孔。属足太阳膀胱经。手足太阳、足阳明、阴跷、阳跷之会。穴内气血为温热的天部水气与地部经水（血）。气血的运行，一是气态物向上行于督脉及膀胱本经，二是地部经水下走足阳明经。

睛明：睛，指穴所在部位及穴内气血的主要作用对象为眼睛也。明，光明之意。睛明，意指眼睛接受膀胱经的气血而变得光明。

本穴为太阳膀胱经之第一穴，其气血来源为体内膀胱经的上行气血，乃体内膀胱经吸热上行的气态物所化之液，亦即是血。膀胱经之血由本穴提供于眼睛，眼睛受血而能视，变得明亮清澈，故名睛明。

目内眦：目内眦，乃言本穴所在的部位为目内框也，无他意。

泪孔、泪空、泪腔：泪，泪水也。孔，孔隙也。空、腔，空腔也。穴名之意指本穴外输的膀胱经气血为湿润眼睛液体的重要来源。本穴属于膀胱经，气血特性与上行头面的它经气血相比皆要寒冷，为促成气态物向液态物转化的重要根源，眼睛受之以液而能湿润并转动自如，故名泪孔、泪空、泪腔。

目眦外：目眦，指穴所在的部位为目框内角。外，指本穴气血作用于眼睛之外。目眦外，意指本穴的寒冷之气使眼睛外部的阳气冷降为液。理同泪孔名解。

此穴为阴、阳跷脉、督脉之会。其一，本穴气血为膀胱经经气的冷降之液，性温热，且与太阳小肠经气血处于同一层次，故为手足太阳之会。其二，本穴的冷降之液有部分下走足阳明承泣穴，故为足太阳阳明之会。其三，本穴的冷降之液（即血）还不断地气化上走督脉，故为足太阳督脉之会。其四，本穴的气血物质中既有地部之液又有天部之气，气血特性同于阴阳跷脉之性，故为阴、阳跷脉、足太阳之会。

阳跷脉穴位详解

申脉

【穴位一找准】在足外侧，外踝直下方凹陷中。

【解剖】在腓骨长短肌腱上缘；布有外踝动脉网、小隐静脉及腓肠神经的足背外侧皮神经分支。

【功效】镇惊安神，疏导水湿。

【主治疾病】头痛，脑脊髓膜炎，癫痫，内耳性眩晕、腰腿痛等。

【刺灸法】针刺0.3～1.5寸，灸3～5壮；悬灸10分钟。虚寒则先泻后补或补之灸之，实热则泻针出气。可灸。

穴位详解

本穴穴名出自《针灸甲乙经》，别名鬼路，气血物质为经部经水，其量少，二为天部的温热之气。经水循膀胱经下行，阳气循膀胱经上行。

申脉：申，八卦中属金也，此指穴内物质为肺金特性的凉湿之气。脉，脉气也。申脉，意指膀胱经的气血在此变为凉湿之性。本穴物质为来自膀胱经金门以下各穴上行的天部之气，其性偏热（相对于膀胱经而言），与肺经气血同性，故名申脉。

鬼路：鬼，与天相对，指穴内的气血物质为地部经水。路，道路。鬼路，意指穴内气血为地部经水。本穴物质一是金门以下各穴上行的水湿之气，二是昆仑穴下行而至的地部经水，鬼路名意旨在强调穴内气血的经水部分，故名鬼路。

阳跷：阳，阳气也。跷，跷脉也。本穴物质中既有天部的阳气，又有地部的经水，气血物质性同跷脉之性，故名跷脉。

足太阳、阳跷脉之会：同阳跷名解。

临床上，本穴常配翳风、太冲治疗内耳性眩晕；配金门治疗头风头痛；配后溪治疗癫痫。

仆参

【穴位一找准】在足外侧部，外踝后下方，昆仑直下，根骨外侧，赤白肉际处。

【解剖】有腓动、静脉根骨外侧支，腓肠神经根骨外侧支。

【功效】疏经通络，强脑镇惊。

【主治】下肢痿痹，足跟痛，癫痫。现多用于小腿关节炎，下肢瘫痪等。

【刺灸法】直刺0.3～0.5寸。寒湿点刺出血或先泻后补或补之灸之，风热则泻针出气。可灸。

穴位详解

仆参，别名安邪，安耶，安邦。气血物质为水湿之气，膀胱经的水湿之气在此有少部分吸热上行，由天之下部上行天之天部。

仆参：仆参者奴仆参拜也。仆参，意指膀胱经的水湿之气在此有少部分吸热上行。本穴所在为膀胱经，穴内物质为寒湿水气，水为主，火为仆，穴外传来的火热之气仅能使较少部分的水湿之气气化上行于天，火热之气相对于本穴的寒湿水气来说就如奴仆一般，故名仆参。

安邪：安，安定也。邪，邪气也。安邪，意指穴内的火热为弱小之势。本穴物质为寒湿水气，穴外传入穴内的火热之气是为邪气，但穴外传入的火热之气不足以改变穴内气血的寒湿之性，故名安邪。安耶、安邦名意与安邪同。

附阳

【穴位一找准】在小腿后面，外踝后，昆仑穴直上3寸。

【解剖】在腓骨的后部，跟腱外前缘，深层为拇长屈肌；有小隐静脉，深层为腓动脉末支；有腓肠神经。

【功效】祛风化湿，舒筋活络。

【主治】头重，头痛，腰骶痛，外踝肿痛，下肢瘫痪。现多用于坐骨神经痛，腓肠肌痉挛等。

【刺灸法】直刺0.8～1.2寸。寒则补之灸之，热则泻针出气。可灸。

穴位详解

附阳出自《针灸甲乙经》，又名付阳，《千金要方》作付阳，《素问气穴论》

王冰注作附阳，别名外阳、阳跷。附阳属足太阳膀胱经，阳跷之郄穴，足少阳、足阳明经的阳气在此带动足太阳经的气血上行。气血物质为阳热之气，循膀胱经上传于飞扬穴。

跗阳：跗，脚背也。阳，阳气也。跗阳，意指足少阳、足阳明二经的阳气在此带动足太阳经的气血上行。膀胱经足部上行的阳气至本穴后散热而化为湿冷的水气，由于有足少阳、足阳明二经上行的阳气为其补充热量，足太阳膀胱经的水湿之气才得以继续上行。本穴水湿之气的上行是依靠足背上行的阳气才得以上行的，故名跗阳。付阳、附阳，意与跗阳同（何以足少阳、足阳明经的气血交会于本穴，而经书却不言本穴为足三阳之会呢？这是因为本穴在人体重力场中是处于肌肉隆起的高地势，所以足少阳、足阳明二经的上行阳气会交于本穴，阳者向上、向外而行也。但是，足少阳、足阳明二经上行至本穴的阳气有名无实，只是虚热之气，热多而气少，故此经书不言此穴为足三阳经之会）。

阳跷脉郄穴：郄，孔隙也。本穴物质为足三阳经上行的阳气构成，气血之性同于阳跷脉。但由于膀胱经上行至此的阳气较为寒湿，即使有足少阳、足阳明的阳气带动足太阳的阳气上行，由本穴上输的阳气量亦较少，如从孔隙中输出一般，故为阳跷脉郄穴。

居髎

【穴位一找准】在髋部，当髂前上棘与股骨大转子最凸点连线的中点处。

【解剖】有旋髂浅动、静脉分支及旋股外侧动、静脉升支。当股外侧皮神经分布处。

【功效】舒筋活络，益肾强健。

【主治疾病】腰腿痹痛，瘫痪，下肢痿痹。现多用于髋关节炎，膀胱炎，睾丸炎，中风偏瘫等。

【刺灸法】直刺 0.5 ~ 1.0 寸；可灸。

穴位详解

临床上本穴配环跳、肾腧、委中，有舒筋活络、宣痹止痛的作用，主治腰腿痹痛；配大敦，中极，有疏肝理气止痛的作用，主治疝气。

肩髃

【穴位一找准】在肩部，三角肌上，臂外展或向前平伸时，当肩峰前下方凹陷处。本穴有简易取法，即将上臂外展平举，肩关节部即可呈现出两个凹窝，前面一个凹窝中即为本穴，垂肩时当锁骨肩峰端前缘直下约 2 寸。

【解剖】穴下为皮肤、皮下组织、三角肌、三角肌下囊、冈上肌腱。皮肤由锁骨上神经的外侧支分布。皮下筋膜较致密。针由皮肤、皮下组织经三角肌表面的深筋膜入该肌，穿经三角肌下囊，至冈上肌腱。前肌由腋神经支配，后肌由肩胛上神经支配。深刺透极泉可达臂丛附近。

【功用】通经活络，疏散风热。

【主治】

1. 运动系统疾病：急性脑血管病后遗症，肩周炎，项强，瘰疬，上肢不遂。

2. 其他：高血压，乳腺炎，荨麻疹。

【刺灸法】

刺法：

1. 透极泉穴，抬臂，向极泉方向进针，深 2 ～ 3 寸；

2. 治冈上肌腱炎时，垂臂，针与穴位下外侧皮肤呈 50 度夹角，沿肩峰与肱骨大结节之间水平方向针刺 1 ～ 1.5 寸，针刺 2 寸时，可刺入冈上肌；

3. 斜刺，三角肌等方向分别透针，进针 2 ～ 3 寸，酸胀感扩散至肩关节周围，或有麻电感向臂部放散；

4. 横刺，上肢外展牵制时，可向三角肌方向透刺 2 ～ 3 寸，臂部酸胀。

灸法：艾炷灸或温针灸 5 ～ 7 壮，艾条灸 5 ～ 15 分钟。

穴位详解

肩髃：肩，穴所在部位也。髃，骨之禺也。禺乃角落之意，髃所指为骨之边缘。该穴意指在骨部的远端所形成的小范围水域。本穴物质为臂臑穴传来的经气所化，臂臑穴上传本穴的物质为强盛的阳气，至本穴后因散热而冷凝沉降，所降之浊在地部形成小的水域，而本穴的地部水域相对肾所主的腰膝骨部来说它是处于较远的边缘之处，故名。髃骨、扁骨、扁髃之名与肩髃同，扁同偏。

中井骨：中，与外相对，指内部。井，地之孔隙。骨，肾主之水也。中井骨，意指本穴有地部孔隙与肾水相通。本穴物质为大肠经浊降地部之水，因本穴位处肩端两骨间，有地部孔隙与骨相通，故名中井骨。

尚骨：尚，超过、高尚之意。骨，肾主之水也。尚骨，意指本穴经水为高处的肾水。

中肩、偏肩、肩尖：中，指本穴位于大肠经经脉之中部。中肩、偏肩、肩尖皆为对穴所处的位置的指示，无他意。

手阳明、跷脉之会：跷，跷健也。本穴物质既有大肠经由此上行头颈部的阳热之气，又有地部之经水，表现出跷脉物质阴阳相济的特性，故为手阳明、跷脉之会（阳跷脉，即是保证人的阳气充盛使人活动跷健的血脉。古经书对阴阳跷脉的记述甚少，只有其循行线路和所主之病，阴跷脉为病阳缓而阴急，阳跷脉为病阴缓而阳急。以经书所记跷脉之病反推之，则跷脉在不病之时为阴与阳不急亦不缓，阴阳二物同时共存，而本穴气血即有此特性。在天部，有大肠经上输头颈部的阳气源源而行，在地部，有孔隙与骨部相通，经水有出处有来处，穴内物质阴阳相济，故为手阳明、跷脉之会）。

巨骨

【穴位一找准】在肩上部，当锁骨肩峰端与肩胛冈之间凹陷处。

【解剖】布有锁骨上神经后支，副神经分支，深层有肩胛上神经和肩胛上动、静脉。

【功效】散瘀止痛，理气消痰。

【主治】主治肩背疼痛，半身不遂，瘾疹，瘰疬，以及肩关节周围炎等。

【刺灸法】直刺 0.5 ~ 1 寸。艾炷灸 3 ~ 5 壮；或艾条灸 5 ~ 10 分钟。可灸。

穴位详解

经穴名出自《素问·气府论》，别名柱骨。属手阳明大肠经。手阳明、阳跷之会。

巨，大也。骨，水也。该穴意指大肠经阴浊降地后所形成的巨大水域。本穴物质为肩髃穴传来的地部经水，流至本穴后，由于本穴位处锁骨与肩胛骨之间的凹陷处，经水聚集于本穴，故名（若以地球坐标系的角度来看直立的人体，巨骨穴在高位，肩髃穴在低位，何以经水能上行？此是人体重力场的作用大于地球重力场的作用之故。在人体重力场中，外者为高，内者为低，故肩髃地部经水可流向巨骨）。

天髎

【穴位一找准】在肩胛部，肩井穴与曲垣穴的中间，当肩胛骨上角处。正坐或俯卧位，于肩胛骨的内上角端取穴。

【解剖】本穴下为皮肤、皮下组织、斜方肌、冈上肌。皮肤由颈丛锁骨上神经的外侧支分布，皮肤较厚，与致密的皮下筋膜紧密相连。分布于冈上、下肌的血管神经束包括肩胛上血管和肩胛上神经。血管经肩胛横韧带的上方，神经穿过韧带和肩胛切迹围成的孔，然后进入冈上窝，再绕肩胛颈，进入冈下窝。针由皮肤、皮下筋膜穿斜方肌筋膜，入斜方肌，在冈上肌表面血管神经束内侧，入肩胛上神经支配的冈上肌。勿深刺。

【功效】祛风除湿，通经止痛。

【主治】颈项强痛，缺盆中痛，肩臂痛，胸中烦满，热病无汗，发热恶寒等。伤科疾病：颈椎病，落枕，冈上肌腱炎，肩背部疼痛。

【刺灸法】刺法：直刺 0.5 ~ 0.8 寸，局部酸胀，可扩散至肩胛部。灸法：艾炷灸 3 ~ 5 壮，艾条灸 5 ~ 10 分钟。可灸。

穴位详解

本穴属交会穴之一，为手足少阳、阳维之会；《素问·气府论》王注作手足少阳、阳维之会。《外台秘要》作足少阳、阳维之会。

地仓

【穴位一找准】在面部，口角外侧，上直对瞳孔。正坐或仰卧，眼向前平视，于瞳孔垂线与口角水平线之交点处取穴。

【解剖】在口轮匝肌中，深层为颊肌；有面动、静脉；布有面神经和眶下神经分支，深层为颊肌神经的末支。穴下为皮肤、皮下组织、口轮匝肌、笑肌和颊肌、咬肌。皮肤由上、下颌神经的分支双重支配。因针横向外刺，所以针由皮肤经皮下组织，穿口角外侧的口轮匝肌，该部肌质则由降口角肌、颊肌、提上唇肌、提上唇鼻肌的纤维交错。在面神经外侧，针行经笑肌和颊肌之间，再入咬肌。以上表情肌由面神经的分支支配，而咬肌则由下颌神经的咬肌神经支配。

【功效】祛风止痛，舒筋活络。

【主治】

1. 神经系统疾病：面神经麻痹，面肌痉挛，三叉神经痛。

2. 其他：口角炎，小儿流涎。

【刺灸法】

刺法：

1. 直刺 0.2 寸，局部胀痛；

2. 治面瘫时向颊车方向平刺 1.0 ~ 2.5 寸；

3. 向迎香穴透刺治疗三叉神经痛，局部酸胀可扩散至半侧面部，有时出现口角牵掣感。

灸法：温针灸 3 ~ 5 壮。

穴位详解

地仓：地，脾胃之土也。仓，五谷存储聚散之所也。该穴意指胃经地部的经水在此聚散。本穴物质为胃经上部诸穴的地部经水汇聚而成，经水汇聚本穴后再由本穴分流输配，有仓储的聚散作用，故名。（地仓之所以在头之地部，而不在脾胃所主的腹部，乃地仓为一身之粮仓，国家之粮库，为君皇所管辖，头乃皇室之位，故穴在头而不在腹。）

会维、胃维：会，相会也。胃，胃经气血也。维，维持、维系。会维、胃维，意指穴内的气血物质对人体的正常运行有维系的作用。胃为人的后天之本，人的头部及身体中下部的气血要靠本穴输配，本穴气血的输配正常与否直接维系着人体的各种生理功能是否正常，故而名为会维、胃维。

跷脉、足阳明之会：本穴物质既有天部之气又有地部之水，气血物质同合跷脉阴阳相济之性，故为跷脉、足阳明之会。

临床上本穴可用来配颊车、合谷治口歪、流涎。

巨髎

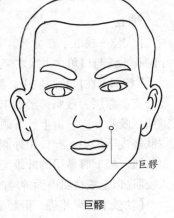

巨髎

【穴位一找准】面部，瞳孔直下与鼻翼下缘相平的凹陷处。当鼻唇沟外侧，目中线上。《针灸甲乙经》："在侠鼻孔傍八分，直瞳子。"《针灸资生经》："在鼻孔下，夹水沟旁八分。"

【解剖】

肌肉：提上唇肌，提口角肌。

神经：三叉神经眶下神经支，面神经颊支。

血管：面动、静脉及眶下动、静脉会合支。

【功效】祛风、通窍。

【主治】古代记述：缘内障，目赤痛，多泪，口眼歪斜，眼睑瞤动，近视眼，鼻衄，齿痛，颌肿，唇颊肿，面目恶风寒颈肿臃痛，瘛疭，青盲，鼻塞，远视䀮，目翳。

【刺灸法】直刺0.3～0.5寸，或斜向四白透刺。艾条灸3～5分钟。可灸。

穴位详解

经穴名出自《针灸甲乙经》。属足阳明胃经。手足阳明、阳跷之会。《类经图翼》补充作：阳跷、手足、阳明之会。《黄帝内经太素》杨上善注作：跷脉、足阳明、任脉之会。今依杨注。

穴位于颧骨与下颌骨间的较大凹陷处。临床上治疗颊肿痛常配伍巨髎、天窗。

承泣

【穴位一找准】在面部，瞳孔直下，当眼球与眶下缘之间。取穴时正坐位，两目正视，瞳孔之下0.7寸，当眼球与眶下缘之间取穴。

【解剖】穴下为皮肤、皮下组织、眼轮匝肌、下睑板肌、下斜肌、下直肌。皮肤由上颌神经的眶下神经分布。针穿皮肤、皮下组织以后，可经下睑板肌入眶内的下斜肌和下直肌。前肌为平滑肌受交感神经支配，后二肌是横纹肌，为动眼神经下支支配。

【功效】散风清热，明目止泪。

【主治】

1.五官科系统疾病：急慢性结膜炎，近视，远视，散光，青光眼，色盲，夜盲症，睑缘炎，角膜炎，视神经炎，视神经萎缩，白内障，视网膜色素变性，眶下神经痛。

2. 精神神经系统疾病：面肌痉挛，面神经麻痹。

【刺灸法】

刺法：

1. 直刺 0.5 ~ 0.8 寸，左手推动眼球向上固定，右手持针沿眶下缘缓慢刺入，不宜提插、捻转，以防刺破血管引起血肿。

2. 平刺 0.5 ~ 0.8 寸，透向目内眦，局部酸胀，可致流泪。如果针刺过深或斜刺可刺伤视神经，当深达 2 寸时可通过神经管刺伤脑，从而造成严重后果。

灸法：禁灸。

穴位详解

阳跷、任脉、足阳明之交会穴。

承泣：承，受也。泣，泪也、水液也。承泣，意指胃经体内经脉气血物质由本穴而出。胃经属阳明经，阳明经多气多血，多气，即是多气态物，多血，血为受热后变为的红色液体，也就是既多液又多热。胃经的体表经脉气血运行是由头走足，为下行，与其构成无端循环的胃经体内经脉部分，气血物质的运行则为散热上行。本穴物质即为胃经体内经脉气血上行所化，在体内经脉中，气血物质是以气的形式而上行，由体内经脉出体表经脉后经气冷却液化为经水，经水位于胃经之最上部，处于不稳定状态，如泪液之要滴下，故名承泣。

鼷穴、面髎、溪穴：鼷穴，地部之小洞也。面髎，面部之孔隙也。溪穴，孔隙中流水的小溪也。鼷穴、面髎、溪穴，意皆指有地部孔隙沟通阳明胃经体内与体表经脉，气血物质内外相通。

阳跷、任脉、足阳明之会：本穴物质由胃经体内经脉气血外出变化而来，胃经体内经脉气血出体表后既有液化之水又有温热之气，气血物质的阴阳相济之性同于跷脉，故为跷脉、足阳明之会。此外，本穴的地部经水其性又同于任脉，可循地部别走任脉的承浆穴，故其又为任脉、足阳明之会。

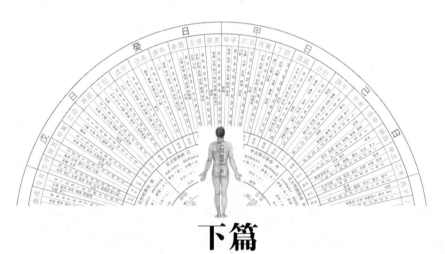

下篇

经络穴位自我保健法

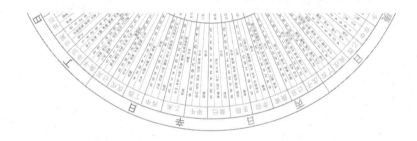

第一章
滋养脏器的特效穴位及经络自我保健

　　人体的经络与我们身体的五脏六腑等所有器官相互连通，循行于人体的各个部位，就如同一张精细准确的旅游地图，不论你想去哪儿，都能找到地方。这个大网络中的每一条路径，乃至每一个点都相互作用，相互影响，共同维持着全身器官的协调运行和平衡，共同保护着我们的健康之躯。

肝阴虚的经络穴位保健

　　中医认为，人的经络主要由经脉和络脉组成。所谓"经"实际上有"径"的意思，相当于路，是大且深的主干；而"络"有"网"的意思，相当于分支，是小且浅的横行支脉。如果将我们的身体比作一棵大树，那么，经脉就是树干，络脉就是树枝。"树干"与"树枝"就如同我们身体里深浅不一、纵横交错的沟渠一样，运载着全身的气血。气血通畅，人就能"活"起来，气血不畅，人就得打盹。就好像一座城市的交通，一旦出现堵车时，被堵的人就会心情沮丧，而一旦疏通了，所有的车都正常地跑起来，城市的各个角落也就恢复了以往的平静，大家也就相安无事地专心自己的工作了。

　　说到健康，恐怕有不少人又要对经络嗤之以鼻，说经络是不科学的，甚至是不存在的。但千百年来的事实证明，通过经络按摩及针灸等疗法不知道有多少人起死回生。当然，现代医学技术已经相当发达，但问题是，我们不可能一天24小时把医生带在身边，身体一不舒服就给我们开药、打针、输液，为你手到病除。因此，我们自己必须掌握一些简单的保健方法，而经络按摩应该是最简单有效的方法。

　　平时我们可能会遇到这样一些症状：眩晕耳鸣，胁痛目涩，五心烦热，潮热盗汗，口燥咽干，或手足蠕动，经闭经少等，这就是典型的肝阴虚症状。肝阴虚指肝脏阴液亏虚的症候，多由气郁化火，肝病及温热病后期耗伤肝阴，或肾阴不足所致。治宜滋阴养肝为主。肝阴虚不能潜阳，多致肝阳上亢或虚风内动。

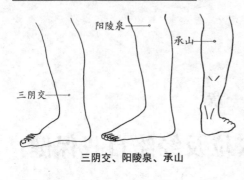

三阴交、阳陵泉、承山

参肝阳上亢，虚风内动条。

肝，阴中之阳脏，魂之处，血之藏，筋之主，其为风木之脏，主疏泄而藏血。疏泄指肝对于全身的气机、血液、水道、津液等方面具有疏通、畅达、宣泄的功能和特性，以保持肝本身功能和其他脏腑功能活动的重要条件。

肝藏血，指肝具贮藏血液、调节血量的生理功能，即"肝主血海"也。二者是相辅相成、相互影响的，肝疏泄正常、气机调畅、血运畅达、藏血才能保障；反之也只有肝的藏血功能正常，肝血充足，肝木得养，其疏泄始能正常发挥，故前人有"肝体阴而用阳"之说。

肝之藏血，其体为阴，是疏泄功能的物质基础，也是肝本身乃至其他脏腑功能活动正常进行的物质基础。朱丹溪有云："阳常有余，阴常不足，气常有余，血常不足。"何况阳主动，阴主静，人体常居阳动状态之中，精血、阴气最易耗散。故此示人保护阴精，强调养阴在养生、治疗上的重要性。具体对肝脏而言，肝常行疏泄功能，居阳动状态，肝体精血则易耗散而常虚。"血液运行上下全赖乎肝，肝阴虚证则不能滋养血脉"。阴血是构成人体生命活动的重要物质，在生理状态下，又是互相影响，互为因果。肝阴虚证，营阴亏损，血脉不充，以致血液运行不畅而瘀滞。又因瘀血阻滞，妨碍阴精的化生，可加重瘀血，导致血液黏度增高，血流缓慢，微循环障碍而出现微观血瘀证。

40岁以上的人差不多都有这些症状：腰腿痛，落枕，睡觉时腿老抽筋；眼花，看不清东西（视力减退），头昏，双胁下灼热，舌头红，口干，苔少；老打嗝，恶心想吐，吃下东西很不舒服；不明原因的全身酸痛；经常莫名其妙地为一点小事发火。

以上这些情况如不及时纠正的话，就会发展成西医认定的脂肪肝、高血脂、慢性肝炎、胆囊炎、视网膜脱落、浅表性胃炎等疾病。

《素问宣明五气论》说肝是主管筋的，肝的气血可以抚养筋，正如书中所说的"食气入胃，散精于肝，淫气于筋"一样，"淫气"就是指气血。而"筋"就包括我们现在说的人身上的肌腱，它负责管理全身各个关节的运动。

肝血虚、阴虚了就没有力气，更没有多少气血能够分给筋，人抽筋就是身体在向我们抱怨了，如果我们还是不管不顾的话，病就要来了，而且还要攻陷脏腑。

此时，我们只要选足太阳膀胱经上的承山穴和足少阳胆经上的阳陵泉，再配以足太阴脾经上的三阴交进行治疗就行。

承山穴，顾名思义，能承担如山重量的意思，它能够舒筋活络，自古就是腿痛转筋的有效大穴。疼的时候，用手指点揉此处5分钟就可以了（平时每天按揉3分钟即可），虽然按下去会有很重的胀痛感，但一定要忍住，然后，会有一种说不出来的舒服感觉。

阳陵泉还是特定穴"八会穴"中的"筋会"，也就是全身筋的总汇之处，所以用此穴来治筋的毛病，疗效特别棒。另外，此穴对胆上的任何疾病都有效。

使用阳陵泉时用拇指进行点揉或者点拨，点拨效果最好，每天5分钟，也可以用指间关节进行刺激，以加大刺激量。它在膝关节的下方，小腿外侧、腓骨头下方的凹陷处就是。

三阴交是肝、脾、肾三条阴经交会的穴位，正是因为是三经交会的重要通衢之处，所以刺激它可以把三条经的经气全调动了，可防治肝、脾、肾三脏上的诸多病症。每天按揉三阴交，坚持两个月左右，就可以很好地保养肝、脾、肾，使其气血充足、流畅，这样，三脏上的很多不适症及慢性病都会不治而愈。

三阴交位于小腿内侧，在内踝尖上方四指的骨后缘处。操作方法：每天晚上睡觉前，先用热水泡脚10分钟，泡到小腿肚子以上，然后开始从上到下按揉穴位。先按揉两侧阳陵泉3分钟，一定要产生酸、胀的感觉才行。然后点按承山，小腿一定要放松，注意点按时不要使太大的力，因为这个穴位的感觉很强，刺激力量太大反而欲速则不达，时间也不需要太长，3分钟即可。最后按揉双腿侧的三阴交，向着骨缘内侧点揉5分钟。请记住，一定要坚持。还可以到药店去买杞菊地黄丸，再用枸杞甘草泡水，或生地15克、白芍10克用水煎服，配合以上3个特效穴位，就能从根上改变这些肝血阴虚症状。

肝阴虚要多吃一点酸味的食物，因为酸甘化阴，可以补充阴津，还有肝在五味中合酸。少吃辛辣之品，因为辛辣的东西最耗阴液。

肺阴虚的经络穴位保健

肺阴虚是指阴液不足而不能润肺，主要表现为干咳、痰少、咽干、口燥、手足心热、盗汗、便秘、苔少质红少津脉细而数或咳血等。证因分析：多由久咳久咯耗伤肺之阴液；或因痨虫袭肺，燥热之邪犯肺灼烁肺阴；或是汗多不固，阴津耗泄等，均可导致肺阴亏虚。

肺阴虚在小孩和中老年人身上特别多见，常见症状是长年多咳，但痰难咳出；经常出虚汗；气短，感觉胸口气不够使；情绪低落，不想与人交流；嘴里有发霉的草味，反应迟钝；特别容易感冒，或者外热内寒，上热下寒。

以上症状都是肺亏损比较厉害的典型表现。因为人体中只有肺是直接和外界大气相通，所以遭到外邪袭击的机会就多于其他脏腑。"肺为娇脏，不耐寒暑"，而且小孩、老人内脏都很弱，抵抗能力就更低了。

这些症状表面上看起来是"热病"的表现，其实是假象。常年多咳的人在中医看来必然是肺阴亏虚，肯定会表现"虚热"症状，比如痰老咯在喉里咳不出，还有睡觉时出汗，我们叫它"盗汗"，是说它老像盗贼一样在人睡着的时候才出现。还有，人之所以会莫名其妙地怕热，是因为阴虚了不能抑制阳，以致虚热全浮于表面，所以，不仅睡眠不好，手心脚心也会出黏汗。

以上这些病状在现代人生活中十分普遍，只用两味中药就可以轻松治愈：买生地10克、五味子10克，泡水喝，不出一周就会好转。生地滋阴，五味子不仅敛肺止咳也滋阴。

但这样做只是把现有的症状给解决了，要彻底使肺健康，还要去根，所以我们要每天坚持按揉双侧合谷穴3分钟，只此一穴就行。同时，还要配以摩腹。15天左右，你会眼看着困扰自己多年的胸闷气短、多咳多痰、爱发高烧、多出虚汗等症状慢慢消失了。

肺虚时要多吃酸味的东西，少吃辛辣的东西。因为肺性质上喜欢收敛，不喜欢发散。顺着肺的喜好就是补，跟肺反着干的就是泻。酸性收敛，正投肺所好，所以能补肺虚，辛味发散，正为肺所恶，会将肺泻得更虚。

肺阴虚上火及肺经按摩，可以在肺经与大肠经、膻中穴予以重点推揉，再加上以手指沿着肋骨间，向左右两方推抚胸腔，一遇痛点就多推揉一番，果然连连打嗝，加几声无味屁后，顿时觉得咽喉部的刺热感减轻许多，再多喝热开水，隔天起床就会感觉好多了。

肾阳虚的经络穴位保健

肾阳虚是每个年龄段的人都会有的症状，具体表现有：感冒不断，畏寒怕冷，爱喝水，四肢不温，又口干舌燥，口腔溃疡；夜尿多；腰痛、关节等骨头经常痛；怕热、腰酸、口舌生疮、小便黄热、焦躁又倦怠、坐立不安。以上症状假设不注意的话，发展下去就是高血压、肾炎、肾下垂、膀胱炎、糖尿病、阳痿、妇科病。

中医认为，气血津液是人体生命运动的基本元素。气又囊括很多种，如元气、宗气、卫气。其中元气是人体中最基本的气，根源于肾，属先天之气，所以，人们常说伤什么也别伤了元气，元气囊括元阴和元阳。而卫气（卫阳），有"卫护"的意思，主要起温养、保护内脏和肌表的作用，它来自食物转化而成的水谷精微肉体。

阳虚的意思主要就是指卫气、卫阳虚。而宗气是由肺接收的自然之气与脾胃运化而来的水谷之气相融而成，它推进肺气的升降和心血在全身的散布运行。

肾阳虚证是指肾阳亏虚，脏腑机体失于温煦所表现的虚寒征候，又名命门火衰证。多因素体阳虚或年老体衰，或久病不愈，或房事太过，或其他脏腑病变伤及肾阳，以至命门火衰，温煦失职所致。临床主要表现为头目眩晕，面色㿠白或黧黑，形寒肢冷，腰膝酸冷，精神萎靡，性欲减退，男子阳痿早泄，精冷不育，女子宫寒不孕，或久泄不止，完谷不化，五更泄泻，或小便频数清长，夜尿频多，舌淡苔白，脉沉细无力，尺脉尤甚。故本证多以腰膝酸冷，性欲减退，夜尿频多与阳虚症状共见为辨证的重要依据。

肾阳虚固然不是什么大病，但发展下去就容易导致胃、肺和肾脏上的严重疾病，千万不能蔑视。一旦出现以下状况，只要求运用以下几个行之有效的穴位抚慰就可以了。

下面我们所介绍的这六个穴位在补肾壮阳的功效上很是出色：

肾腧

肾腧是肾的背腧穴，不管是肾阳虚还是肾阴虚，只要是肾脏的问题，都离不开它。它是阴阳同补的一个穴位，用艾条温灸它，能够振奋肾脏的元气，起到培元固本、益肾助阳的功效。

命门

命门对男子所藏生殖之精和女子胞宫的生殖功能有重要影响，对各脏腑的生理活动，起着温煦、激发和推动作用，对食物的消化、吸收与运输，以及水液代谢等都具有促进作用。现代研究多倾向于认为命门是藏真火的穴位，就是通常叫的"命门火"。艾灸命门，能够鼓动命门之火，从而温肾助阳。命门这个穴位在我们临床上常用来治疗男性阳痿，自己可以经常在家灸这个穴位，用艾柱灸 5 ~ 7 壮，或者用艾条灸 10 ~ 20 分钟，每天 1 次，每月 20 次，疗效很好。

气海

气海是人体元气的海洋，关元是元气出入的"关卡"，是任脉和身体的足三条阴经相交会的穴位，是"男子藏精，女子藏血之处"，两穴合用，能够大补脏腑的虚损。无论是补肾气还是补肾阳，关元和气海都是我们必选的穴位。

合谷

合谷是人体保健的要穴，俗称"虎口"，是手阳明大肠经的穴位，可以称作是人体的第二保健大穴，每天按揉，可以很好地提高卫阳的

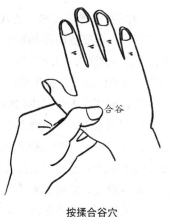

合谷

按揉合谷穴

功能。冬天和深秋以及夏秋之交的时候适宜艾灸合谷，秋季和夏季的时候适宜按揉。按揉时应当朝着小指方向按，有酸胀的感觉为度，艾灸时应当拿着艾条在距离穴位约两指的中央灸。

足三里

足三里，是足阳明胃经的合穴，主治肚腹上的疾病，今人认为，按揉或艾灸此穴，可将体外部的正气驱逐于三里以外，民间谚称："拍击足三里，胜吃老母鸡"。此穴可养胃、补肾、补肺，要协作合谷运用。

鱼际

鱼际，是手太阳肺经的穴位，每天坚持掐揉双手的穴位，可保肺的平安无恙。肯定要协作合谷、足三里运用。每天早饭前和晚饭前按揉双侧合谷穴各3分钟，而后再按揉或艾灸双侧鱼际和足三里穴各3分钟。同时，还可服用玉屏风散或许防风通圣散，或许泡点黄芪当茶喝，就可以大大增强卫气的护卫进攻功能。

对上面这几个穴位的使用，最好用灸法。每个穴位用艾条灸10～20分钟，或者灸到穴位周围皮肤发红，每天1次，每个月灸20次，补肾壮阳的效果很好。

经常用这几个穴位温补肾阳，尿频、小便清长、浮肿、畏寒怕冷、耳鸣、大便溏稀、男子阳痿，女子宫寒、性冷淡、痛经等问题都会有所缓解或者治愈。

另外，为增强卫气的进攻作用，可以妥帖吃点辛辣之品。辛味宣散，能将卫气驱逐到皮肤外表的腠理之中，做到五步一哨，十步一岗，身材的捍卫自然铜墙铁壁。补肾要多吃彩色的食物，如黑豆、黑芝麻等。另外，肾属水，水最怕土，所以吃多了甜的东西会伤肾，因为甜味与土相对。有肾病的人切记不要吃油炸煎烤的东西，因为太燥，耗伤水分，加重肾虚。

脾胃虚弱的经络穴位保健

中医说脾胃是人的"后穴之本"。就是生下来活下去的根本保证，每个人在出世后，主要依赖脾和胃的运化水谷和受纳腐熟食品，这样人体才能将摄入的饮食消化吸收，以化生气、血、津液等营养物质，才能使全身脏腑经络组织得到充分的营养，维持生命活动的需要，所以脾胃也为气血生化之源。

脾胃虚弱在人的身体和精神通常会有下列表现：

1. 闷闷不乐，莫名地不高兴，心烦，疲惫。

2. 东想西想，胆小多疑，思虑太多，不愉快的事会记得很多，而且经常回味，使自己经常处于压力下或经常生着闷气。

3. 胃难受，牙痛，肺咳。

4. 能吃能喝但还是瘦。

5. 有很多的精神失常状况，通常都有要求完美的性格。

以上这些毛病如果不及时采用行之有效的方法来纠正的话，发展下去就会形成心郁，肺郁，脑郁，肠郁等等一连串的疑难杂症，而像那些常见的如浅表性胃炎，胃溃疡，低血压，十二指肠溃疡。各种消化系统疾病就更不用说了。

既然脾胃具备了整个消化吸收功能，脾胃不好，人体很多器官运作代谢减慢，工作效率降低或干脆停工，所以疾病就出来了。俗话说：人是铁，饭是钢，一顿不吃饿得慌。脾胃虚弱，要么没有食欲，要么吃了不消化，不管是哪种情况，都会让身体缺乏动力，时间一长人当然就不舒服，而脾主管人身上的皮肉，脾虚了，四肢肌肉没东西吃，当然会四肢无力，肌肉酸懒，气短，便稀，泄泻。同样，脾无力了没法将食物转化成气血，气血流不到四肢，自然会感到手脚冰凉，这还只是人初期的症状，到医院去是检查不出什么问题的。任由这样发展下去的话，各种胃炎，肠炎都会接踵而来。

中医的脏腑学说里面把脾称作"后天之本"和"先天之本"肾相对应。既然能称为"本"可见它的作用有多重要了。《灵枢·玉版》说"人之所受气者，谷也。谷之所注，胃也。胃者，水谷气血之海"。它的意思就是：人能活下来是从哪里吸取生气呢？是粮食，而粮食要转化成气血，就要先进入胃里，所以说胃是水谷气血之海，说穿了其实胃就是我们的"粮仓"。粮食运到这里，先进行初步的消化（被打碎）形成食糜，然后再被脾加工好运走，脾胃是互为表里的两个脏腑，一个管受纳，一个管消化食物，所以经常把它们放在一起称作"中焦脾胃后天之本"。

脾胃不好的人可以尝试我们下面推荐的穴位组合：

中脘

中脘穴在膈下脐上，是胃之募穴，八会穴中的腑会，又是任脉，手太阳小肠经，手少阳三焦经和足阳明胃经之会穴，有健脾利湿、和胃降逆的功效，任脉在该部位穴位多用于治疗消化道疾病，尤以胃，十二指肠疾病之效果为凭，故本穴能治疗胃脘痛，呕吐，食不消化，腹胀等病。临床时可配用足三里、内关等穴。

神阙

本穴正当脐中，脐为先天之结带，为先天元神出入之道，故名之以神。"阙"中门，出入中门，示显贵也，又身以神志为最贵，本穴为心肾（心藏神，肾藏志），交通之门，故名神阙。

神阙穴在脐中央，脐为瘢痕组织，有回阳救逆之功，凡属挥霍缭乱，有干神之外感急症，本穴主之，主要用于中风脱症的面色苍白，四肢厥冷，大汗淋漓，脉搏微细的急救，用灸法，以灸至肢暖，汗收，脉复为度。

中寒腹痛，泄泻便溏可灸神阙或拔火罐。脐为后天之气舍，在内接近大小二肠，按摩者可转运此穴，通畅矢气，消化水谷。

足三里

"足"指下肢，"三"指膝下三寸，"里"指内，即集合，通达之意，与手三里上下相应，对上下三焦诸病无所不包，治症极为复杂，故名足三里。

足三里是胃经的下合穴，是治疗胃肠疾病的重要穴位，所谓"肚腹三里留"，是指凡腹部疾患均能在本穴进行治疗的意思。足三里是治疗下肢疾病的重要穴位，《内经》说："治痿独取阳明。"足三里为治疗瘫痪和痹症的主要穴位。

足三里是人身四大强壮穴之一，古有"若要安，三里常不干"之说，指出常灸此穴有强壮作用或常点按有保健作用。举凡消化和运动方面的病症，常点按此穴有加强疗效作用。故足三里有调理脾胃，调补气血，疏通经络，扶正培元之功效。

从中医学理而言，"饮食自倍，脾胃乃伤"。人体的水湿，水肿，痰液，流注几乎都与脾胃病变有关，脾胃是后天之本，《内经》中讲过"胃不和则卧不安"。胃为主纳，脾主化，脾统血，五行中，脾胃为土，脾藏意（五神之一），万病归于脾土，治病用药，先护胃气，有胃气则生，无胃气则死。

艾灸在除痰、化湿、渗水、祛风、散寒、消肿方面有独到的作用。而且艾灸中脘、足三里、神阙的补益作用在消化系统方面主要是通过对胃肠活动的变化，消化腺分泌的变化等实现的，在艾灸时发现胃肠活动出现兴奋性和抑制的改变，从而起到调整作用。如：胃液分泌过多者，灸之可抑制胃液的分泌。而胃液少者，灸之可促使胃液分泌，对于胆汁，唾液也有良好调节作用，而且清除肠胃瘀滞，开启强壮脾胃，调胃补气，化湿和中，降逆止呕，健运脾胃，温中散寒，温补元气，调和气血，宣通气机，导气下行，固脱复苏之功效，肠胃清则五脏六腑之瘀滞有倾池之途，脾胃健则五脏六腑有生化之源。

那么日常生活中，怎么来护理我们的脾胃呢？首先要分清楚是脾还是胃的问题。虽然时间长了两者都会有毛病，但一定要弄清是谁先出问题的，这样治疗才好办，根据"脾主运化"和"脾主升清""胃主受纳"的道理，如果食欲不好或者吃过饭不消化，那是脾的问题。如果觉得有食欲但是吃下去会不舒服，那就是胃的问题。例如有些人经常在外面吃饭，吃的时候没觉得有什么，但吃完后总会拉肚子，找西医说是胃肠炎，打针吃药不见效，其实这个情况在中医里面属于"胃强脾弱"，很明显，胃没问题，是脾运化不了，吃进去的食物超出了它的负荷，没有办法只好拉了，这就和卡车运货一样，标注的承载量是1吨，虽然也能装上去2吨，但是车胎可能会爆，车厢下面负重的钢板更能变形。

《黄帝内经》记载：病在脾，愈在秋，秋不愈甚于春，春不死，持于夏，起于长夏，禁湿令饱食湿地濡衣。长夏（小暑立秋之间）湿气重，湿气易伤脾，所以长夏之时要注意调养脾胃，少吃生冷肥腻的东西，也不要吃得过饱加重脾胃负担，或者穿湿乎乎的衣服，睡在潮湿的地方。很多人以为夏季温度高，多吃冰棍和冷饮，湿衣服穿在身上一会儿就干了，这些小事情不碍事，殊不知，正是这些小事情在一点点蚕食你的后天之本。要保养后天之本，就要多吃"苦"，"吃得苦中苦，方为神仙人"。苦瓜之类的食物能祛湿，解脾胃之困，脾胃好了，身体就好了，吃嘛儿嘛儿香。

日常生活中，养护脾胃应少吃酸味的食品，多吃甘味的、祛湿的食品。甘味食物能滋补脾胃，而酸味则不利于阳气的生发和肝气的疏泄，会使得肝气偏旺，对脾胃造成伤害。

甘味食物首推大枣、山药和薏米。此外还有小米、糯米、高粱、豇豆、扁豆、黄豆、甘蓝、菠菜、胡萝卜、芋头、红薯、土豆、南瓜、黑木耳、香菇、桂圆、栗子等。而黄瓜、冬瓜、绿豆芽等寒性食品（尤其是体寒者）则要少吃。

烹调多用以水为传热介质的方法，例如煲汤、煮羹等，并且要注意保温；少用煎、炸、烤等以油为介质的烹调方法，以利于脾胃的消化吸收。

注意食有节制，防止过饱伤及本来就虚弱的脾胃，始终保持旺盛的食欲。

下面我们介绍健脾养胃的药粥两款：

1. 山药薏米粥：山药粉60克，薏米30克。先将薏米洗净水煮，将熟时，调入山药粉，用文火继续煮至粥熟。早晚温服。功能健脾益气，渗湿止泻。适用于脾气虚弱、食少便溏，或脾虚不运、湿浊下注之妇女带下等症。

2. 黄芪大枣粥：黄芪30克，大枣30克，糯米100克。先将黄芪煎水取滤液，大枣去核，与糯米一起熬成稀粥。早、晚趁热服食。功能益气健脾、养血安神、固表止汗。适用于脾胃气虚、食少便溏、倦怠乏力及年老体弱、血虚萎黄。

心脏的经络穴位保健

谁都想有一颗健康的心脏，不过如今随着人们生活压力的增加，饮食结构的改变及运动量的减少等多种情况的变化，心脏病的发病率在渐渐增加。

心脏病的穴位保健方法是怎样的呢？先了解一下心脏病的穴位保健方法。虽然年龄、性别、家族遗传病史等危险因素难以改变，但是如果有效控制其余危险因素，就能有效预防某些心脏病。在日常生活中学会自我管理，建立良好的健康的生活方式，对心脏病患者而言，至关重要。

有心脏病的患者，经常提心吊胆怕发作，如何排除这一忧患？除了我们在日常生活中要保持乐观向上的良好心态，努力做到生活有规律，还可以用按摩穴位的方法来主动地防止心脏病发作，做到预防为主，未雨绸缪，防患于未然。

我们常用的按摩心脏病的日常保健穴位有三：

一是内关穴，其位于手掌腕侧横纹正中直上2寸两筋间（可用患者拇指指关节的宽度作为1寸标准）可用拇指侧按入。

二是神门穴，其位于手掌侧腕横纹尺侧端梢方凹陷处，可用拇指端点按入。

三是膻中穴，其位于胸部正中线上，平第四肋间处，可用拇指指端按压或用大鱼际平揉。

保健按摩方法是：按摩频率每分钟60～80次；每天早晚各一次，每次按摩每穴1分钟左右，一般以点按或平揉手法为宜。此三穴自我按摩方便，随心随时随意，若平时心脏有不适的时候，可立即点按此三穴治疗，为及时就医赢得时间。

实践证明，如果坚持按摩不仅能起到预防保健的功效，而且对降血脂、降血压等也有一定的作用，会收到意想不到的效果。

临床实践表明，手部按摩是防治心脏病有效的辅助方法。如风湿性心脏病患者出现心功能不全时，按摩手部穴位可以改善四肢末端的血液循环状态，加强心脏功能；冠心病患者长期按摩手部穴位，有利于改善心肌的缺氧，缺血状态，减少或防止心绞痛，心肌梗死的发生。

必须指出：对于任何心脏病，手部按摩只是辅助方法。

【按摩选穴】

经穴：内关、大陵、神门、少海、曲泽等。

反应点：心点、心痛点（心悸点）。

【按摩方法】按揉或点按内关、大陵、神门、少海、曲泽、心点、心痛点200～300次（每穴）。心慌者而无明显心脏病迹象，只需要重点按摩内关、神门即可。心脏病人如自己做手部按摩，不应选穴过多，坚持每天按摩1～2次。

心脏病发病期间，应以药物治疗为主，以手部按摩为辅。治疗过程中要及时注意病人的表情反应，以免发生危险，严重时应叫"120"急救。

伸开手臂，掌心向上。然后握拳并抬起手腕，可以看到手臂中间有两条筋，心包经上的内关穴就在离手腕第一横纹上两寸的两条筋之间。内关穴有宁心安神、理气止痛等作用，因此经常成为中医医治心脏系统疾病以及胃肠不适等病症的首选大穴。

因为内关穴十分好找，所以可以作为日常按揉的穴位，无论是走路还是闭目养神，都可以操作，对于调节心律失常有良好作用。需要注意的是，按揉此穴不必太大力气，稍微有酸胀感即可。内关穴属心包经，有宁心安神、宽胸理气的功效。取穴方法：腕横纹（手心面）上两寸正中，也就是从手腕横纹向后量两个拇指指间关节宽，在两筋之间取穴。

内关穴主治心悸心痛、心律不齐、神经衰弱、呕吐呃逆、胸闷胁痛、胃痛、健忘失眠以及癫狂痫病、肘臂疼痛等，是多种疾病针灸按摩治疗时的首选穴。

而现代医学研究也证实，内关穴不仅对提高肺功能十分有效，也是全身对心脏调节作用最强的穴位之一。刺激内关穴可以提高心肌供血量，有效提高心肌无氧代谢的能力，有效改善心脏缺血缺氧的状况，对多种心脏疾病有很好的治疗保健效果。特别是心绞痛发作时，指掐内关穴可起到急救作用。按压内关的方法是：一只手的四个手指握住被按摩的前臂，大拇指垂直按在内关穴，以指尖按压并配合一些点按和揉的动作。按摩内关穴也一定要得气有酸胀感才行。

此外，平时也可通过按揉内关穴来保养心脏，特别是对于有心脏疾患的朋友更可以来坚持做一做。可在每晚 7 ~ 9 点来按揉，这是因为晚上 7 ~ 9 点是手厥阴心包经活跃的时间，此时按揉内关可增加心脏的代谢和泵血能力，促进血液流动。方法是：用拇指按下对侧内关穴持续揉半分钟，然后松开。如此一按一放，每次至少按揉 3 分钟，两手交替进行，先左后右。注意操作时不可憋气。

患者还应少吃脂类食物，保证睡眠，心情愉快，避免情绪波动或激烈运动。

在众多心脏疾病中，心悸是心脏病的危险信号之一。常常发生心悸，就应该接受医生的诊察，以确定心脏有无异常。不过，也常有心脏毫无异常发生心悸的情况，像自律神经失调症，或心脏神经症状就是这样。这类病人即使医生再怎么说心脏并无异常，每次只要发生心悸，仍会笼罩在不安中。

因此，非常介意心悸的人，除了接受医生的检查外，请刺激少冲穴、郄门穴看看，心悸可马上稳定。还有，刺激这些穴道，也有助于改善心脏的状态。

要找少冲穴很简单，这个穴道在小指指甲长出来的无名指侧的边缘上。

若要预防心悸，可一天刺激少冲穴 2 ~ 3 次，每次指压 20 秒左右。但是，突然心悸的很厉害时，可用牙齿稍稍用力咬小指，用以刺激此穴。在咬住的期间，心悸会受到抑制。少冲穴虽两手皆有，但消除心悸较有效的是左手的少冲穴。郄门穴也是有效的穴。此穴位于手臂上。以线联结手腕内侧的横纹中央和手肘内侧的横纹（小指方向）的边缘。距此线的中央约 2 厘米，靠近手腕方向之外即是郄门穴。用手指一压，连手腕部分都会感到刺痛，很容易找到。一发生心悸，压痛（压时的痛感）会增强，会更好找，此穴以大拇指加压刺激。心悸时，稍稍用力压郄门穴，可止住症状。此穴也以刺激左前臂者效果较佳。少冲穴、郄门穴两穴，对心悸均有效果，患者视具体情况选用即可。

第二章

四季养生特效穴位及经络自我保健

中医学关于养生的理论和方法极其丰富，其中重要一点是——顺时养生。正如《灵枢·本神篇》里所说："故智者之养生也，必顺四时而适寒暑……如是，则避邪不至、长生久视。"就是说懂得养生之道的人，顺应时节变化而养生，就会长寿。我们在经络穴位保健养生上，也应当遵循此法。

春季的保肝腧穴

在春季，养肝是养生的重点内容。我们平时除了通过调理饮食到达养肝护肝的目的外，亦可通过按摩具有养肝护肝效用的穴道，以达养肝护肝的目的。

下面就介绍些具有养肝护肝效用的穴道，供大家参考选用：

三阴交穴：三阴交穴位于小腿内侧，足踝部内侧尖上3寸，胫骨后缘处，具有健脾益血、调肝补肾的效用，所以养肝护肝可经常按摩三阴交穴。

太冲穴：太冲穴位于足部当第一跖骨间隙的后方，是肝经的原穴，肝脏所表现的个性和功能在此穴都可表现，所以养肝护肝可多按摩太冲穴，用拇指指尖对穴道慢慢地进行垂直按压。

肝腧穴位：肝腧穴位于第九胸椎棘突下，督脉旁开1.5寸处，刺激此穴有利于肝脏疾病的防治，所以养肝护肝可常按摩肝腧穴位。

阳陵泉穴：阳陵泉穴道于小腿外侧，可治疗胆腑病症，是脂肪肝疗治的要穴之一，所以养肝护肝可按摩阳陵泉穴。

大敦穴：大敦穴位于大脚趾靠第二趾一侧的甲根边沿约2毫米处，具有调补肝肾效用，所以养肝护肝可经常按摩大敦穴。

行间穴：行间穴位于第一、二趾间，趾蹼缘的后方赤白肉际处，为肝经腧穴，亦可调理肝气，所以养肝护肝可常按摩行间穴。

三里穴：三里穴位于膝盖前外侧（取穴时屈腿），犊鼻穴（缺刻）下3寸，距胫骨前缘一横指（中指）处。持久按摩除可起到降血脂、降血液黏稠度，预防血管硬化的效用外，还可有效预防脂肪肝，所以养肝护肝可经常按摩三里穴。本穴是人的身体最经常使用的保健穴之一，经常按摩可强体健身。

支沟穴：支沟穴位于小臂，腕横纹上 3 寸处，除可保肝护肝外，还具有很好的调气通腑的效用，所以养肝护肝可常按摩。

除此之外，人体的头部、上肢、下肢都有具有养肝护肝效用的穴道。我们下面分别介绍之：

按摩头部穴位

按摩耳轮动作要领：

用两手拇指、食指捏住左右耳轮，自上而下搓摩，以耳部发热发胀为宜。效用：有聪耳明目、活络通窍的效用，且对全身康健都有好处。

掐睛明穴动作要领：

用拇指、中指掐在睛明穴上，同时食点拨按两眉间的印堂穴，可谓"一手点三穴"。点掐时闭气不息，点至自发气满时截止。点时一松一紧，点压 1～2 分钟。取穴方法：正坐闭目，目内眦角上方1分处。效用:疏风清热、通络明目。可疗治眼疾、神经器官性头痛，也可治打嗝。

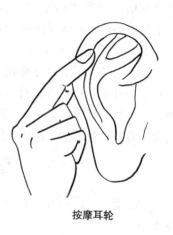

按摩耳轮

揉太阳穴动作要领：

用两手拇指或食指肚，按住两侧太阳穴，先做顺时针方向揉动 8 次，再做逆时针方向揉动 8 次。取穴方法：眉梢与外眼角中间，向后约 1 寸处。效用：可祛风止痛、活络明目，有防治头痛、疗治眼疾的效用。

按摩上肢穴道

叩劳宫穴动作要领：

一手握拳以曲骨处叩击另外一手的劳宫 16 次，再换手叩 16 次。取穴方法：握拳，食指、中指、无名指及小指四指轻压掌心，中指与无名指两指间便是此穴位。效用：清热泻火，开窍醒神，能除心烦，治心火过盛引起的口腔溃疡，以及精神方面的疾病。

掐内关穴动作要领：

屈臂手掌向上，用另外一手大拇指按压穴道。稍使劲，以感酸、胀为度，左右各按 1～2 分钟。取穴方法:仰掌微屈腕中心环节关头，掌后第一横纹上 2 寸，在两条大筋之间。效用:有宁心安神、疏肝降逆、和谐憎恶爱好、活血通络之功能。

按合谷穴动作要领：

一手拇指张开，虎口拉开，另外一手拇指按压穴位进行揉按，两手互换按压1～2分钟。取穴方法：拇指、食指张开，使虎口拉紧，手的拇指中心环节关头横纹压在虎口上，拇指中心环节关头前屈曲，拇指尖所指缺刻处便是穴道。效用：具有通经镇痛、解表清热、开窍醒神、熄风之功能。主治头面五官疾病，治牙痛有殊效。

按曲池穴动作要领：

以拇指尖按摩另外一臂的曲池穴，两手互换按摩1～2分钟。取穴方法：仰掌屈肘，肘横纹头出现缺刻处便是此穴。效用：祛风解表，调理肠胃，疏利中心环节关头，能调理脏腑功能，泻火去热，是疗治上肢偏瘫的首要穴道。

搓命门穴动作要领：

两手相互搓热，两手依次在命门穴上下来回搓热，可做2～3分钟。取穴方法：由肚脐做中线环抱身体一周，该线与后正当中线的交点就是命门穴。按揉这个穴位有培补肾阳、通利腰脊的功能，能壮肾补虚，温补脾阳。可疗治腰部虚冷疼痛、夜尿症、拉稀等症。

夏季的养心腧穴

从中医"四季养生"的理论来说，夏属火，通心，因此夏季是最适合养心的季节。

在中国文化里，有一个很有意思的现象，就是一切反映人思想意志活动的词语，都是和"心"相关——心情、心愿、心花怒放、心烦意乱、心神不宁……这里的"心"已经不仅仅指心脏这个单一的器官，而包括了大脑的思维。从医学上讲，心脑本身就属于一个系统，这里密布着丰富的神经，最容易受到环境影响。所以，这就是为什么在夏天心脏健康受到威胁的时候，情绪也容易烦躁不安的原因了。所谓"心主神明"，养心和养脑，其实是同时进行的。

在中医养生文化中，把四季、五行和人体的五脏一一对应起来，这种朴素的科学不无道理。夏季属火，"心火上炎"之后，人们容易出现疲劳、胸闷、睡眠不好、头痛、心悸等症状，心脏负担加重之后，心脑血管疾病也容易频发。同时"脾病起于长夏"，在夏季末期，湿邪最盛，胃肠功能受到抑制，消化能力和抵抗力降低，加之肠道细菌繁殖旺盛，脾胃不适便常常出现。

夏日养心，我们在这里提出一些清凉攻略供你参考：

作息调理

充足的睡眠在夏天比什么都重要，适当午睡会令一天流失的精力得到快速补充，同时，规律的作息可以安定情绪。夏天夜生活很丰富，晚睡也似乎成了习惯，但要知道那些都令白天的烦闷加剧。

运动注意

夏天的运动不宜过于剧烈，日光下的户外运动、球类运动等更是成倍地透支体力，并不是个好办法。夏季进行运动要讲究科学，做到适时、适量和适地。

适时。为了避免强烈阳光对皮肤和身体的损伤，运动时间最好安排在清晨或傍晚天气凉爽时，尽量避免上午10点至下午4点的户外运动。

适量。人体在夏季消耗增大，睡眠和食欲下降，体能储备相对较弱，因此提倡轻松运动，时间控制在20~30分钟，强度适当减小，可选择游泳、散步、慢跑、太极、瑜伽等。

适地。尽量到户外运动，选择公园、湖边、庭院等阴凉通风的地方。即使在室内运动，也要适当打开门窗，保持空气流通。

经络按摩

中医经络按摩已经被证明是一种有效的保健方法，这里推荐给大家2个简单易行的养心穴位自我按摩：

1.按压后颈部下端第七颈椎棘突下凹陷中的大椎穴，能够清热除湿；

2.每天按压手臂内侧中线的心包经和手臂内侧外缘的手少阴心经，对心血管系统、神经系统和本经经脉所经过部位的病症如心痛、心悸、心胸烦闷都有缓解作用。另外，按压最简单的太阳穴、印堂穴，也有提神作用。

天一热，很多朋友会觉得心热烦躁，静不下来，晚上睡觉也难以入眠，心脏疾病也进入了高发期。这时候除了练习打坐等养心养性的方法之外，按摩心包经上的内关穴也非常有效，因为这是治疗失眠，养心养性，保护心脏，预防心脏病发作的绝佳穴位，内关穴是心包经的穴位，相当于心脏这个君主的"御前侍卫"，是保护心脏不可缺少的助手。

对经络和针灸稍微了解一点的人都知道"四总穴歌"，就是概括足三里、合谷、列缺、委中四个穴位的治病功效，以及突出它们的治疗效果。后人在四总穴的基础上又加了两句，叫"酸痛取阿是，胸胁内关谋"，意思就是酸痛的病取阿是穴，而胸肋的病症则找内关穴。

不仅如此，关于内关穴还有一个流传很久的故事，说有一位贵夫人不知道什么病，躺在床上长达半个月，也不进食，眼睛也睁不开。家人和医生想尽办法也解决不了问题。后来有名医针刺她的内关穴，没过多久，贵夫人便睁开了眼睛，也能进食了。

内关穴在前臂掌侧，当曲泽与大陵的连线上，腕横纹上2寸，掌长肌腱与桡侧腕屈肌腱之间。内是内藏，关是关口、关要，也就是出入的要地。我们知道，这个穴在心包经上，心包是替心脏行使职权的，是心脏的保护伞，治疗的疾病也是和心脏有关系的。所以，可以算得上是心脏的关口，对于冠心病、心绞痛等心脏方面的问题，都可以找内关穴来调治。

不过，我们在生活中还有一个小小的麻烦，也可以用内关穴来应急，或许使用频率更高一些，这便是治疗晕车晕船、呕吐等。过去人们常年居住一个地方可能无所谓，而现代社会，出行没有交通工具简直就无法想象，很多人因为晕车而没有办法远行，每出一次门跟受刑一样，简直是活受罪。这时候来刺激内关穴就对了，用一只手指使劲地掐按另一侧手腕上的内关，或者也可以用硬币，因为内关在两条筋的中间，掐按不好使劲。拿硬币在中间进行滚动按摩，刺激效果非常好，可以说是最好的应急措施。

当然，除了这些"小儿科"的伎俩之外，对于消化道的疾病，如肠胃的问题等等，也可以找内关来调理。毕竟，作为心脏的保护伞，内关是替人体的君主——心来行使职权的，所以，很多的问题都可以找它来解决。

下面我们介绍三个夏季养心大穴——阴陵泉、百会、印堂。

夏季我们最易受暑湿之邪的伤害，也就是容易耗气伤阴。这时我们要每天坚持按揉阴陵穴、百会和印堂。

阴陵穴：沿小腿内侧骨向上，快到膝盖拐弯处的凹陷即是；它可以健脾利湿，坚持每天按揉3分钟，可以保持整个夏天脾胃消化正常，祛除多余的"湿"。

百会穴：位于头顶最上方，也就是两耳往头顶连线的中点处，可以大大提升人体的阳气，让人神清目爽，每天用两手中指叠压起来按在穴位上3分钟就可以了。

印堂穴：位于两眉之间，每天用拇指和食指捏起眉间的皮肤稍微向上拉100次，就能感觉到一种胀胀的感觉向两侧放散，那是阳气在冲击。

夏季暑湿缠人，坚持每天按揉阴陵、百会和印堂3～5分钟，

拇指和食指捏起眉间

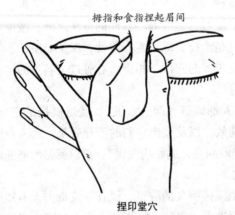

捏印堂穴

把阳气提起来，你就可以心怀清凉，安然度夏。

夏季我们最容易受暑湿之邪的伤害，也就是人特别容易在这时耗气伤阴，而且病程特别绵延难愈，这样就好理解人为什么夏季感冒或拉肚子、痢疾的时候总是时好时坏、难以痊愈了。针对暑湿邪性的特点，我们此时首先要保持身

体的气血正常，因为气血不正常（不足或过盛）的时候，人体的抵抗力会一落千丈。

　　这时，我们一定要坚持每天按揉阴陵泉、百会和印堂。前面说过阴陵泉，它可以健脾利湿，坚持每天按揉此穴 3 分钟，可以保持整个夏天脾胃消化功能正常，还可以把多余的"湿"祛掉，为夏天的健康做更好的准备。

　　下面是其他一些夏季日常护理的穴位，大家可以参考使用：

　　劳宫穴：在手掌心，当第二、三掌骨之间偏于第 3 掌骨，握拳屈指时中指尖处。

　　少府穴：手掌面，第四、五掌骨之间，握拳时，当小指尖处。

　　内关穴：前臂正中，腕横纹上 2 寸，在桡侧屈腕肌腱同掌长肌腱之间。

　　神门穴：腕横纹尺侧端，尺侧腕屈肌腱的桡侧凹陷处。

　　灵道穴：前臂掌侧，当尺侧腕屈肌腱的桡侧缘，腕横纹上 1.5 寸。

　　心腧穴：第五胸椎棘突、旁开 1.5 寸。

　　郄门穴：在前臂掌侧，当曲泽穴与大陵穴的连线上，腕横纹上 5 寸。

　　至阳穴：第七胸椎棘突下凹陷中。

　　中冲穴：手中指末节尖端中央。

　　少冲穴：在小指末节桡侧，距指甲角 0.1 寸。

秋季的护肺腧穴

　　肺在中医理论当中，主要有两大功能，一个是宣发，一个是肃降。宣发主要是通过发汗、咳嗽、流涕来表现。肃降功能主要表现在两个方面，一是通调水道，下输膀胱；二是推动肠道，排泄糟粕。但肃降的功能通常要从病理状态中才能感知到，正所谓"善者不可得见，恶乃可见"，也就是说它的功能正常时，你根本看不到它的作用，但不正常了，才会有症状表现出来。许多便秘患者并不是大便干硬，而是大便无力下行；还有人小便艰涩，需良久方出，这些都与肺不肃降有直接关系。肺的宣发和肃降的力量来自哪里呢？来自中气，也就是脾肺之气。

　　秋季的保健养生要分为前后两个阶段。秋在五行中和金相对应，《黄帝内经》说"金曰肃杀"，所以秋天的时候万物开始萧条，枯萎。我们通常也说"秋收，冬藏"。秋收就是为了冬藏。对我们人体来讲，这时阳气应该往回收了，才便于冬天的内藏。但是这时外界的温度还很高，阳气还在往外泄，毛孔仍是舒张的，人还是容易遭到外邪的袭击。秋天的主要邪气是燥，但燥有温燥和凉燥之分，在由夏季转为秋季的时候，湿气虽然退了，但气温并没有降下来，我们都知道有"秋老虎"之说，民间都说"秋后还有一伏"。这时如果不注意的话，人就容易出现鼻涕含有血块、咳痰带血丝，肺特别容易受伤，呼吸系统埋下重大隐患。

所以在秋季的前半程我们要像春天那样养生，不同的是不用把重点放在平肝上面。穴位主要选择肺经上的鱼际和大肠上的曲池、迎香。

曲池是手阳明大肠经的合穴，有很好的清热作用。每天阳气最盛的时候即中午 1～3 点时按揉两侧穴位 2 分钟即可，最重要的是要坚持每天做。它们在肘关节的外侧，胳膊屈曲时肘尖和肘外侧横纹的中点处。因为肌肉比较丰厚，所以按的时候要先加点拨的手法。

具体操作法：先用另一手的拇指按下去，有胀感之后再向外拨。

迎香也是手阳明大肠经的穴位，从它的名字我们可以看出它的功能是使人"闻香逐臭"的，可以治疗各种难愈的鼻炎、鼻塞。它还有一个很重要的功能：可以湿润鼻腔，两鼻腔湿润了，就可以加大阻止病邪的力量，尤其是在燥邪盛行的秋季。

操作法：双手按在两侧迎香穴上，往上推或反复旋转按揉 2 分钟，鼻腔会明显地通畅湿润许多。

需要注意的是，这个时节一定要少吃辛辣的食物，比如辣椒，还有那些煎炸烧烤的食品。一定要多吃滋阴润肺的东西，比如梨、百合；还可以用百合、麦冬熬粥，这些都是润肺的好方法。如果这时你有干咳、口渴的症状，千万不要随便去买止咳药吃，因为咳嗽也是人的一种自我保护反应，不应该去强行地止咳，而要通过润肺宣肺达到祛咳的作用，买一些川贝枇杷露喝，效果会更好。

到了秋季的后半段，热气慢慢下去了，天气转凉，于是燥又同冬季的主气"寒"勾结在一起，形成了凉燥。它也是主要通过口鼻来侵犯我们的身体，但是人被凉燥之邪侵犯后，身体不再觉得热，虽然也会觉得干渴，但没有初秋时那么严重，有点怕冷，很少出汗，有痰的话也是稀痰。

这时候我们要用"温润"来保养我们的身体。常用的穴位除了肺经上两侧的鱼际和大肠经上的迎香外，还要加上大肠经上的合谷。

操作方法：每天早上出门前先按揉两侧迎香至鼻内湿润。全天不定时地按揉两侧合谷和鱼际，每天每穴不得少于 3 分钟。

生活宜忌：这个时节要吃一些温热的东西，绝不要吃寒凉之物。多喝温性药物的水，像陈皮、苏叶两者合用最好。还可以用麦冬、陈皮、桔梗熬粥喝。

肺五行属金，与五色中的白色相合，身体健康时，应该多吃白色的、苦味的东西降肺气，让肺气下行与其他四脏之气会师。但是得肺气肿、哮喘、支气管炎等肺病的时候，要看虚实定禁忌。如果乏力气短，老感觉气不够用，属于虚症，要多吃酸味，少吃苦味，因为酸味收敛，可以将不足的肺气化零为整，团结起来，而苦味属火，火克金，过度的压制只能使不足的肺气不堪重负。如果痰多声粗，感冒初期多见，属于实证，这时可以吃点辛辣的东西发发汗，把聚在一起的肺气分流一下，这只是缓兵之计，要在头两三天吃，病久了再吃反而会伤身。

以上诸法，可根据个人体质参酌而用。但更有一简捷的养肺之法，上通鼻窍毛孔，下通前后二阴，通天彻地，肺之宣发肃降之功一举完成，那就是"取嚏法"。举一例，若大便因中气不足、无力下行时，可在排便同时取嚏，借其宣发之后坐力，大便轻易可通。若小便不利者，也可试用此法。取嚏法是锻炼肺脏功能的绝妙之法，诸位一定要善加利用，方可体会其妙处。对于过敏症、虚寒症、气郁症、皮肤诸症，取嚏法皆可一招制敌。

冬季的补肾腧穴

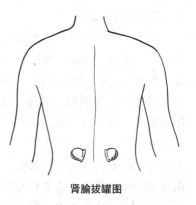

冬至前后，人们纷纷进补，蓄积营养，强身健体。历代养生家通过实践证明，寒风刺骨、大雪封地的冬季，确是保养肾气的最佳时节。穴位按摩疗法是冬季养肾的有效方法。在此我们介绍以下有助于养肾的三个方法：

肾腧拔罐图

按摩腰眼

腰眼穴在带脉（即围绕腰部的经脉）中间，位于背部第四腰椎棘突下，旁开约3.5寸凹陷中，是肾脏的位置。两手对搓发热后紧按腰眼处，稍停片刻，然后用力向下搓到尾闾部位（长强穴）。每次做50～100遍，每天早晚各做一次。经常按摩腰眼可以温煦肾阳、畅达气血。

晃腰健肾

自然端坐于沙发、凳椅或床边，双手叉腰，呼吸自然，缓慢向左晃动腰身36次，再向右晃动36次，晃动时划大圈，头部亦随之而缓慢晃动，一般早晚各练一次。此法对老年朋友尿频、尿滴沥不畅等症状有明显的改观。

摩耳健肾

中医认为耳为肾之窍，因为耳的听觉功能依赖于肾精的充养。因此按摩双耳有利于强身养肾。双手握空拳，以拇指、食指沿耳轮上下来回推摩，直至耳轮充血发热。此法有健脑、强肾、聪耳、明目之功，可防治阳痿、尿频、便秘、腰腿痛、颈椎病、心慌、胸闷、头痛、头昏等疾病。

此外，两手搓热，在腹部丹田按摩30～50次，可增强人体的免疫功能，起到强肾固本、延年益寿的作用。

冬季对人体的主要危害就是寒气，但是中国的南北方也有差别，南方寒湿较重而北方则寒气为主，所以保健时也要区别对待。贵州、重庆的朋友可能有这个体会，冬天吃火锅后一般都不会上火，但是在北方就不行，为什么？因为火锅是辛辣的，在南方吃刚好可以化解那里的寒湿之气，北方比较干燥，辛辣的吃多了就消耗人体内的阴津，会上火。所以南方人在冬季要以温阳化湿为养生的原则，每天要坚持使用如下几个穴位：阴陵泉、关元、肾腧。

这几个穴位的位置和用法在前面都谈过了，但是这里需要变通一下。具体操作方法：关元要用艾灸的方法，每天晚上艾灸 5 分钟，然后喝一小杯温开水，然后在两侧肾腧上面拔罐 5 分钟，起罐之后按揉 2 分钟。肾腧穴不必天天使用，每周拔罐 2 ~ 3 次就行了。其余的时间就按揉，两侧阴陵泉还是用按揉的方法，每次每穴 3 分钟即可。

除了穴位保健以外，冬天还有一些生活中的禁忌。冬天要多吃温热的东西，如羊肉、狗肉、辣椒，停掉所有的寒凉之物。北方的冬季，寒气里面经常夹杂着一点燥气，所以既要温阳，还要注意不能化燥，要防燥，所以要适当地滋阴。

另外，有句话叫"春夏养阳，秋冬养阴"，并不是说春夏补养阳气，秋冬补养阴气，而是因为春夏时人们喜欢吃寒凉之食，阳气易受伤，所以要特别注意保护好阳气；而秋冬季节，人们很注意温养阳气，尤其在北方，天气较干燥，人们只顾养阳气，却忘了那些辛辣之品容易化燥伤阴，结果常常为了补而不慎伤着了阴津。所以，秋冬北方人在补阳的同时要稍微在食物中加一点滋阴的东西。在吃完温热食物之后喝些枸杞粥，吃点六味地黄丸和起居地黄丸，就像中医开药方的时候，经常在一些性味相似的药物中加上一两味性味相反的药一样，这叫"反佐"，虽然药性相反，但是作用却是相左的。

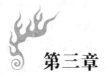

第三章

十二时辰养生特效穴位及经络自我保健

养生与十二时辰的密切关系最早见于我国的医学瑰宝《黄帝内经》中。由于每个时辰都会有不同的经脉"值班"，人体内的气血也按照一定的节奏在各经脉间起伏流注。为此，穴位经络的自我养生要顺应身体节律和它自身的循环运转，即养生要注重"因天之序"，注重日出而作，日落而息。循序而动，才能获得良好的养生效果。

子时养生——胆经

子时的时间：23：00～1：00。

子时循行经脉：胆经，此时胆经最旺。

子时养生的原则：此时，照顾好胆经，是最好的进补。

子时养生的原理：子时阳气初生，这种阳气是维持人体健康不可缺少的力量。此时，睡眠，可补充身体的能量，有养阴培元之效。

胆经，排解积虑的先锋官

足少阳胆经是目前很火的一条经，很多人都在强调它的好处，敲胆经几乎成了"万金油"。足少阳胆经从人的外眼角开始，沿着头部两侧，顺着人体的侧面向下，到达脚的第四、五趾，几乎贯穿全身。为什么说胆经是排解积虑的先锋官呢？

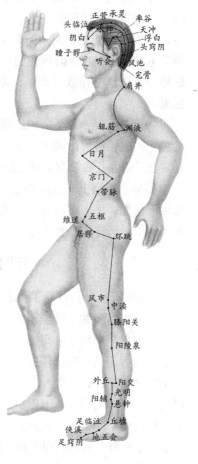

《黄帝内经》中说："肝者，将军之官，谋虑出焉。胆者，中正之官，决断出焉。"意思是说，肝是个大将军，每日运筹帷幄，决胜千里之外；胆则是一个刚直不阿的先锋官，随时准备采取行动。"肝主谋虑，胆主决断"。

现代人在竞争激烈的社会中，不得不为生存而谋虑，如果我们谋虑的事情能够"决断"，并顺利进行下去，最终获得成功，那自然会气血通畅、肝胆条达了。然而，现实往往与人的愿望背道而驰，很多事情都不能尽如人意，所以，我们会有很多谋虑积压在肝而没有让胆去决断执行，肝胆的通道被阻塞。由于情志被压抑，肝胆的消化功能、供血功能、解毒功能都受到严重影响，人体就会百病丛生。所以，多疑善虑、胆小易惊的人都应该好好调节肝胆的功能。

要改善肝胆的功能，最简单的办法就是经常锻炼胆经。

敲胆经的最佳时间应该是在子时，也就是夜里的 11 点到凌晨 1 点这段时间，早睡的人可以提前一些。因为这个时辰是胆经当令。经常熬夜的人会有体会，到夜里 11 点钟的时候，觉得很有精神，还经常会觉得饿，这就是胆经当令。胆主生发，阳气在这时候开始生发了。但是大家一定注意，不要觉得这个时候精神好就继续工作或者娱乐，而是最好在 11 点前就入睡，这样才能把阳气养起来。

每天敲胆经 300 下，胆经顺畅了，人所有的忧虑、恐惧、犹豫不决等都随着胆经的通畅排解出去了，该谋虑时谋虑，该决断时决断，那么，我们的肝胆必定会日益强壮而没有无谓的损耗，身心也会健康快乐。

另外，胆经上有很多特效穴位：阳陵泉治两肋疼痛，光明穴可治老花眼，悬钟治落枕，风市可治各种皮肤痒疹。胆经上的穴位都气感明显而强烈，如能善加利用，都有极好的效果。

丑时养生——肝经

丑时时间：1：00～3：00。

丑时循行经脉：肝经，此时肝经最旺。

丑时养生原则：卧则血归于肝，丑时保持熟睡，是对肝经最好的保护。

丑时养生的原理：肝脏必须用血来养护，当人体休息时，机体的需血量减少，大量的血藏于肝脏。当人体运动时，机体的需血量增加，肝脏就排出储藏的血液，供应机体活动的需要。丑时肝经最旺，是肝脏藏血的最佳时间，也是养护肝脏的最佳时间，如果我们在丑时还不休息的话，血液就要继续不停的"运于诸经"，无法归于肝脏，肝脏就得不到养护。因此，在丑时一定要熟睡。

肝经，护卫身体的大将军

足厥阴肝经有 14 个穴位，从下往上走，起于大脚趾内侧的指甲缘，向上到脚踝，然后沿着腿的内侧向上，在肾经和脾经中间，绕过生殖器，最后到达肋骨边缘止。肝经和肝、胆、胃、肺、膈、眼、头、咽喉都有联系，所以虽然循行路线不长，穴位不多，但是作用很大，可以说是护卫我们身体的大将军。

前面我们讲了，肝是将军之官，是主谋略的。所谓"将军之官"的意思是指，将军不仅可以打仗，而且还是能够运筹帷幄的人。将军运筹帷幄的功能，就相当于肝的藏血功能，而"谋略出焉"，指的就是把肝气养足了才能够出谋略，才能让我们更聪明。因此，我们的聪明才智能否最大限度地发挥，全看我们的肝气足不足。

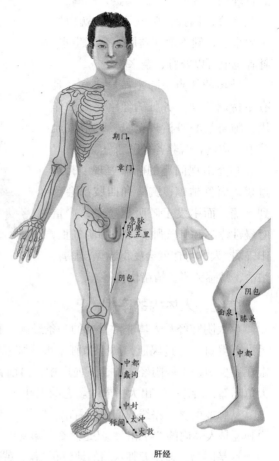

肝经

寅时养生——肺经

寅时的时间：3：00 ~ 5：00。

寅时循行经脉：肺经，此时肺经最旺。

寅时养生原则：在寅时保持熟睡，是对肺经最好的保护。

寅时养生的原理：首先人体在寅时一定要熟睡。因为寅时肺经最旺，人体由肺值班，这时大地阴阳开始发生转化，由阴转向阳，熟睡能补充肺气。要养肺，最好的办法是熟睡。还因为寅时是人体血液开始重新分配的时间，心需要多少血，肾需要多少血，都由肺经分配完成，为了保持肺经旺盛，就必须要熟睡。

其次，健脾就能补肺。根据中医五行理论，肾属水，肺属金，脾属土。土能生金，因此，肺气不足，就用培土生金法，健脾就能益肺。金能生水，补肺也就可以补肾，金水相生。

肺经的特点：肺主一身之气，具有主持调节全身各脏腑经络之气的作用。肺协助心脏治理全身，调节气血营卫，沟通和营养各处脏腑。

肺经出现问题的临床表现：肺气过盛，面色枯槁，胸背和四肢都会感到疼痛，而引发上呼吸道感染，严重时慢性哮喘和肺气肿。如果肺阴气重，阳气弱，人的身体就会变得黝黑，虚弱，怕冷，易感劳累，情绪忧伤等。

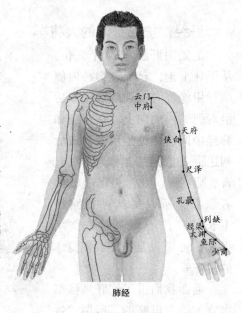

肺经

肺经，人体内的宰相

手太阴肺经是人体非常重要的一条经脉，它起于胃部，向下络于大肠，然后沿着胃口，穿过膈肌，属于肺脏；再从肺系横出腋下，沿着上臂内侧下行，走在手少阴、手厥阴经之前，下向肘中，沿前臂内侧桡骨边缘进入寸口，上向大鱼际部，沿边际，出大指末端。它的支脉交手阳明大肠经。

从肺经的循行路线我们可以看出，肺经与肺、胃、大肠都有很密切的关系。说肺经是人体内的"宰相"，又是怎么回事呢？

这是因为，肺在五脏六腑的地位很高。《黄帝内经》把它比作"相傅之官"，也就是说肺相当于一朝的宰相，一人之下，万人之上。宰相的职责是什么？他了解百官、协调百官，事无巨细都要管。肺是人体内的宰相，它必须了解五脏六腑的情况，所以《黄帝内经》中有"肺朝百脉"，就是说全身各部的血脉都直接或间接地汇聚于肺，然后敷布全身。所以，各脏腑的盛衰情况，必然在肺经上有所反映，而中医通过观察肺经上的"寸口"就能了解全身的状况。寸口在两手桡骨内侧，手太阴肺经的经渠、太渊二穴就处在这个位置，是桡动脉的搏动处，中医号脉其实就是在观察肺经。

我们知道，肺为娇脏，很容易出现问题。当肺的正常功能受损时，就会出现咳嗽、气喘、胸闷等呼吸方面的疾病，以及各种皮肤病。所以，我们要格外爱护肺经。

按摩肺经的最佳时间应该是早上 3 ~ 5 点，这个时辰是肺经经气最旺的时候，但这时候也正是睡觉的时间，所以可以改在上午 9 ~ 11 点脾经旺时按摩，也能取得同样的效果。

卯时养生——大肠经

卯时的时间：5：00 ~ 7：00。

卯时循行的经脉：大肠经，卯时大肠经最旺。

卯时养生的原则：卯时把一天积攒下来的废物排出体外，每天按时排便是对大肠经最大的保护。

卯时养生的原理。大肠是身体末端，负责把消化后的食物残渣排出体外。而卯时是大肠经最旺盛的时候，大肠工作最勤奋，排便是大肠功能最直接的表现。因此，卯时最好的办法是排便。

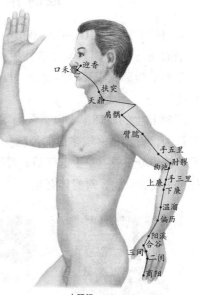

大肠经

大肠经，肺和大肠的保护神

手阳明大肠经起于食指末端的商阳穴，沿食指桡侧，通过合谷、曲池等穴，向上会于督脉的大椎穴，然后进入缺盆，联络肺脏，通过横膈，入属于大肠。

"循行所过，主治所及"，是说经络从哪里经过就能治哪里的病，因此，从大肠经的循行路线我们可以看出，肺和大肠都与大肠经关系密切，所以，疏通此经气血就可以预防和治疗呼吸系统和消化系统的疾病。虽然，肺和大肠看起来是两个毫不关联的内脏，但是它们通过大肠经互相联系、互相影响，也就是说，肺与大肠相表里。所谓表里，指一种内外关系，就好像夫妻。丈夫在外边忙着的时候，妻子就应该把家里的事务管理好；丈夫如果在外面特别忙，那妻子也相对比较忙。肺为里，为妻；大肠为表，为夫。

在人体中，气血是维持生命活动的基础，《黄帝内经》上说："阳明经多气多血。"手阳明大肠经与足阳明胃经所属的肠胃是人体消化、吸收以及排出废物的器官。人体的体质由先天和后天决定，先天部分是遗传父母的，我们无法改变，后天部分就来源于我们的食物。肠胃消化吸收功能正常，体内生成的气血充足，抵抗疾病的能力自然会增强；胃肠排泄功能正常，体内产生的垃圾就能及时排出，不在体内堆积，那么由内在原因引起的疾病自然会减少。所以，手阳明大肠经是人体中重要的经络，平时一定要注意疏通。

什么时候按摩大肠经最好呢？大肠经当令的时间是早上 5 ~ 7 点，这时候大肠经运行最旺盛，按摩效果也最好。大肠经很好找，你只要把左手自然下垂，右手过来敲左臂，一敲就是大肠经。敲时有酸、胀的感觉。

辰时养生——胃经

辰时的时间：7：00 ~ 9：00。

辰时循行经脉：胃经，此时胃经最旺盛。

辰时养生原则：辰时是胃经"瓜分"食物的最佳时刻，此时要按时吃温热的食物。

辰时养生的原理：人以胃气为本，胃是机体对食物进行消化的重要器官。中医认为，胃经是多气多血的经脉，它对我们一天之中营养的来源、体力、精力的传输十分重要。早上起床后，经过整整一晚上，在辰时吃早餐，胃经旺盛，会尽全力消化食物，对身体有益。

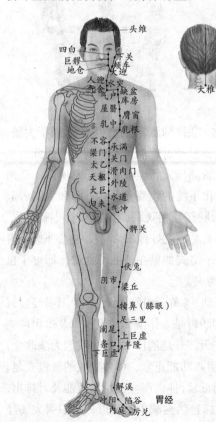

胃经，多气多血的勇士

足阳明胃经是人体前面很重要的一条经脉，也是人体经络中分支最多的一条经络，有两条主线和 4 条分支，主要分布在头面、胸部、腹部和腿外侧靠前的部分。

它起于鼻旁，沿鼻上行至根部，入于目内眦，交于足太阳膀胱经；沿鼻外侧下行至齿龈，绕口唇，再沿下颌骨出大迎穴；上行耳前，穿过颌下关节，沿发际至额颅。它的支脉从大迎穴下行，过喉结入锁骨，深入胸腔，穿过横膈膜，归属胃，并与脾相络。它的另一支脉直下足部二趾与中趾缝，此支又分两支，一支自膝膑下 3 寸分出，下行至中趾外侧，一支从足背分出，至大趾内侧，交足太阴脾经。

从胃经的循行路线可以看出，与胃经关系最为密切的脏腑是胃和脾。脾胃是人体的后天之本，这是因为每个人在出生后，主要依赖脾和胃以运化水谷和受纳腐熟食品，这样人体才能将摄入的饮食消化吸收，以化生气、血、津液等营养物质，才能使全身脏腑经络组织得到充分的营养，维持生命活动的需要。

除了消化吸收食物外，胃还有一个重要的功能——生血。"血变于胃"，胃将人体吸纳的精华变成血，母亲的乳汁其实就是血的变现，血是由食物的精华变成的。在抚养孩子的时候，母亲的血又变成了乳汁。

按摩胃经，一方面可以充实胃经的经气，使它和与其联系的脏腑的气血充盛，这样脏腑的功能就能正常发挥，就不容易生病；另一方面可以从中间切断胃病发展的通路，在胃病成气候之前就把它消弭于无形。

当然，按摩胃经的主要目的还是调节胃肠功能，所以饭后1个小时左右就可以开始按揉胃经的主要穴位了，如足三里、天枢等一定要按到；然后在睡前1个小时左右灸一会儿，灸完后喝1小杯水。每天早上7～9点这个时间按揉的效果应该是最好的，因为这个时辰是胃经当令，是胃经经气最旺的时候。

巳时养生——脾经

巳时的时间：9：00～11：00。

巳时循行的脉经：脾经，此时脾经最旺。

巳时养生的原则：此时脾经值班，不食用燥热及辛辣刺激性食物，以免伤胃败脾。

巳时养生的原理：脾为后天之本，气血生化之源。脾与胃密不可分，脾好能养胃，而胃好又能养脾，脾与胃相互协调，其生理功能才能正常发挥。

脾经，治疗慢性病的关键

足太阴脾经主要循行在胸腹部及下肢内侧，即从足走头。它从大脚趾末端开始，沿大脚趾内侧脚背与脚掌的分界线，经踝骨，向上沿内踝前边，上至小腿内侧；然后沿

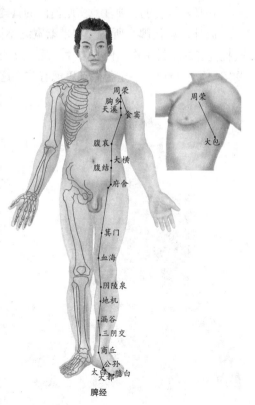

脾经

小腿内侧的骨头，与肝经相交，在肝经之前循行，上膝股内侧前边，进入腹部；再通过腹部与胸部的间隔，夹食管旁，连舌根，散布舌下。其分支从胃部分出，上过膈肌，流注心中，经气接手少阴心经。

从上面的路线可以看出来，与脾经关系密切的脏腑有脾、胃和心。中医认为，脾除了有运化的作用外，还有统血的作用，就是统摄、约束血液行于脉内而不外溢。如果脾气虚弱，不能承担起这种约束功能，就会出现各种出血病症，如呕血、便血、尿血等。治疗脾虚引发的出血症状重点在于补脾气，中成药归脾丸就是治疗这类出血症的有效药物。

当脾经不通时，人体还会出现一些常见的慢性病：大脚趾内侧、脚内缘、小腿、膝盖或者大腿内侧、腹股沟等经络线路会出现冷、酸、胀、麻、疼痛等不适感，或者全身乏力、疼痛、胃痛、腹胀、大便稀溏、心胸烦闷、心窝下急痛，还有舌根发强、饭后即吐、流口水等。

以上症状都可以从脾经去治，最好在脾经当令的时候按摩脾经上的几个重点穴位：太白、三阴交、阴陵泉、血海等。上午9～11点正处于人体阳气的上升期，这时疏通脾经可以很好地平衡阴阳。

在日常饮食上也要注意多吃清淡的食物，不暴饮暴食，以减轻脾经的负担。

此外，思伤脾。所谓"衣带渐宽终不悔，为伊消得人憔悴"，思虑过度就会扰乱脾的正常工作，使其方寸大乱，反映到身体上就是食欲不振、无精打采、胸闷气短。所以，一定要做到思虑有节，这样脾的功能才会正常。

午时养生——心经

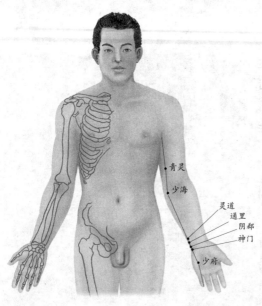

青灵
少海
灵道
通里
阴郄
神门
少府

午时的时间：11：00～13：00。

午时循行的经脉：心经。此时心经最旺。

午时养生的原则：午时心经当值，午时又是阴气开始生，中医认为，动则养阳，静则养阴，此时刻养心就要养阴，所以宜静养，不能做剧烈的运动，这是对心脏的最好保护。

午时养生的原理：心脏的正常搏动，主要依赖人的心气，心气旺盛，才能使血液在脉内正常运行，不出差错。如果心气不足，就会使心血管系统内部发生动乱，就会产生心律不齐，心律失常，心痛等症状。而午时是心经最旺盛的时候，此时静养，就能使心气旺盛。

心经，攸关生死的经络

手少阴心经主要分布在上肢内侧后缘，起始于心中，出属于心脏周围血管等组织（心系），向下通过横膈，与小肠相联络。它的一条分支从心系分出，上行于食道旁边，联系于眼球的周围组织（目系）;另一条支脉，从心系直上肺脏，然后向下斜出于腋窝下面，沿上臂内侧后边，行于手太阴肺经和手厥阴心包经的后面，下行于肘的内后方，沿前臂内侧后边，到达腕后豌豆骨部进入手掌内后边，沿小指的内侧到指甲内侧末端，接手太阳小肠经。

中医认为在五脏中，心为"君主之官"。君主，是一个国家的最高统治者，是全体国民的主宰者。相应的，心也就是人体生命活动的主宰，是脏腑中最重要的器官。它统帅各个脏器，使之相互协调，共同完成各种复杂的生理活动，如果心发生病变，则其他脏腑的生理活动也会出现紊乱而产生各种疾病。所以，疏通心经，让它的气血畅通对身体的整体调节是非常重要的。

按摩心经的最佳时间应该是午时，即上午11点至下午1点，这个时候人的阳气达到最盛，然后开始向阴转化，阴气开始上升。这时人们最好处于休息的状态，不要干扰阴阳的变化。中午吃完饭小睡一会儿，即便睡不着闭着眼睛休息一下也是很好的。

未时养生——小肠经

未时的时间：13：00～15：00。

未时循行的经脉，小肠经，此时小肠经最旺。

未时养生的原则：最好在未时前食用午餐，且午餐的营养价值要高、要精、要丰富，一定要吃好午餐。

未时养生的原理：未时是小肠精力最旺盛的时候，在未时之前用完午餐，经胃受纳，腐熟的食物在未时就能进入小肠，由于此时小肠吸收功能处于最活跃的时候，可以最大限度地把午餐的营养物质吸收。

小肠经，心脏健康的晴雨表

手太阳小肠经的循行路线与大肠经比较相似，只是位置上要比大肠经靠后，从作用上来讲也没有大肠经那么广。它从小指的外侧向上走，沿着胳膊外侧的后缘，到肩关节以后向脊柱方向走一段，然后向前沿着脖子向上走，到颧骨，最后到耳朵。

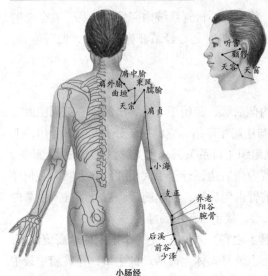

小肠经

中医认为，小肠是"受盛之官，化物出焉"。它的主要工作是先吸收被脾胃腐熟后的食物的精华，然后进行分配，将水液归于膀胱，糟粕送入大肠，精华输入到脾脏。

为什么说小肠经是心脏健康的晴雨表呢？

我们先来了解一个生活现象，现在很多人的工作要每天守在电脑旁，经常会肩膀酸痛，如果不知道休息和保养，发展下去，就是后背痛，接下来是脖子不能转动、手发麻。通常医院会将这些症状诊断为颈椎病，其实，这是心脏供血不足，造成小肠气血虚弱导致的。心与小肠相表里，这种表里关系是通过经络通道联系起来的。心脏有问题，小肠就会有征兆。比如西医所说的颈椎病，开始只是肩膀酸，这就是告诉你：这里的气血已经不足了。然后是酸痛，酸痛是因为血少，流动缓慢而瘀滞，不通则痛。后来发展到僵硬疼痛也是由于血少，血流缓慢，再加上长期采用同一个姿势，血液就停滞在那里；如果心脏持续供血不足，那么停滞的血液就会形成瘀血。没有新鲜血液的供应，肌肉、筋膜就会变得僵硬，而且极易遭受风寒的侵袭，睡觉时容易落枕。

另外，有的人脾气很急，总是心烦气躁，好争执，这在中医看来就是心火亢盛。心里的火气太大，无处宣泄，就拿小肠经"撒气"了。结果小肠经就会肿胀、硬痛，然后牵连到耳朵、喉咙、脖子、肩膀、肘、臂、腕、小手指，造成这些地方疼痛或麻木。

所以，我们说小肠经是心脏健康的晴雨表，一定要多加关注。通过小肠经，我们可以预测心脏的功能状况，还能够用调节小肠经的方法来治疗心脏方面的疾患。

按摩小肠经的最佳时间是下午1～3点，这时小肠经当令，经气最旺，人体主吸收。所以这也是为什么我们总强调"午餐要吃好"的根源了。因此，应在午时1点前用餐，而且午饭的营养要丰富，这样才能在小肠功能最旺盛的时候把营养物质充分吸收和分配。但是营养丰富还有一个前提，就是人体的吸收能力要好。

申时养生——膀胱经

申时的时间：15∶00～17∶00。

申时循行的经脉：膀胱经，此时膀胱经最旺。

申时养生的原则：申时是膀胱经当值，宜适时饮水。一定不要憋小便，否则会发生"尿潴留"。

申时养生的原理：膀胱是一个储藏尿液的容器，本身是不容易致病，如果经常憋尿，就会导致膀胱疾病。因此，要保护膀胱就不能憋尿。

中医认为，膀胱与肾为表里，主一身水气之通调，如果水分不足或过剩，都会导致膀胱疾病。又因为"肾主骨，肝主筋，肾水滋养肝木"，水少则木枯，水亏则筋病，如果骨经常酸痛，坐骨神经、头颈、腰背疼痛，都与膀胱有关。所以要保养膀胱，就要保养肝和肾。

膀胱经，让身体固若金汤的根本

足太阳膀胱经是人体经脉中最长的一条，起于内眼角的睛明穴，止于足小趾尖的至阴穴，交于足少阳肾经，循行经过头、颈、背、腿、足，左右对称，每侧67个穴位，是十四经中穴位最多的一条经，共有2条主线，3条分支。

从前面的介绍中，我们得知膀胱经与肾经是相连的。《黄帝内经》上说"肾开窍于二阴"，就是指肾与膀胱相表里。肾是作强之官，肾精充盛则身体强壮，精力旺盛；膀胱是州都之官，负责贮藏水液和排尿。它们一阴一阳，一表一里，相互影响。所以说，如果撒尿有问题，就是肾的毛病。另外，生活中我们经常会说有的人因为惊吓，小便失禁，其实这就是"恐伤肾"，恐惧对肾脏造成

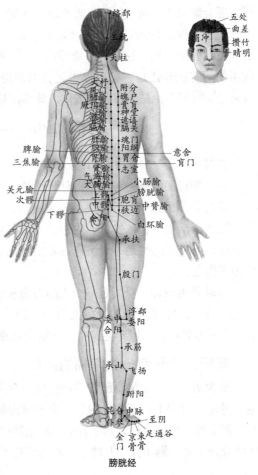

膀胱经

了伤害，而肾脏受到的伤害又通过膀胱经表现出来了。同样，肾的病变也会导致膀胱的气化失司，引起尿量、排尿次数及排尿时间的改变。

膀胱经涉及的范围很广，不仅仅是因为它属于膀胱以及与其他脏腑有联系，更多的是因为它的循行路线。它在后背上有两条直线，线上分布着所有背腧穴，这些穴位和脏腑的分布位置相对应，是脏腑器官的反应点，就像现在耳穴足疗的发射区一样，具有调节脏腑的重要作用。

另外，膀胱经还是人体最大的排毒通道，无时不在传输邪毒，其他诸如大肠排便、毛孔发汗、脚气排湿毒、气管排痰浊，以及涕泪、痘疹、呕秽等虽也是排毒的途径，但都是局部分段而行，最后也要并归膀胱经。所以，要想去驱除体内之毒，膀胱经必须畅通无阻。

足太阳膀胱经统领人体阳气，为一身之表，外界的风邪首先侵袭足太阳膀胱经，所以，膀胱经异常时人体会出现腰、背、肩的筋肉痛、关节痛等症状，同时还会影响呼吸循环，消化吸收。经常刺激膀胱经就可以改善这些症状。

刺激膀胱经的最佳时间应该是下午 3 ~ 5 点，这时是膀胱经当令，膀胱经的气血最旺的时候，这时如果能按摩一下，把气血疏通了，对人体是很有保健作用的。膀胱经还是一条可以走到脑部的经脉，所以气血很容易上输到脑部，因而这个时候不论是学习还是工作，效率都是很高的。

酉时养生——肾经

酉时的时间：17：00 ~ 19：00。

酉时循行的经脉：肾经，酉时肾经最旺盛。

酉时养生的原则：养肾要着眼于藏精，肾为先天之本，肾藏生殖之精和五脏六腑之精，主生长，发育，生殖，为全身阴阳之根本。肾在酉时进入储藏精华阶段，由于在此时是一天工作需要稍微休息之时，因此不宜过于劳累，否则会伤气伤血。

酉时养生原理：肾决定一个人的寿命长短，肾脏是人一生五脏中最后一个衰老的器官，肾靠藏精来维持人们的生命。中医认为，肾藏精，精能生骨髓，骨髓能滋养骨骼，所以肾能保持人体精力充沛、强壮和矫健。

肾经，关乎你一生幸福的经络

足少阴肾经起于足小趾下，斜走足心（涌泉），出于舟状骨粗隆下，沿内踝后，进入足跟，再向上行于腿肚内侧，出于窝内侧半腱肌腱与半膜肌之间，上经大腿内侧后缘，通向脊柱，属于肾脏，联络膀胱，出于前（中极，属任脉），沿腹中线旁开半寸、胸中线旁开两寸，到达锁骨下缘（腧府）。

肾经有两条支脉：

1. 肾脏直行支脉：向上通过肝和横膈，进入肺中，沿着喉咙，至舌根两侧。

2. 肺部支脉：从肺出来，联络心脏，流注胸中，与手厥阴心包经相接。

从肾经的循行路线可以看出，虽然肾经穴位不多，只有 27 个，但它与肾、膀胱、肝、肺、心脏等都有联系，是与人体脏腑器官联系最多的一条经脉。它的作用也就变得非同一般了。

肾主藏精，这是肾的一个非常重要的功能。这里所说的精是维持人体生命活动的基本物质。肾藏精气有先天、后天之分，先天之精是从父母那里传承来的，是构成人体胚胎的原初物质；后天之精是出生后摄取的水谷精气及脏腑生理活动过程中所化生的精微物质，又称脏腑之精。先天之精是人体生长、发育的根本，后天之精是维持生命的物质基础，所以说，肾精是否充足与人的生老病死都有很密切的关系。

肾经如果有问题，人体通常会表现出口干、舌热、咽喉肿痛、心烦、易受惊吓，还有心胸痛，腰、脊、下肢无力或肌肉萎缩麻木，脚底热、痛等症状。

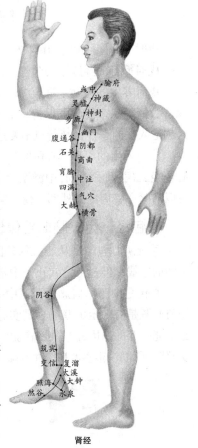

肾经

针对这些问题，我们可以通过刺激肾经来缓解。一种方法是沿着肾经的循行路线进行刺激，因为肾经联系着很多脏腑器官，通过刺激肾经就可以疏通很多经络的不平之气，还能调节安抚相连络的内脏器官。另一种方法是刺激肾经上的重点穴位，如涌泉穴、太溪穴等。

每天下午 5 ~ 7 点，也就是酉时，是肾经当令的时间，此时肾经气血最旺，因此这时候按摩肾经的效果是最好的。如果需要服中药的话，这个时候服用，效果也比较好。另外，如果家里有人经常在这个时候发低烧，很可能就是肾气大伤引起的，一定要多加注意。这种情况多发生在青春期的男孩子和新婚夫妇身上。青春期的男孩子情窦初开，手淫的次数可能会比较多，新婚夫妇性生活往往不加节制，这两者都会过多损耗肾精，伤了元气。

总之，为了我们一生的幸福，一定要了解肾经，利用好肾经，这样肾精充足，肾就会变得强大，整个人充满了创造力，很多问题也就迎刃而解了。

戌时养生——心包经

戌时的时间：19：00 ~ 21：00。

戌时循行的经脉：心包经，此时心包经最旺。

戌时养生的原则：每天戌时，心包经最旺，此时，要清除心脏周围的外邪，保持心情舒畅，使心脏保持良好的状态。如此时不要作剧烈运动，以散步等方式创造入眠的条件，晚餐也不要过于肥腻。

戌时养生的原理：心包经是一条让人快乐的经，心脏病最先表现在心包上，心包经之病，叫人"心中澹澹大动"，患者会感觉心慌。心包是心的保护组织，可以清除心脏周围的外邪，使心脏处于完好状态。因此，要保护好心包经。

心包经，为心脑血管保驾护航

手厥阴心包经是从心脏的外围开始的，到达腋下 3 寸处，然后沿着手前臂中间的中线，经过劳宫穴止于中指。

心包是中医的概念，西医中并没有心包这个概念。从名称可以看出，心包经与心脏是有一定关联的，其实心包就是心脏外面的一层薄膜。心为君主之官，是不能受邪的。因此当外邪侵犯时，心包就要挡在心的前面，"代心受过，替心受邪"。所以，很多心脏上的毛病都可以归纳为心包的病。如果没有原因地感觉心慌或者心脏似乎要跳出胸腔，这就是心包受邪引起的，不是心脏的病。

经常刺激心包经对于解郁、解压的效果非常好。刺激心包经时，先找到自己腋下里边的一根大筋，然后用手指掐住拨动，这时你会感觉小指和无名指发麻。如果每天晚上临睡前拨十来遍，就可以排遣郁闷，排去心包积液，对身体是非常有好处的。

人过了 35 岁以后，敲心包经更是必要。如果长时间饮食不合理，不健康的生活习惯使得血液中的胆固醇与脂肪含量增高，而血液中胆

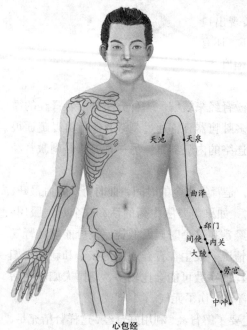

天池 天泉
曲泽
郄门
间使 内关
大陵 劳宫
中冲

心包经

固醇太多时，会逐渐黏在血管壁上，造成血管狭窄，弹性变差，继而导致血液流动不畅，诱发心肌梗死及脑中风等严重并发症。敲击心包经就可以使血液流动加快，使附着在血管壁上的胆固醇剥落，排出体外。

按揉心包经的最佳时间应该是晚上7～9点，这时心包经当令，气血运行最旺，所以按揉的效果最好。这段时间也是吃过晚饭应该促进消化的时候，但是不要在晚饭后立刻按揉心包经，因为那样会影响气血的运行，所以最好在饭后半小时后开始按揉。

亥时养生——三焦经

亥时的时间：21：00～23：00。

亥时循行的经脉：三焦经，此时三焦经最旺。

亥时养生的原则：亥时又称为"人定"，其意思是夜已深，是人们停止活动，好好安歇的时候。因此，在亥时一定要睡觉。

亥时养生的原理：亥时是三焦经最旺的时候，三焦为元气、水谷、水液的运行之所，人体十二个经脉循行了十二个时辰，三焦经为最后一站，三焦经掌管着人体的诸气，是六气运转的终点，是人体气血运行的要道，如果三焦经通畅，人体内水火交融，阴阳调和，人就不会生病。因此，人在亥时睡眠，百脉可休养生息，对身体十分有益。

三焦经，人体健康的总指挥

三焦是一个找不到相应脏腑来对应的纯中医的概念，用通俗的话来说，三

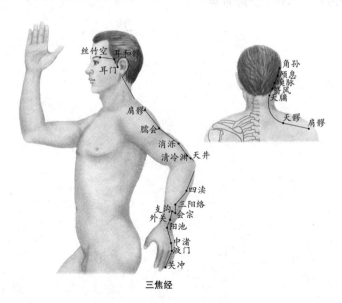

三焦经

焦就是人整个体腔的通道。古人把心、肺归于上焦，脾、胃、肝、胆、小肠归于中焦，肾、大肠、膀胱归于下焦。按照《黄帝内经》的解释，三焦是调动运化人体元气的器官，负责合理地分配使用全身的气血和能量。具体说来，三焦的功能有两方面：一是通调水道，二是运化水谷。

三焦经主要分布在上肢外侧中间、肩部和头侧部。循行路线是：从无名指末端开始，沿上肢外侧中线上行至肩，在第七颈椎处交会，向前进入缺盆，络于心包，通过膈肌。其支脉从胸上行，出于缺盆，上走颈外侧，从耳下绕到耳后，经耳上角，然后屈耳向下到面颊，直达眼眶下部。另一支脉，从耳后入耳中，出走耳前，与前脉交叉于面部，到达眼外角。

三焦经的终点叫丝竹空，就是我们的眼外角，鱼尾纹就长在这个地方，这个地方容易长斑，所以经常刺激三焦经就可以减少鱼尾纹和防止长斑。三焦经绕着耳朵转了大半圈，所以耳朵上的疾患如耳聋、耳鸣、耳痛等都可通过刺激本经穴位得到缓解。三焦经从脖子侧后方下行至肩膀小肠经的前面，可以和小肠经合治肩膀痛，还能治疗颈部淋巴结炎、甲状腺肿等发生在颈部的疾病。此经顺肩膀而下行到臂后侧，又可治疗肩周炎，再下行通过肘臂、腕，因此还可治疗网球肘和腱鞘炎。

那什么时候刺激三焦经效果最好呢？最佳时间应是晚上9～11点，这时候是三焦经当令，气血在此时达到顶峰，所以这时候按摩效果是最好的。中医还认为晚上10点是性爱的最佳时间，因为亥时（晚上9～11点）是阴阳和合的时段，这个时候是性爱的黄金时刻，也就是通过男女的交合配合身体完成阴阳和合的过程，达到"三焦通泰"。

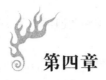

第四章

治疗常见慢性病的特效穴位和经络

针灸穴位治疗疾病虽然说是在中医理论指导下的辨证论治取穴，但是有些特殊的穴位对于某些疾病确实有着很好的治疗效果，不管疾病辨证为实证还是虚证，它都可以临证加减，比如说糖尿病按摩三阴交、涌泉，高血脂按摩阳明经穴的曲池、足三里、丰隆穴等，本章主要讲的就是特效穴位和经络治疗常见慢性病的一些方法。

糖尿病的快速穴位疗法

糖尿病是由遗传因素、免疫功能紊乱、微生物感染及其毒素、自由基毒素、精神因素等各种致病因子作用于机体导致胰岛功能减退、胰岛素抵抗等而引发的糖、蛋白质、脂肪、水和电解质等一系列代谢紊乱综合征，临床上以高血糖为主要特点，典型病例可出现多尿、多饮、多食、体重减少等表现，即"三多一少"症状。

糖尿病除了用药物控制病症外，还可利用穴位经络疗法来增加胰岛素的分泌，加强机体的代谢功能，改善微循环，预防糖尿病并发症的发生。糖尿病初期患者通过按摩可以控制病情；对已经服药 3 ~ 6 个月的患者，配合按摩也可以起到辅助治疗的作用；另外，针对糖尿病的并发症，通过按摩也会有所改善。

预防糖尿病的自我按摩法：

1. 抱腹颤动法：双手抱成球状，两个小拇指向下，两个大拇指向上，两掌根向里放在大横穴上（位于肚脐两侧一横掌处）；小拇指放在关元穴上（位于肚脐下 4 个手指宽处）；大拇指放在中脘穴上（位于肚脐上方一横掌处）。手掌微微往下压，然后上下快速地颤动，每分钟至少做 150 次。此手法应在饭后 30 分钟，或者睡前 30 分钟做，一般做 3 ~ 5 分钟。这种方法不仅能降糖、降血压，还可以治疗便秘。

2. 叩击左侧肋部法：轻轻地叩击肋骨和上腹部左侧这一部位，约为 2 分钟，右侧不做。

3. 按摩三阴交：三阴交穴位于脚腕内踝上 3 寸处，用拇指按揉，左右侧分别约做 2 ~ 3 分钟。

4. 按摩劳宫穴：该穴定位于第二、三掌骨之间，握拳，中指尖下。按摩手法采用按压、揉擦等方法，左右手交叉进行，每穴各操作 10 分钟，每天 2 ~ 3 次，不受时间、地点限制。也可借助小木棒、笔套等钝性的物体进行按摩。

5. 按摩涌泉穴：该穴定位于足底（去趾）前 1/3 处，足趾跖屈时呈凹陷处。按摩手法采用按压、揉擦等方法，左右手交叉进行，每穴各操作 10 分钟，每天早晚各 1 次。也可借助足按摩器或钝性的物体进行自我按摩。

高脂血症的穴位治疗法

高脂血症是中老年人常见的疾病之一。一般来说，血脂代谢发生紊乱；脂肪代谢或转运异常；血浆中一种或几种脂质浓度，包括血浆 TC 及 TG 水平过高或血浆 HDL 水平过低；人体血浆中 TC、TG 和各种脂蛋白含量高于同龄正常值者均称高脂血症。简单地说，高血脂症就是由于体内脂质代谢紊乱而形成的血浆脂质中一种或多种成分的浓度超过正常高限的一种病症。

高脂血症的临床症状的表现主要包括以下两大方面：

1. 脂质在真皮内沉积所引起的黄色瘤；

2. 脂质在血管内皮沉积所引起的动脉粥样硬化，产生冠心病和周围血管病等。

高脂血症的危害是隐匿、逐渐、进行性和全身性的。高脂血症最重要的也是直接的损害是加速全身动脉粥样硬化，因为全身的重要器官都要依靠动脉供血、供氧，一旦动脉被粥样斑块堵塞，就会导致严重后果。此外，高脂血症还可导致脂肪肝、肝硬化、胆石症、胰腺炎、眼底出血、失明、周围血管疾病、跛行、高尿酸血症。有些原发性和家族性高脂血症患者还可出现腱状、结节状、掌平面及眼眶周围黄色瘤、青年角膜弓等。

因此，治疗和预防高脂血症对人的健康具有重要的意义。在药物治疗之外，穴位按摩也可以作为一种不错的辅助疗法。具体操作如下：

1. 按摩阳明经穴的曲池、足三里、丰隆穴。每穴 20 分钟，每天 1 次，连续 30 天；

2. 按摩内关穴、三阴交穴及中脘穴。每穴 20 分钟，每天 1 次，连续 30 天。

脂肪肝的穴位经络疗法

脂肪肝又称肝内脂肪变性，是指由各种原因引起的肝细胞内脂肪蓄积过多，脂肪含量超过肝重量（湿重）的 5%（最高可达 40% ~ 50%），或在组织学上超过肝实质 30% 时，称为脂肪肝。脂肪肝的临床表现多样，轻度脂肪肝的症状：有的仅有疲乏感，而多数脂肪肝患者较胖，故更难发现轻微的自觉症状。中重度脂肪肝有类似慢性肝炎的表现，可有食欲不振、疲倦乏力、恶心、呕吐、体重减轻、肝区或右上腹隐痛等症状。

脂肪肝的危害通常引发以下五种常见病：

1. 肝硬化和肝癌。

2. 消化系统疾病。

3. 动脉粥样硬化和心脑血管疾病。

4. 影响性功能。

5. 影响视力。

在药物治疗之外，患者也可以通过按摩来进行辅助治疗。

按摩治疗脂肪肝，主要采用腹部按摩和循经取穴法，并根据病患情况加减手法与穴位。每次治疗 20 分钟左右，10 次为一个疗程，隔日一次。一般治疗 1 ~ 3 个疗程即可。治疗前后可行 B 超和血脂检查以检验疗效。

绝大多数病人经过按摩治疗，消化功能都能提高，相关的不适症状减轻或消失，B 超显示脂肪肝减轻或消失，甘油三酯、胆固醇、转氨酶等生化指标恢复正常或降低等效果。同时，对便秘、失眠、糖尿病、肥胖也有良好的辅助治疗作用。

我们知道，穴位也就是经络线上出现异常反应的地方。身体有异常，穴位上便会出现各种反应。这些反应包括：用手指一压，会有痛感（压痛）；以指触摸，有硬块（硬结）；稍一刺激，皮肤便会刺痒（感觉敏感）；出现黑痣、斑（色素沉着）和周围的皮肤产生温度差（温度变化）等。这些反应有无出现，是有无穴位的重要标志。如果在与肝脏最为紧密的三条经络线上用按压、捏捏皮肤的方法，若出现前述的反应，即可判断此点就有可能是最为有效的穴位。但脂肪肝的按压异常大概在期门穴、肝腧穴所在之处。脂肪肝患者记住以下穴位的定位与按压方法可达到有效防治目的。

足三里

定位：人体足三里穴位于小腿前外侧，当犊鼻穴下 3 寸，距胫骨前缘一横指（中指）。

现代实验研究发现，按压患胃炎、胃溃疡或胃癌病人的足三里，可见胃电波增加，且胃癌病人不规则的波形变得规则。长期按摩足三里，还可以降低血脂、血液黏度，预防血管硬化，预防中风发生。足三里穴的作用非常广泛。每天每侧按揉 30 ~ 50 次，酸胀为度，持之以恒，对于防治脂肪肝有极大的益处。

阳陵泉

定位：在小腿外侧，当腓骨头前下方凹陷处。正坐屈膝垂足位，在腓骨小头前下方凹陷处取。

现在的中医学家将阳陵泉列为脂肪肝治疗的要穴，亦与其主治有关。如《灵枢·邪气藏府病形篇》："胆病者，在足少阳之本末，亦视其脉三陷下者灸之，其寒热者，取阳陵泉。"此是治疗胆腑病症，而这些症状与现在的脂肪肝临床症状多有相同。另外由于中医理论有肝胆相表里的说法。所以，阳陵泉在临床上就被用来作为脂肪肝治疗的要穴，效果明显。

太冲

定位：在足背部，当第一跖骨间隙的后方凹陷处。太冲穴是肝经的原穴，原穴的含义有发源，也有原动力的意思，也就是说肝脏所表现的个性和功能，都可以从太冲穴找到表现。

用拇指指尖对穴位慢慢地进行垂直按压。一次持续 5 秒钟左右，进行到疼痛缓解为止。什么样的脂肪肝患者用太冲穴最好呢？最适合那些爱生闷气、郁闷、焦虑、忧愁难解的人。但如果你是那种随时可以发火、不加压抑、发过火后又可以谈笑风生的人，太冲穴对你就意义不大了。揉太冲穴，从太冲穴揉到行间，将痛点从太冲转到行间，效果会更好一些。

行间

定位：足背，第一、二趾间的趾蹼缘上方纹头处。

行间穴为人体足厥阴肝经上的主要穴道之一。为足厥阴肝经之荥穴，在五行中属火，所以具有泄肝火，疏气滞的作用。严重的脂肪肝患者在生活中常有胁痛，胁痛是一侧或两侧胁肋疼痛的一种自觉症状，如情志郁结，肝气失于调达或湿热内郁，疏泄失常或胁肋挫闪，经脉受损等，都可引起胁痛，症见胁部胀痛，胸闷不舒，喜怒不寐，烦躁，口苦，舌质红，苔黄腻，脉弦。

期门

定位：仰卧位，先定第四肋间隙的乳中穴，并于其下二肋（第六肋间）处取穴。对于女性患者则应以锁骨中线的第六肋间隙处定取。

期门为肝经募穴，是人体一个十分重要的穴位，《标幽赋》曰："穴出云门，抵期门而最后。"该穴是足太阳、厥阴、阴维之会，位于两乳头直下，第六肋间隙，具有良好的临床治疗作用，可用于治疗多种疑难病症。医圣张仲景早在《伤寒论》中就多处应用到期门穴。

中脘

定位：脐上 4 寸（胸骨下端至脐连线之中点）。

本穴为治疗消化系统病证常用穴，具有健脾益气、消食和胃的功效。现多用于脂肪肝，胃炎，胃溃疡，胃下垂，胃痉挛，胃扩张，子宫脱垂等病症的治疗。

中脘穴按揉的方法是手掌按压在中脘穴上，手指按压在建里与下脘穴上，吸气时，两手由右往上向左揉按。呼气时，两手由左往下向右揉按。一吸一呼为一圈，即为一次，可连续做 8 ~ 64 次，然后，再按相反方向揉按，方法与次数同上。最后，做 3 次压放吸呼动作，方法同上。

肝腧

定位：俯卧位，在第九胸椎棘突下，筋缩（督脉）旁开 1.5 寸处取穴。

中医理论认为脏腑有病时其相应背腧穴往往出现异常反应，如敏感、压痛等；而刺灸这些穴位，又能治疗其相应脏腑的病变。肝腧穴是肝脏在背部的反应点，刺激此穴有利于脂肪肝的防治。

涌泉

定位：足掌心前 1/3 与 2/3 交界处。

涌泉穴是肾经的一个重要穴位，经常按摩此穴，有增精益髓、补肾壮阳、强筋壮骨之功。每晚睡前，盘腿而坐，用双手按摩或屈指点压双侧涌泉穴，力量以该穴位达到酸胀感觉为宜，每次 50 ~ 100 下。若能长年坚持，自然会增强肾脏功能。

高血压的穴位治疗法

高血压病是指在静息状态下动脉收缩压和 / 或舒张压增高（≥ 140/90mmHg），常伴有脂肪和糖代谢紊乱以及心、脑、肾和视网膜等器官功能性或器质性改变，以器官重塑为特征的全身性疾病。休息 5 分钟以上，2 次以上非同日测得的血压 ≥ 140/90mmHg 可以诊断为高血压。

以下穴位疗法可有效缓解高血压症状：

用手指按压脖颈人迎穴可降压

脖颈中部的喉结两旁，用手触摸，会有脉搏跳动的感觉，这就是人迎穴所在的区域。人迎穴所处的位置被称为颈动脉窦，是监测向脑部供血量和血液中含氧量的关键所在。所以，用手按压此处，会起到降压、控制血压的作用，是有科学根据的。如果脑部供血量或血液中含氧量不足，就会向心脏发出警报，指示心脏加大排出血液量，以增大血液中的氧含量；如果血液充足，反而会命令心脏降低其排血量。而通过用手指按压此处，会加大压力，使监测中心误认为血流量过多，于是便命令心脏减少排血量。此时，心脏向全身的排血量就会降低，血压也会自然随之下降。用自己手按压脖颈人迎穴降压的具体操作方法如下：除拇指外，并拢其余四指，左手指从左，右手指从右，分别挟住喉结两侧，用手指按压于人迎穴区，轻缓加大压力，使脖颈先缓慢向右侧倾斜，然后再缓慢向左侧倾斜，如此反复地做 7 ~ 15 次为一回。一般可每日操作 2 ~ 3 回，坚持每日进行，血压会逐渐地降低并保持稳定。

用手指压膻中及巨阙穴可降压

联结左右乳头连线的中央（即胸骨体凹陷处）有个叫膻中的穴位，心口窝下方（即肋骨剑突下）有个叫巨阙的穴位，均与心脏的活动密切相关，如用手掌按压此两处，可起到安定精神、稳定血压的作用。人们在吃惊、激动时，会用手按在胸部之上，使其情绪稳定；如在急躁不安时，用手按压腹部之上，也会起稳定情绪的作用。实际上，人们所按压的这两区域，也正是膻中与巨阙两穴。众所周知，血压很容易受情绪的影响，如果能保持情绪稳定，血压自然也就不会升高。所以，高血压患者在紧张、心烦、发怒等情绪激动时，为了维持血压的稳定，可用双手重叠按压于膻中穴或巨阙穴；每天坚持按压膻中、巨阙穴 2 ~ 3 次，每次依上法按压 1 ~ 2 分钟，也能起到一定的防治高血压病的作用。

用拇指按压劳宫穴可降压

位于手掌中央的劳宫穴，具有使人感到精神疲劳、抑制精神兴奋的作用。当高血压患者心理紧张、血压增高时，用拇指轻轻按压手掌心的劳宫穴，就能产生良好的降压效果。一般每天按压 3 次，宜早、中、晚各行 1 次，每次可两手交替进行 5 ~ 10 分钟。注意：呼气时，轻轻按压劳宫穴，则降压效果更好。要求呼出的气息又细又长，大约持续半分钟左右，略感有些不适时停止呼气；在转为吸气的同时，应减弱手拇指的按压力量。如果能调整好呼气与吸气的节奏，血压会下降得更好。

按揉合谷穴可降压

顺着手背上拇指与食指指骨的交汇处摸下来，在交汇区稍微向前，靠近食指的地方，在此处按压，会有麻胀的感觉，此即为合谷穴。刺激合谷穴，可使兴奋的神经得到抑制，以达到降低血压的目的。高血压患者如用食指、拇指挟住按揉合谷穴，按揉时缓缓呼气，吸气时手不要动。每当手上的合谷穴按揉 2 ~ 3 分钟，然后左右手交换 4 ~ 5 次，即为一回。一般每天可行 2 ~ 3 回，坚持进行，就会起到明显的降压效果。

按压足三里可降压

屈膝坐在椅子上，用手指抓住小腿胫骨，自脚踝由下而上滑动，在快要接近膝部时，会触摸到一块稍微突出的骨头，这块骨头靠下一点与膝部外侧的圆溜的骨头的连线的中点，便是足三里穴。它具有调节胃肠功能、抑制神经兴奋、降低血压等功能，高血压患者可按压此穴降压。其操作要求：在每次吸气后缓缓呼气时，用手拇指按压此穴 3 秒钟，反复操作 5 ~ 10 次，两腿交替轮流进行。一般每天可行 2 ~ 3 回；如高血压病伴有失眠患者，其中一回可以在睡前进行，因为足三里穴还有改善睡眠的作用。

按揉合谷和后溪穴可降压

以手上的合谷穴为中心，从示指指根到手腕这一区域，受到刺激后，可以通过神经反射，达到与直接刺激人迎穴同样的降压效果。血管紧张可致血压升高，而刺激合谷区，可缓解脖颈血管的紧张度，从而使血压下降。握拳时，手侧面小指指尖所指的手掌横纹处为后溪穴，它应在小指指掌骨上。后溪穴，位于小指延伸出来的小肠经的通道之间。由于小肠经与脖颈外侧到脑后部这一区域间相联通，一旦刺激以后溪穴为中心的小肠经的通道，就可以达到缓解颈部肌肉紧张度的目的。按揉合谷与后溪穴降压的正常操作方法：一手手背向上，用另一只手的大拇指按住合谷穴，中指按住后溪穴，这样挟住整只手，两处一起按揉；后溪穴还可以用无名指、小指一起刺激，则效果会更好。按揉刺激强度，以有痛感，又感到舒适为度。一般每天按揉刺激 1 ~ 2 次，每次左右手轮流按揉刺激各 4 ~ 5 分钟，坚持进行，便可使血压下降。

低血压的穴位治疗法

低血压是指体循环动脉压力低于正常的状态。高血压由于在临床上常常引起心脑、肾等重要脏器的损害而备受重视，高血压的标准世界卫生组织也有明确规定，但低血压的诊断尚无统一标准，一般认为成年人肢动脉血压低于 12/8kPa（90/60mmHg）即为低血压。而最常见的是慢性低血压，它又分为体质低血压和体位低血压，体弱的女性多得体质低血压。通过对涌泉穴、心腧穴、神门穴、风池穴、百会穴等穴位的按摩则可以促进血液循环，改善心脏功能。

床上仰卧，双臂自然放于体侧，闭目，全身放松，排除杂念，吸气时默念"安静"，呼气时默念"放松"，反复 2 ~ 5 分钟。然后按照以下步骤进行自我按摩：

1. 双手十指微屈稍分开，放在头顶，按摩整个头部 2 ~ 3 分钟。

2. 先用两手掌从前额中间向两鬓角按摩 30 秒钟，再以双手的中指各自在左右鬓角按摩 6 ~ 8 次。

3. 轻闭双眼，用手指从鼻梁根部经过上眼睑按摩到眼外角。重复 4 ~ 5 次。

4. 微抬起下巴，左手掌放在右侧颈部，由下颌角经颈部至锁骨推摩 8 ~ 10 次。右手按上法按摩左侧。

5. 拇指放在同侧颈动脉搏动处，轻轻按压 5 ~ 6 秒钟，休息 10 ~ 15 秒，重复做 3 ~ 4 次，然后做另一侧。

6. 两手指放在前额部，向两侧颈部推摩，然后用掌根揉按两侧颈部，重复 8 ~ 10 次。

7. 双手中指点压太阳穴，由轻到重，持续 5 ~ 6 秒，重复 5 ~ 6 次。

8. 吸气，同时两手掌用力按压胸廓下部（两胁），然后缓缓从半闭的嘴呼气。重复 4 ~ 5 次。

头痛的穴位按摩法

中医学认为，头为"诸阳之会、百脉所通"，头部既有经络相连，又有眼、耳、鼻、口诸窍。内外相通的许多疾病的症候都反应到头部。

头痛的病因不同，症状各异，轻者头部不适或胀痛，有时疼痛局限于某部位；重者头痛头晕，甚至头部胀痛如裂。如感冒引起的头痛，痛连项背，伴有全身症状；过劳的头痛只限于前头部或颞部。头痛如呈反复发作性的，多为高血压和颈椎病等引起。按摩天柱穴和太冲穴可疏经活络，头痛症状减轻或消失。

按摩天柱穴

天柱穴位置：后发际 5 分，第一颈椎棘突下旁开 1.3 寸，斜方肌外缘凹陷中。

指按法：坐姿，两手交叉拇指分别按住穴位处。先按右穴，然后按左穴，头部向左稍倾，呼气并数 1、2，渐渐用力，数 3 时强按穴位，吸气并数 4、5、6，身体放松，头部恢复原位。

注意：头部向一方倾斜时，指按另一方的穴位。

指擦法：坐姿，用双手拇指在天柱穴上下 5 厘米左右，呼气并慢慢擦揉天柱穴。

左右天柱穴先做指按法一次，再做指擦法一次，即一回。重复动作 3 ~ 6 回。

按摩太冲穴

太冲穴位置：足背第一、二趾缝上 2 寸凹陷中。

指按法：坐姿，右脚搭在椅子上，右手中指垂直按住穴位处，呼气并数 1、2，渐渐用力，数 3 时强按穴位，吸气并数 4、5、6，身体放松。

指擦法：坐姿，用右手拇指在右脚太冲穴上、下 3 厘米左右，从脚前部向脚根部，呼气并慢慢擦揉。

指按法一次，指擦法一次，即一回。左右脚穴位各做 3～6 回。

针对顽固性头痛，我们提供十步自我穴位治疗法，可以有效缓解头痛症状：

第一步：分推印堂穴。并从印堂穴推至太阳穴，按揉太阳穴。

第二步：多指揉两颞部（头部两侧耳朵上方），并按压头部正中。

第三步：多指揉头部两侧。

第四步：用掌根揉、挤压前额至颞部。

第五步：用双十指按压眼部周围。

第六步：掌心相对，揉搓至发热敷在眼睛上（眼睛闭上），然后轻缓揉动眼部。

第七步：两手相对，用掌侧叩击头部，指端抓打头部。

第八步：多指缓揉、点按风池穴。

第九步：双拇指揉压肩部。

第十步：用双手掌、指端用力顶托颈部。

以上步骤可重复进行，次数可依个人舒服度或增或减。另外，顽固性头痛发作时千万切忌喝冷饮，否则会降低抵抗力，使病情更加恶化。

哮喘的自我按摩疗法

哮喘是由多种细胞特别是肥大细胞、嗜酸性粒细胞和 T 淋巴细胞参与的慢性气道炎症。哮喘相关的症状为咳嗽、喘息、呼吸困难、胸闷、咳痰等。典型的表现为发作性伴有哮鸣音的呼气性呼吸困难，严重者可被迫采取坐位或成端坐呼吸，干咳或咯大量白色泡沫痰，甚至出现紫绀等。

治疗哮喘，无论是中医还是西医，均提倡以预防发作为主，控制发作为辅。西医治疗缓解期的哮喘，主要建议患者进行体育锻炼以增强体质，并配合服用抗过敏、增强体质的药物；避免与过敏物质接触。

中医认为过敏性哮喘是由于本身肺、脾、肾三脏具有虚弱的基础，造成肺里始终有"一块痰"．这痰很难靠自己身体清除，一旦感受外界邪气刺激，痰就会阻塞气道出现喘憋。

中医临床上运用按摩手法对哮喘的防治，治疗以补益肺、脾、肾为大法，在这个基础上化痰、宣肺、平喘，取得了一定的疗效。为了方便哮喘患者在生活中自我保健治疗，中医专家将专业的按摩手法进行了改变，设计了一套自我按摩防治哮喘的手法。

治疗哮喘常用手法为拿法、按揉法和擦法。

拿法

用手掌和五指，像抓一把豆子那样用力提拿一定的身体部位。拿法并不是我们通常的拿东西，而要进行一松一紧地提拿，而不是拿住不放。

在治疗时，每个治疗部位拿 20 次为佳。需要注意的是，进行拿法治疗的过程中，不能出现"掐"的动作并以局部微微发热为宜。

按揉法

按揉法主要用拇指在治疗部位上逐渐用力按压后，再作顺时针或逆时针方向的旋转揉动。揉的时候注意按压的力量不可减弱，以局部感觉酸胀为佳。每个穴位按揉 1 分钟为宜。方向顺时针或逆时针均可。

擦法

用手掌附着在治疗区域，进行直线地往返运动。操作时，手要紧贴皮肤，压力要保持但是不可过大。擦法速度要掌握在每分钟来回各 50 次为好，以皮肤发红微热为佳。

具体说来，可以通过不同穴位的自我按摩来治疗和预防哮喘。

按揉重点穴位：天突穴、内关穴、列缺穴、曲池穴

位置：

天突穴位于颈部，前正中线上胸骨上窝中央。

内关穴位于前臂掌侧，曲泽与大陵的连线上，腕横纹上 2 寸，掌长肌腱与桡侧腕屈肌腱之间。

列缺穴位于前臂桡侧缘，桡骨茎突上方，腕横纹上 1.5 寸，肱桡肌与拇长展肌腱之间。

曲池穴位于肘横纹外侧端，屈肘，尺泽与肱骨外上髁连线中点。

作用：

这四穴是推拿治疗哮喘急性发作期的关键用穴，使用按揉法，再辅助药物，可以有效缓解哮喘发作时出现的喘憋。在哮喘缓解期，此四穴同样可以用来强身健体，预防哮喘发作。

家人协助直擦背部督脉经及膀胱经

位置：

肾俞穴位于腰部，第二腰椎棘突下，旁开 1.5 寸。

命门穴位于腰部，后正中线上，第 2 腰椎棘突下凹陷处。

作用：

此二穴具有很强的补肾作用。需要注意的是，此二穴要经常使用擦法，也

可使用按揉法。

位置：

背部督脉经及膀胱经主要是从肩膀开始到腰眼，从中间向两边各延伸到肩胛骨内侧缘这样一个宽度的长方形区域。

作用：

督脉经和膀胱经是人体强壮的重要经络，可以让患者趴在床上，露出后背，家人用手掌从上向下或从下向上直线擦动，注意要使局部发热发红，但不要擦破。

家人协助按揉脾腧穴、肺腧穴、定喘穴

位置：

脾腧穴位于背部，第十一胸椎棘突下，旁开1.5寸。肺腧穴位于背部，第三胸椎棘突下，旁开1.5寸。

定喘穴位于背部，第七颈椎棘突下凹陷，旁开0.5寸。

作用：

此三穴为背部膀胱经治疗哮喘缓解期的重点应用穴。中医谈到的哮喘，根源在一个"痰"字上面，化痰是治疗哮喘的核心。痰的生成与肺、脾关系密切，按揉脾腧穴和肺腧穴是补益脾肺的首选，配合定喘穴，效果非常好。

按揉风池穴，拿颈项部

位置：

风池穴位于项部，枕骨之下，与风府相平，胸锁乳突肌与斜方肌上端之间的凹陷处。

作用：

具有预防外感风寒的作用。如果天天做5～6次，每次1分钟，能有效提高免疫力，防止哮喘加重。注意应用此二手法时，要闭眼并放松。

按揉膻中穴、关元穴、丰隆穴

位置：

膻中穴位于胸部，前正中线上，平第四肋间，两乳头连线的中点。关元穴位于下腹部，前正中线上，脐中下3寸。丰隆穴位于小腿前外侧，外踝尖上8寸，条口外，距胫骨前缘二横指（中指）处。

作用：

经常按揉膻中穴，会感到呼吸顺畅。按揉关元穴则能培元固本，增加体内抗炎物质的分泌。按揉关元穴也可以用手掌进行掌揉。而按揉丰隆穴是专门针对化痰这一功效，它是人体治痰的最有效穴位。

掌擦胸胁、拿胸部穴位

位置：

中府穴位于胸外侧部，云门下 1 寸，平第一肋间隙处，距前正中线 6 寸。

云门穴位于胸外侧部，肩胛骨喙突上方，锁骨下窝凹陷处，距前正中线 6 寸。

作用：

用手掌推擦胸肩部及两胁 20 ~ 30 次，以微有热感为宜。之后，拿揉胸肩部的云门穴、中府穴，此二穴为治喘良穴。

痛风的中医穴位治疗法

痛风是由于尿酸在人体血液中浓度过高，在软组织如关节膜或肌腱里形成针状结晶，导致身体免疫系统过度反应（敏感）而造成痛苦的炎症。一般发作部位为大拇指关节，踝关节，膝关节等。现代医学对于痛风的基本看法，认为痛风的直接原因是尿酸引起的，但对于尿酸的成因就没有再深究了。同时直接断言痛风是无法根治的疾病，而且致病的原因永远存在。

从中医的观点，痛风并没有那么悲观，痛风的人多半有两个共同的症状，即是身体经常处于心包积液过多和肝热的状态。痛风的患者多数都有肠胃的问题，肠胃的问题会导致心包积液过多，心包积液过多会使心脏泵血的能力低落，血液无法送到处于微血管末梢的关节，造成关节部位垃圾的堆积，堆积的垃圾主要是尿酸晶。尿酸晶的形成则和肝热有密切的关系，肝热的人小便特别黄而味重，小便中尿酸的比例特别高，这些尿酸堆积在关节中会造成痛风，堆积在肾脏里则成为肾结石，非常恼人。因此，当这种现象出现时，就应该特别注意保养了。

我们明白了痛风的原因，治起来就不难。由于这种病痛起来要人命，因此，缓解疼痛的方法非常重要。疼痛发作时尿酸晶已经存在关节里，要缓解其疼痛，首先要将其排出，至少使之离开原来的位置。这时按摩心包经，使心脏恢复正常的能力，将血液送至关节，才能使尿酸晶移动，甚而排出，症状即能缓解。

治疗痛风的按摩顺序是先按昆仑，接着按膻中，再按内关，以及心包经其他的穴位，最后敲一敲胆经。然后，按摩小腿脾经，再加上肾经的复溜穴，以缓解肝脏的负担，达到补肝的目的。最后建议你再按一下太冲穴，从太冲揉到行间穴就会把体内一些垃圾排出体外。

另外，当痛风发作时，还可以利用热水泡脚缓解肝热，当然按摩或针灸太冲穴也是消除肝热很好的方法之一。

喉咙痛、鼻塞的中医穴位按摩

冬季感冒会引起喉咙痛、流鼻涕、鼻塞等症状。如果没有治疗会呛嗓子、嗓子刺痛、鼻子抽抽搭搭地感到非常不适，会给人不愉快感，以及肮脏感。

咽喉痛是一件令人非常讨厌的事，不但食物无法经喉咙咽下，严重时连咽唾液都感到痛苦，甚至说话也会感到疼痛。如果随意治疗的话，有可能更加恶化。

中医师认为，指压尺泽和上尺泽两处穴道可以有效治疗喉咙痛、鼻塞。首先将手臂上举，在手臂内侧中央处有粗腱，腱的外侧就是尺泽。尺泽上方 3～4 厘米处用手强压会感到疼痛处，就是上尺泽。

指压时放松并将手腕伸直，然后一边深吸一口气一边用食指和中指置于尺泽之上，再缓缓地一边吐气一边强压 6 秒钟。其次再以同样要领指压上尺泽。如此交替重复 10 次，才换手指压，每天各做 2 次。由于这种穴道指压按摩法，可使气通于经脉，喉咙痛能立即消除。

指压迎香时，对去除流鼻涕、鼻塞和关于鼻子的一切不适之感都很有效果，能治愈鼻病。迎香位于鼻翼左右 1 厘米处，指压时左右同时进行，先深吸一口气，将食指置于其上，一边缓缓吐气一边压 6 秒钟。其次一边吸气一边卸除指力，如此重复 10 次就能治好鼻塞、流鼻涕。刺激此穴道也能使嗅觉复活，使你能辨别各种香味激起食欲。

胃胀恶心的穴位按摩

炎炎烈日，肠胃不是没有食欲，就是吃了感到胃胀、恶心，有时候吃多了瓜果冷饮，还会因为脾胃受凉、消化不好产生腹痛等现象。其实，这些肠胃小毛病，通过简单的中医穴位按摩就可以达到一定程度的缓解。这里就教大家几个常见穴位的自我按压法，一般选用拇指或中指，以指腹按压穴位，以自觉稍痛为度。

指压按摩中脘穴

中脘穴是治疗胃肠疾病中十分重要的穴位，它位于胸骨下端和肚脐连线的中央，大约在肚脐往上一掌处。指压时仰卧，放松肌肉，一边缓缓吐气一边用指头用力下压，6 秒钟后，将手离开，重复 10 次，就能使胃感到舒适。在胃痛时采用中脘指压法效果更佳。

按摩天枢穴

此穴位于肚脐左右两拇指宽处。患者可平躺在床上，用中间三个手指下压、按摩此处约 2 分钟。天枢穴的主治病症包括消化不良、恶心想吐、胃胀、腹泻、腹痛等。

按摩足三里

足三里穴位于外膝眼下四横指、胫骨边缘。在膝盖的膝盖骨下面，可摸到凸块（胫骨外侧髁），由此再往外，斜下方一点，还有另一凸块（腓骨小头）。这两块凸骨连线为底边向下作一正三角形。正三角形的顶点，正是足三里穴。按压6秒钟将手离开一次，重复10次，就可促进胃酸分泌，使胃感到舒服，而且还能起到止疼的作用。

采用摩腹疗法

采用坐或卧式，双手叠掌置脐下腹部，以脐为中心顺时针方向按摩，3 ～ 5分钟，起身散步片刻，一般宜在饭后半小时进行。

通过以上这些手法，在调节饮食，避免暴饮暴食和吃刺激性食物的同时，每日进行2 ～ 3次，坚持一周即可缓解胃胀、胃痛、消化不良的症状。

心律失常的快速穴位疗法

心律失常指心律起源部位、心搏频率与节律以及冲动传导等任一项异常。"心律紊乱"或"心律不齐"等词的含义偏重于表示节律的失常，心律失常既包括节律又包括频率的异常，更为确切和恰当。正常心律起源于窦房结，频率60 ～ 100次/分钟（成人），比较规则。窦房结冲动经正常房室传导系统顺序激动心房和心室，传导时间恒定（成人0.12 ～ 1.21秒）；冲动经束支及其分支以及浦肯野纤维到达心室肌的传导时间也恒定（＜0.10秒）。

早搏

用一手拇指和食指按掐住另一手的神门穴，用重掐法进行掐揉，约5分钟后再按掐住另一手的神门穴5分钟；或用一手的拇指指腹按住另一手的内关穴，进行点按揉，约5分钟后再按另一手的内关穴约5分钟。

对神门、内关穴反复点掐按揉，直至心慌、胸闷等症状消失或明显减轻为止。

阵发性心动过速

可在颈部喉头软骨旁，用右手触到颈动脉搏动时稳稳地将颈动脉压至后方的颈椎横突，使颈动脉搏动消失。10秒钟后再换左手拇指从外向内同样压左侧颈动脉搏动消失10秒钟。若此方法应用得当，常能使心率减慢。需要注意的是不能同时按压双侧颈动脉，按压时间应小于15秒钟。

另外也可以通过按摩眼球，使迷走神经兴奋，反射性心率减慢。具体方法是，患者平卧闭目后用双手中指和无名指由内向外，以适当的压力缓慢地压摩眼球

3 ~ 5 次，一次持续 10 ~ 20 秒。青光眼和高度近视者禁用此法。

房室传导阻滞

取心腧、膈腧、至阳或灵台或神道等背部穴位，另加臂部内关穴。如果这些穴位不敏感，可以在其周围去找敏感反应点，然后采用点、揉、按等手法在上述穴位进行刺激，手法由轻到重，每日一次，每次 15 分钟，10 次为 1 疗程。

慢性支气管炎的穴位治疗法

慢性支气管炎是一种常见病、多发病，该病常为病毒感染，继之合并细菌感染。其主要临床表现为慢性或反复性咳嗽、咳痰，冬季加重，夏季缓解，持续两年以上。部分病人有哮喘症状，称为喘息性支气管炎。由于慢性支气管炎的影响，病人的体质减弱，免疫力逐渐下降，遇寒冷天气或天气变化，容易患感冒，而感冒又会诱发慢性支气管炎的急性发作，形成恶性循环。

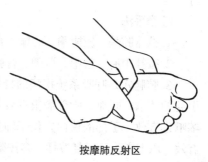

按摩肺反射区

目前虽然不乏控制感染的药物，但由于患者免疫力低下和合并病毒感染，疗效虽有，却不够彻底。

长期坚持穴位按摩对慢性支气管炎有显著的疗效。下面逐一介绍之：

头部按摩

有效穴位：迎香、百会、上星、桥弓、百劳等穴。

按摩手法：

1. 用双手中指指腹点按左右迎香穴各 50 ~ 100 次。

2. 用右手拇指指腹点按上星、百会、百劳各 50 ~ 100 次。

3. 用双手拇指指腹部抹桥弓 20 ~ 30 次。

4. 揉捏对屏尖 6 分钟，频率每分钟 90 次，力度以轻柔为宜。

5. 棒点耳部肺穴、气管穴各 5 分钟，频率每分钟 120 次，力度适中。

手部按摩

有效穴位：太渊、鱼际、合谷、孔最等。

按摩手法：以上穴位每天点按 50 ~ 100 次，每天两次，1 个月为 1 个疗程。症状平复后患者应坚持每天按摩 1 次，并做适当的身体锻炼。

足部按摩

有效穴位：丰隆、足三里、三阴交、太冲等。

按摩手法：这些穴位是肺、支气管、心、脾、气管、咽喉、胸部等反射区。以上穴位每天点按 50 ~ 100 次，每天两次，1 个月为 1 个疗程。症状平复后患者应坚持每天按摩 1 次，并做适当的身体锻炼。

躯干部按摩

有效穴位：中府、膻中、巨阙、肓腧、肺腧、厥阴腧、心腧、肾腧、志室等穴位。

按摩手法：

1. 按压肺腧、厥阴腧、心腧、肾腧、志室各 30 ~ 50 次，力度以酸痛为佳。

2. 按揉中府、膻中、巨阙、肓腧各 50 次，力度轻柔。

3. 肺腧穴是呼吸系统疾病的特效穴，尤其是支气管哮喘、慢性支气管炎所引起的咳嗽、吐血、胸部痛很有效；中府是治疗气喘、呼吸困难的特效穴，对咳嗽也有效；手部的侠白穴位于肺经，对胸闷、咳嗽、咳痰、心悸、气虚等很有效。以上穴位可反复按揉，多按摩几次。

贫血的穴位治疗法

贫血是指全身循环血液中红细胞总量减少至正常值以下。贫血属中医"虚劳""血虚""血证"范畴。贫血是血液携氧功能不足为共同表现的一类血液系统疾病的总称。贫血又可分再生障碍性贫血和缺铁性贫血两大类。贫血的症状一般为头晕眼花、耳鸣、倦怠神疲、乏力，面色苍白或萎黄，心悸失眠，四肢麻木，或指甲脆裂、皮肤干燥、皮发干燥脱落，或月经紊乱或闭经，甚至晕厥。一般中医认为，血液的生成与心脾肾三脏功能正常与否有关。主要是先天不足，后天失养，心、脾、肾三脏虚弱或功能失调所致。或因饮食摄入不足、营养缺乏，或久病体虚、失血过多等原因所引起的。

贫血患者可以通过不同的按摩手法进行辅助治疗。

头部颈部按摩法

1. 从耳朵上方起，沿着眼睛上方的额头一直按摩到太阳穴。

2. 用同样的方法，从眼睛的上方，沿着额头一直按摩到太阳穴。

3. 从额头到脑后。

4. 从额头中心位置起，沿着头顶中心线一直到脑颅顶，再到后脖颈。将这样一套按摩法，每个小节各进行 3 分钟。随着血液循环的顺畅，贫血症也会随之而消除。

穴位按摩疗法

贫血患者可以通过不同的配穴进行治疗。

配穴方一：脊柱两旁自尾椎、大椎穴、脾腧、肾腧、大肠腧、肚脐、腹部、天枢、足三里。

治法：按摩分三步。

第一步：由尾椎两旁开始沿脊椎向上捏至大椎穴两旁。共 10 遍；然后分别在脾腧、肾腧及大肠腧按揉 81 次。

第二步：以肚脐为中心，顺时针、由小到大揉腹 81 次；后在天枢穴（双）揉压 81 次。

第三步：每次在足三里穴交替进行揉压 5 分钟。手法要柔和，先轻后重。每次按摩 15 ~ 20 分钟。每日 1 次。适用于小儿或成人缺铁性贫血。

配穴方二：百会、足三里、神门、大陵、脚心肾、心、脾、肝穴（位于足底涌泉穴及周围 1.5 ~ 3 厘米）。

治法：按揉百会穴 3 分钟。按揉足三里、神门、大陵各 2 分钟。按揉脚穴（肾、心、脾、肝穴）各 2 分钟。每日按摩 1 次，15 次为 1 个疗程。

适用于贫血。加减：睡眠多梦者，加揉双侧神门穴各 2 分钟。阴虚内热者，临睡前用手掌擦涌泉穴 100 次，使之发热。

配穴方三：足三里、三阴交、血海、脐周、神门、涌泉、肝腧、脾腧、胃腧。

治法：患者取仰卧位，用拇指指腹揉按足三里、三阴交、血海、神门穴各 30 ~ 50 次；环形揉按脐周 5 ~ 6 遍；搓擦双侧涌泉穴，以透热为度。

患者转取俯卧位，按揉肝腧、脾腧、胃腧穴各 50 ~ 100 次。手法宜适中，不可过重。每日按摩 1 次，每次按摩 20 ~ 30 分钟，20 次为 1 个疗程。

适用于再生障碍性贫血。本法仅可作为辅助之用。治疗本病，应以药物治疗为主，本法与其他疗法相辅，综合治疗，效果尤佳。

足部按摩法

足部按摩主要通过对反射区的刺激增加身体的抗病能力和自我修复能力，加快血液循环，增加营养物质的吸收，调节机体的失衡状态从而达到对贫血的辅助治疗作用。

1. 整体按摩双足；

2. 重点按摩：腹腔神经丛、脾脏、肾脏、甲状腺、心脏、肝脏、胃、胰、小肠、大肠、上身淋巴腺、下身淋巴腺等反射区。

进行足部按摩时，首先须用热水泡足 15 ~ 20 分钟，然后才可开始按摩。

因为腹腔神经丛的按摩范围要大，所以足心的整个范围都要按摩到位，按摩的时间要长。足部按摩在协助治疗女性及老年人的贫血症状时具有很大的作用。

慢性胃炎的穴位治疗法

慢性胃炎是胃黏膜的慢性炎症。用自我按摩治疗慢性胃炎，简便易行，疗效明显，无副作用。现将按摩方法介绍如下。

1.取仰卧位，双手四指并拢，指尖放在中脘穴部，顺着呼吸适当用力徐徐下压，约10次呼吸之后，再慢慢抬起，如此反复，至2分钟。中脘穴在肚脐正中直上4寸，心口窝上边正中（即胸骨体下端）到肚脐正中的1/2处。"腑会中脘"，即中脘穴为六腑经气（气血运行的推动力）会集之所，故首先按摩中脘穴，气血容易流通，疗效速而力量雄。按摩此穴能调理中气、健脾利湿、和胃降逆、疏肝宁神；治疗胃痛、腹胀、呃逆、呕吐、反胃吞酸、消化不良及急慢性胃炎等症。

2.用双手食指螺纹面同时按揉两侧足三里穴1～2分钟。此穴在外膝眼直下3寸（约四横指），距胫骨约一横指处。足三里穴是全身性强壮要穴，又是足阳明胃经之合穴。所以，按摩足三里穴可以调动并促使胃经的气血运行，不仅能理脾胃、调中气、和肠消滞、疏风化湿，治疗胃痛、腹痛、急慢性胃肠炎等疾病，且有扶正培元、祛邪防病、强身健体之功效。

3.用拇指螺纹面先后按揉两侧内关穴各1～2分钟。此穴在腕横纹上2寸，掌长肌腱与桡侧腕屈肌腱之间。按摩内关穴能清包络、疏三焦、宁神和胃、宽胸理气；不但可以治疗心胸疾患，而且能治疗胃胀、胃痛等胃部疾患。

慢性肾炎的穴位治疗法

中医认为，肾喜温，肾虚之人容易出现内分泌功能紊乱，免疫功能低下，怕冷，容易感冒，并可影响其他脏腑器官的生理功能。要想肾精充盛、肾气健旺，保健按摩是一种有效的方法。下面介绍几种疗法：

揉丹田：丹田位于脐下3寸，也就是大概脐下五横指左右的区域。将手搓热后，用右手中间三指在该处旋转按摩50～60次。能健肾固精，并可改善胃肠功能。

按肾腧：肾腧穴位于第二腰椎棘突下，左右两指宽处。两手搓热后用手掌上下来回按摩50～60次，两侧同时或交替进行。对肾虚腰痛等有防治作用。

摩涌泉：涌泉穴位于足底部，在足前部凹陷处，第二、三趾趾缝纹头端与足跟连线的前1/3处。用右手中间三指按摩左足心，用左手三指按摩右足心，左右交替进行，各按摩60～80次至足心发热为止，能强筋健骨，引虚火下行，对心悸失眠、双足无力等有防治作用。

肾精充足，则骨髓充盈，骨骼得到骨髓的充分滋养，则坚固有力；如果肾精虚少，骨髓不足，不能营养骨骼，便会出现骨骼软弱无力，甚至发育不良。

肾脏的按摩比较特殊，中医学认为，肾主藏精，开窍于耳，医治肾脏疾病的穴位很多在耳部，所以按摩双耳可以达到助肾之目的。具体方法有：

双手拉耳

左手经过头顶牵拉右耳向上数十次，然后用右手从头顶过，牵拉左耳数十次。

这一锻炼，不仅可以促进肾脏排毒，还可以促进颌下腺、舌下腺的分泌及耳朵部分充血，减轻喉咙疼痛，治疗慢性咽炎。

双手扫耳

以双手把耳朵由后面前扫，会听到"嚓、嚓"的声音，这种刺激，能达到活跃肾脏的目的。每次做 20 次，只要长期坚持，必能补肾健耳。

双手掩耳

两手掌掩两耳郭，手指托后脑壳，双手指同时敲击脑后，左右各弹击 24 次，可听到"隆、隆"之声，叫作击天鼓。

挫弹双耳

用双手分别握住双耳之耳垂，轻轻搓摩耳垂，至发红发热为止，然后揪住耳垂下拉，再放手让耳垂弹回原形。这一锻炼，每次 2 ~ 3 次，每次 20 下，此法可以加速耳朵的血液循环，活跃肾脏。

空拳推拿双耳

双手空握拳，以拇、食二指沿耳轮上下来回推拿，直至耳轮充血发热。此法有健脑、强肾、聪耳、明目之功效，可以治疗阳痿，尿频，便秘，腰腿痛，颈椎病，心慌，胸闷，头痛，头晕等症。

提拉耳尖法

用双手拇指、食指夹住耳郭尖端，向上提、揪、揉捏、摩擦 15 ~ 20 次，使局部发热，发红。此法有镇静，止痛，清脑明目，退热，抗过敏，养肾等功效，可以防治高血压，失眠，咽喉炎和皮肤病。

全耳按摩

双手掌心按摩发热后，向后按摩腹面（即耳正面）再向前反折按摩背面，反复按摩 5 ~ 6 次。此法可以使经络疏通，对双肾脏及全身脏器都有保健作用。

风湿的穴位治疗法

风湿是指以肌肉、关节疼痛为主的一类疾病。主要影响身体的结缔组织，可能是免疫系统损伤造成的。中医认为是由于风、寒、湿、热等外邪侵袭人体，闭阻经脉引起的。在现代医学并不是指某一种特定的疾病，而是一类疾病的总称，包括：滑囊炎、强直性脊柱炎、粘附性肩囊炎、骨性关节炎、银屑病关节炎、风湿热、类风湿性关节炎/复发性风湿病、红斑狼疮、巨细胞性动脉炎、多发性肌炎、腱鞘炎、纤维肌痛、炎性肠病关节炎、风湿性心脏病等。中医称风湿病为痹证，多是由于外感风寒、湿邪，或者过食肥腻、甜、生冷的食物引起。风湿病属于一种慢性疾病，通过坚持对以下穴位的按摩，将会起到除湿降浊、缓解疼痛的功效。

自我按摩方法 1：按摩外关穴、内关穴

功效特点：缓解关节疼痛。

按摩方法：端坐，先用双手的食指指肚同时按揉外关穴，力度逐渐加重，以有疼痛感为宜，一边缓缓吐气，一边按揉，1 分钟后再用同样的方法按揉内关穴，如此进行 2 次。每天早晚各 2 次。

特别提示：如果患处肿胀、发炎的话，不可压患处，而只在患处附近缓缓地压即可。

自我按摩方法 2：按摩阳陵泉穴

功效特点：除湿降浊。

按摩方法：沐浴后坐在床上，先用双手的拇指指端用力按压右腿的阳陵泉穴，以有酸痛感为宜，顺时针和逆时针各 30 ~ 50 下，然后用同样的方法按摩左腿的阳陵泉穴。每天 2 ~ 3 次。

特别提示：半身不遂、下肢痿痹、膝肿痛、麻木、胁肋痛、口苦、呕吐、小儿惊风、破伤风等病症都可以通过按摩阳陵穴得到改善。

自我按摩方法 3：按摩太渊穴

功效特点：缓和手部的疲劳和关节疼痛。

按摩方法：用一只手按压另一只手手腕处的太渊穴，尽量用力，以有酸痛感为宜，按摩 30 下之后活动一下两只手的手腕，接着按压另一只手的太渊穴 30 下。每日早、中、晚各 1 次。

特别提示：如果手指不灵活，可以按压大凌穴。

面瘫的穴位治疗法

　　面瘫又名面神经炎，主要表现为周围性面神经麻痹。它的发病原因与病毒感染、微循环障碍、免疫学等因素有关。从中医角度来说，当正气不足、络脉空虚、卫外不固时，容易导致风邪乘虚而入、痹阻络脉而引起面瘫。如果采用自我按摩，就能起到疏经通络、调和气血、增强面部肌肉力量的作用，对治疗该病有较好疗效。

　　1. 预备式：坐位或仰卧位，一手心与另一手背相重叠。轻放在小腹上，双眼微闭，呼吸调匀，全身放松，静养 1 ~ 2 分钟。

　　2. 揉按四白穴：用双手食指指腹放在同侧四白穴上，适当用力揉按 0.5 ~ 1 分钟。

　　3. 揉按阳白穴：用双手食指指腹放在同侧阳白穴上，适当用力揉按 0.5 ~ 1 分钟。

　　4. 按揉太阳穴：用双手食指或中指分别按于同侧太阳穴上，适当用力按揉 0.5 ~ 1 分钟。

　　5. 揉按翳风穴：用双手食指分别按于同侧翳风穴上，适当用力揉按 0.5 ~ 1 分钟。

　　6. 点揉牵正穴：用瘫肌侧的食指按在同侧的牵正穴上，适当用力点揉 0.5 ~ 1 分钟。

　　7. 揉按颧髎穴：用双手分别按在同侧颧髎穴上，适当用力揉按 0.5 ~ 1 分钟。

　　8. 掐揉人中穴：用一手的拇指指尖放在人中穴上，适当用力掐揉 0.5 ~ 1 分钟。

　　9. 按揉地仓穴：用双手食指指腹分别按在同侧地仓穴上，适当用力按揉 0.5 ~ 1 分钟。

　　10. 按揉风池穴：用双手大拇指指端分别放在同侧风池穴上，其余四指分别附于头两侧，适当用力按揉 0.5 ~ 1 分钟。

　　11. 掐压合谷穴：用一手拇指按在另一手的合谷穴上，其余四指置于掌心，用拇指指端或指甲由轻渐重掐压 0.5 ~ 1 分钟。

　　12. 拿捏瘫肌：用一手的拇指、食指、中指对合用力，拿捏面部瘫肌 0.5 ~ 1 分钟。

　　13. 按摩瘫肌：用一手手掌紧贴瘫肌作环形按摩动作 0.5 ~ 1 分钟，以局部发热为佳。

　　面瘫病人可每日早晚各做 1 次按摩，同时用湿热毛巾敷患侧面部。另外，还应注意保持心情舒畅，在急性期尤其要注意休息，避免疲劳和寒冷刺激。

过敏性鼻炎的自我按摩疗法

　　过敏性鼻炎又称变应性鼻炎，是鼻腔黏膜的变应性疾病，并可引起多种并发症。另有一型由非特异性的刺激所诱发、无特异性变应原参加、不是免疫反应过程，但临床表现与上述两型变应性鼻炎相似，称血管运动性鼻炎或称神经反射性鼻炎，刺激可来自体外（物理、化学方面），或来自体内（内分泌、精神方面），故有人看作是变应性鼻炎。

　　过敏性鼻炎又称变态反应性鼻炎，主要表现为：当人体接触致敏物质后，即可突然出现发作性的鼻内刺痒，打喷嚏，流鼻涕，鼻塞等症状。临床上治疗主要是避免与过敏原的接触，辅助以药物治疗。生活中，我们也可以自己按摩，对病情会有所帮助。具体步骤如下：

开天门

　　按摩方法：用两手指尖自鼻翼两侧开始沿两鼻骨两侧向上推至攒竹穴处，再沿眉毛向外侧推至眉外端后，再向外下推至太阳穴。做 20 ~ 30 次。

按摩攒竹穴

取穴：在眉毛的内侧端。

按摩角孙穴前后

取穴：双耳的耳尖端的发际处前后。
按摩方法：用两手指尖按摩角孙穴前后 50 次左右。

按摩风池穴

取穴：项后两侧，发际下端，凹陷处。
按摩方法：用两手指尖按摩风池穴 50 次左右。

叩击大椎穴

取穴：在第七颈椎棘突处（颈椎下最突出处）。
叩击方法：将五指并拢捶击大椎穴 50 次左右。

按摩神阙穴

取穴：脐周围。
按摩方法：用两手按摩脐部 50 次左右。

按摩血海穴及阴市穴

取穴：坐位，屈膝，髌骨内侧上缘 2 寸及外侧上缘 3 寸处。

按摩方法：用两手拇指按压血海穴，另四指按压阴市穴，50 次左右。

神经衰弱的自我按摩疗法

神经衰弱是指长期精神紧张，导致大脑兴奋和抑制功能失调的一种神经精神病症。神经衰弱属于心理疾病的一种，是一类精神容易兴奋和脑力容易疲乏、常有情绪烦恼和心理生理症状的神经症性障碍。

神经衰弱的症状可分为两大类：一类是兴奋占优势的症状，包括头痛、头晕、耳鸣、情绪不稳定、易激动、心慌、气短、多汗、失眠、多梦、易惊醒等；另一类是抑制占优势的症状，包括记忆力减退、注意力不集中、思维迟钝、精神萎靡、乏力、性功能减退等。以上两大类症状常并存，发病初期常以兴奋症状占优势，以后以抑制症状占优势。该病起病缓慢，病程较长，症状时轻时重，易复发。

神经衰弱的症状的具体体症表现为：

1. 易兴奋、易激怒。

2. 脑力易疲乏，如看书学习稍久，则感头胀、头昏；注意力不集中。

3. 头痛、部位不固定。

4. 睡眠障碍，多为入睡困难，早醒，或醒后不易再入睡，多噩梦。

5. 植物神经功能紊乱，可心动过速、出汗、厌食、便秘、腹泻、月经失调、早泄。

6. 继发性疑病观念。

在治疗神经衰弱时，应以心理疗法为主，辅以药物治疗、物理或其他疗法。

对于神经衰弱病人，通过按摩，反射性地影响患者中枢神经的功能，可以使中枢神经的兴奋和抑制功能恢复平衡，使患者头晕、失眠、多梦、健忘等症状得以改善。

中医学理论也认为，神经衰弱属中医"失眠""心悸"等范畴，多由心脾两虚、阴阳失调所致。按摩能舒筋活络，通利经脉，调整阴阳，使症状减轻或消失。同时，头部、四肢、胸腹等部位有不少镇静、安眠的穴位,按摩刺激这些穴位能起到镇静、催眠的作用。

点攒竹、揉前额、按揉百会

体位：取坐位或卧位。

方法：先用双拇指抵住攒竹穴（眉头凹陷处），慢慢用力，约 1 分钟，以局部有酸胀感为宜;继而用大鱼际揉前额部，约 2 分钟;最后，中指在百会穴（头顶正中心）处用力按揉约 1 分钟。

功效：攒竹穴能明显缓解头痛、失眠症状。百会穴为保健穴，按揉此穴，可激发人体潜能，增加体内真气，有效防抬神经衰弱。

摩腹部穴位

体位：取仰卧位。

方法：两手掌相叠，以神阙穴（肚脐）为圆心，在中腹、下腹部，沿顺时针方向摩动，以腹内有热感为宜，约2分钟。

功效：神阙穴是强壮穴，能调节人体气血，调整阴阳平衡。经常对神阙穴进行刺激，可使人体真气充盈、精神饱满、体力充沛，使神经衰弱的各种症状减轻或消失。

点揉气海、关元

体位：取坐位或仰卧位。

方法：用拇指或食指抵住气海穴（脐下1.5寸处）、关元穴（脐下3寸处），缓慢揉动，每穴1分钟。

按揉三阴交

体位：取坐位。

方法：弯腰，用双手拇指分别抵住两侧的三阴交穴（内踝上3寸，胫骨内侧面的后缘），用力按揉2分钟，以穴位局部有酸、胀感为宜。

三阴交穴能补益心、脾、肾，尤其是补脾益气，因此，对心脾两虚所致的神经衰弱，如心慌、失眠、气短、头晕等，疗效较好。

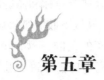

第五章

治疗常见外科病的穴位自我疗法

　　除了常见的慢性病，有很多外科病也可以用穴位自我疗法来治疗和缓解。相比慢性病，外科病给人们带来的痛苦与不便往往更直接，以按摩、针灸为代表的穴位疗法可以有效缓解外科病的痛苦，加速康复进程。为了顾及现代人的保健需求，本章中还包含了一些诸如腕管炎、闪腰等都市人多发的外科病，以期为读者带来更实用的帮助和指导。

小腿静脉曲张的穴位治疗法

　　静脉曲张是因先天禀赋不足，筋脉薄弱，加之久行久立，过度劳累，进一步损伤筋脉，以致经脉不合，气血运行不畅，血壅于下，瘀血阻滞脉络扩张充盈，日久交错盘曲而成。日久类似瘤体之状。亦有因远行、劳累之后，涉水淋雨、遭受寒湿，寒凝血脉，瘀滞筋脉络道而为病。瘀久不散，化生湿热，流注于下肢经络，复因搔抓、虫咬等诱发，则腐溃成疮，日久难收敛。

　　静脉曲张多发生在下肢，腿部皮肤冒出红色或蓝色、像是蜘蛛网、蚯蚓的扭曲血管，或者像树瘤般的硬块结节，静脉发生异常的扩大肿胀和曲张。因人体没有自我修复瓣膜的机制，所以静脉曲张为一种不可逆的现象，但是我们仍可借由保守治疗（如使用弹性袜、运动、饮食及生活作息的改变）来预防静脉曲张的范围扩大及减轻其症状。走路、游泳、脚踏车等较缓和的运动，除能改善循环外，还能降低新的静脉曲张发生的速率。

　　易患静脉曲张的人群主要有以下几种：

　　1. 长时间站立者：教师、交警、导购、美容师、医生、护士等。

　　2. 长时间静坐者：IT人士、白领、公务员等办公室工作人员——长时间站立或静坐：因肌肉疲劳和地心引力的原因，致使腿部血液回流不畅，血液黏度增加导致下肢静脉疾病。

3.孕妇、长期服用避孕药的人群——怀孕时体内荷尔蒙改变，血液量增长20%以上；胎儿和增大的子宫压迫盆腔静脉和髂静脉、妊娠期体重增加，腿部静脉压增大，造成血液回流不畅，导致下肢静脉疾病。

4.经常出差，乘坐飞机、长途车的人群、空姐——通常所说的经济舱综合征，由于高空失重，造成腿部血液回流不畅，导致下肢静脉疾病，严重时易发生肺栓塞。

5.肥胖人群——由于血液内胆固醇和血脂高，血液黏度增加，加之体重过高使静脉血难以回流心脏，导致下肢静脉疾病。

6.已患下肢静脉疾病的人群——由于静脉已经处于疾病状态，必须通过治疗才能改善，否则病情会继续发展。

7.下肢深静脉血栓高发人群——大手术后病人、恶性肿瘤病人、偏瘫病人、妊娠晚期的妇女和产妇、下肢骨折的病人、严重感染的病人、老年人等等。

究其病理还是主要两个原因：一是寒凝血滞，二是气滞血瘀。

所以针对的调理方法也是针对这个而来。一个是驱寒，另外一个是排浊气，这样引发新鲜血液过来，带走瘀滞血液。

体内寒气过盛，就需要整体做驱寒的调理。首先需要做健脾补肾的调理，山药薏米粥以及早睡等来培补气血，只有气血充足才能更好地驱寒。同时，由于肝肾的解毒和排毒功能较弱，血中的脏污就比较多。脾虚则容易导致水湿代谢失常。

所以，静脉曲张其实是脏污和湿浊，浊气等物质在下肢堆积所致的表象。所以你需要经常按摩肝，脾，肾经，特别是复溜穴，做引血下行三部曲配合热水泡脚，散出体内的湿寒，使气血形成从脚到头的大循环，这样就可以逐步消除下肢的静脉曲张。

在饮食方面，应多吃高纤、低脂饮食及加强维生素 C、维生素 E 的补充。在日常生活方面，则应控制体重，避免服用避孕药、避免穿着过紧的衣物及高跟鞋、跷二郎腿及避免久坐或久站。每天睡前将腿抬高一段时间，睡觉时可侧睡左边以降低骨盆腔静脉的压力。抽烟会使得血压升高及动、静脉受损，静脉曲张的病人应坚决戒烟。

脸部疼痛的穴位治疗法

脸部疼痛，大多是由三叉神经痛及牙齿、眼睛、鼻子疾病所引起的。这类疼痛，主要是利用脸部与头后部的穴道来治疗，但也可以并用手的合谷穴。

根据不同原因的脸部疼痛，我们可以选择不同的治疗手法：

1. 脸部疼痛时：百会穴、上星穴、合谷穴。

2. 三叉神经引起的疼痛：下关穴、颧髎穴、翳风穴、颊车穴、大迎穴。

3. 牙齿疾病引起的疼痛：合谷穴、下关穴、翳风穴、颊车穴、大迎穴。

4. 鼻部疾病引起的疼痛：印堂穴、上星穴、百会穴、风池穴、天柱穴、哑门穴。

具体指压和揉捻的方法如下：

1. 三叉神经痛的指压。要让患者仰卧，治疗者坐在患者头部旁边。可以拇指指腹同时指压两边的穴道。稍微用力地压，数到10就放开手。自己做指压的话，就用中指的指腹，同样数到10就放开。

2. 齿痛的指压要轻轻地做。一手支撑患者的头部，避免摇动，另一手的拇指则笔直地压相关的穴道。决不可用力指压。

3. 鼻病引起的沉闷感。让患者维持坐姿，一手支撑他的头部，另一手的拇指、食指则用力地压后头部的穴道。指压头前部的穴道时，患者必须头部朝上，或者保持坐姿，治疗者用拇指来指压。印堂穴的指压，如果治疗者由患者印堂往上方压的话，效果更佳。

4. 脸部侧面的指压。以拇指指腹，同时指压脸部两边的穴道，如果是三叉神经痛的话，要轻轻地压，数到10后再放开，重复2～4次。

5. 印堂穴的指压。指压印堂时，用中指从印堂往上方按压。

6. 牙床的指压。以一手支撑后头部，另一手的拇指则轻压牙痛处周围的牙床。

治疗下肢抽筋疼痛的穴位按摩

一到秋冬季节，很多人都出现了这样或那样的不适。除了感冒流鼻涕，早上起床小腿会莫名其妙地抽筋，有时穿裤子的时候，动一下，也会抽筋。

有些人出现腓肠肌痉挛，也就是我们常说的小腿抽筋，这就需要我们平时多补钙。除了药补，也可以从食物里补充钙，比如骨头汤、鱼汤，或者多吃贝壳类、甲壳类食物，如海蛎、花蛤、淡菜、虾、蟹等都含有丰富的钙。

在这里介绍一种对付小腿抽筋的好方法。如果右边的小腿抽筋，我们可以躺在床上，用手同时点压对侧（左边）小腿的昆仑、承山两个穴位。然后活动抽筋脚的脚踝，让它上下活动，直到状态缓解。

那这两个穴位在哪呢？昆仑穴是在脚踝外部和跟腱之间凹陷处。承山穴大约在小腿的中段，也就是在我们小腿绷紧时，小腿肌肉的凹陷处。

最后特别提醒大家，抽筋按摩的时候不要用力过猛，以免伤到经脉。

脂肪瘤的中医穴位治疗

有时候人的身体上突然长出了一个瘊子，这是什么原因呢？这些赘生物就是脂肪瘤，中医称之为痰结，就是湿气结在一起结成这些东西了，或者叫痰湿所结。另外一方面有气郁之症，就是生了一些气，然后体内的痰湿凝结成这些赘生物。

支正穴为手太阳小肠经的络穴，位置在前臂背面尺侧，当阳谷与小海的连线上，腕背横纹上 5 寸处。以前很多针灸书籍中记载它有安神定惊、清热利窍、舒筋活络的作用，治疗头痛、项强、肘挛、手指痛、热病、目眩等本经的一些病症。小肠经与胆经交会于瞳子髎、听宫等穴，所以泻小肠经支正穴可以使胆经气血通利。常按摩支正穴可以去除赘物。支正穴可治疗扁平疣及身体上的脂肪瘤。

腰肌劳损的穴位治疗法

腰肌劳损，主要指骶棘肌劳损。这种劳损可以发生在一次急性的挫伤或牵扯伤后，因为这时局部发生出血和渗液，如未充分治疗，这些部位的肌肉和其他组织之间就会形成粘连，于是每当肌肉收缩便引起疼痛。此外，肌肉劳损后产生的局部水肿压迫神经末梢，也是引起腰痛的一个原因。腰肌慢性劳损引起腰痛的原因也是大致如此。

用按摩穴位的方法可以治疗腰肌劳损，在急性期，可通过按摩来改善血液循环、促进渗液和出血的吸收，减轻局部水肿。在慢性期，虽然部分渗液已经纤维化，在局部形成了"瘀结"或硬结，但仍可用按摩来治疗——因为一方面按摩的机械作用有助于松懈"瘀结"，另一方面，按摩可以造成局部充血，促进残余渗液的吸收。治疗腰肌劳损的按摩，除了由专门的人员施行之外，也可由患者本人做自我按摩。

落枕的穴位治疗法

落枕，又称失枕。造成落枕的原因有二：

一是睡眠时枕头过高或过低，使颈部肌肉痉挛疲劳；如果睡得太熟，转身时，身子转动了但颈项并未随之转动，使颈项处于一个不良的位置，造成刺激而引起疼痛。

二是患者因在夜间睡眠时门窗打开被风吹袭而受凉，并产生疼痛。

大多数落枕疼痛一般持续 2 ~ 3 天，不作治疗亦可自己康复，但如果希望尽快减轻痛苦，及早恢复，可作以下处理。

冷敷

一般落枕都属于急性损伤，多见局部疼痛、僵硬。这样，在48小时内只能用冷敷。可用毛巾包裹细小冰粒敷患处，每次15～20分钟，每天两次，严重者可每小时敷一次。

热敷

待到炎症疼痛减轻时，再考虑热敷。可用热毛巾湿敷，亦可用红外线取暖器照射，还可用盐水瓶灌热水干敷。热水泡脚胜吃补药——足部按摩是我国传统医学宝库中一种优秀的理疗保健方法。医学典籍记载："人之有脚，犹似树之有根，树枯根先竭，人老脚先衰。"因而早在几千年前，中医就很重视对双足的锻炼和保养，并运用足部泡脚按摩（足疗）来防病治病。

按摩

经上述方法后，颈肩仍觉疼痛者，可用分筋法按摩，由家人代劳。患者取坐位，暴露颈肩部，医者站在患者后方，在患肩处涂少许红花油或舒筋油，将左手扶住患者头顶位置，用右手拇指放在患肩痛处轻揉按摩，并向肩外轻轻推拷以分离痉挛痛点。每日推3～6次，一般在分筋按摩后，颈肩疼痛都可缓解。

腕管综合征的中医穴位按摩

腕管综合征不但电脑族易患，其他一些频繁使用双手的工作者如音乐家、教师、编辑、记者、建筑设计师、矿工等都可能患此种病。资料显示，女性是腕管综合征的最大受害者，这是因为女性手腕管通常比男性的小，正中神经容易受到压迫。此外，一些怀孕妇女、风湿性关节炎患者、糖尿病、高血压和甲状腺功能失调的人，也可能患上腕管综合征。

当你发现双手有以下特征时，就需多加注意，包括：单手或双手感觉无力，手指或手掌有麻痹或刺激僵硬感，手腕疼痛，伸展拇指时不自如且有疼痛感等。

穴位疗法如何治疗腕管综合征呢，下面我们介绍一些方法：

患者正坐，将手伸出，掌心朝上置于桌上，术者用拇指点按曲泽、内关、大陵、鱼际、合谷等穴。再用一指禅推法在前臂至掌沿手厥阴心包经往复治疗。在腕管及大鱼际处应重点治疗，手法先宜轻，然后逐渐加重。再摇腕关节及指关节。继之用擦法控腕掌部，以达到舒筋通络、活血化瘀的目的。

此外，还可应用捏腕法，其操作方法为：患者正坐，前臂置于旋前位，手背朝上。术者双手握患者掌部，右手在桡侧，左手在尺侧，而拇指平放于腕关节的背侧，以拇指指端按入腕关节背侧间隙内。在拔伸情况下摇晃腕关节，然后，将手腕在拇指按压下背伸至最大限度,随即屈曲,并左右各旋转其手腕 2～3 次。

保持良好的操作姿态是避免相关损伤的最佳方法。键盘应放置在身体正前方中央位置,以持平高度靠近键盘或使用鼠标,可以预防腕管受到伤害;手腕尽可能平放姿势操作键盘,既不弯曲又不下垂;肘部工作角度应大于 90 度,以避免肘内正中神经受压。

肩膀肌肉僵硬、酸痛的穴位及指压法

肩膀肌肉僵硬酸痛可说是现代的文明病。日常生活中的单纯作业、精神压力、运动不足、因驾车产生的精神疲劳等等,都是使肩膀肌肉僵硬酸痛的原因。而且长久保持同样姿势的打麻将等等更是形成肌肉僵硬酸痛的主要原因。

肩膀肌肉僵硬、酸痛与一般因运动而产生的肌肉疼痛不同,如果置之不理,则有慢性化的可能,如果严重的话,会焦躁、心浮、气闷,对工作提不起劲,每天生活不愉快。以前所谓的"五十肩"是属于老年病,现在竟连二三十岁的患者也很普遍,甚至十多岁的学生也有肩膀僵硬、酸痛的症状,因此说现代人和这种症状有密不可分的关系。

肩部僵硬、疼痛,如果颈部能转动的话,即刻就能治愈,严重的话,如手腕无法上举、无法系皮带、头晕、耳鸣、恶心等等,使日常生活产生不便。如果成为慢性症的话,几乎是无法忍耐。

这是由于颈筋两侧、关节内侧的淋巴丛的淋巴停滞、淋巴管萎缩、肩膀周围的血液循环不畅、血液污浊所致。这是由于姿势不良,使得包着上腕骨的三角筋或是肩胛筋萎缩硬化。

血液之所以会污浊是由于摄取过多酸性食物,因此最好的根本性治疗是摄取的食物要维持酸碱平衡。在治疗肩膀肌肉僵硬、酸痛时如果吃太多酸性食物,则根本无法治愈。治疗时应该以每天有正常的生活为根本。

喜欢运动者很少有肩膀僵硬、酸痛情形,这是由于运动使新陈代谢旺盛,即摄取大量卡路里,也能保有健康的身体。

能治疗肩膀僵硬、酸痛的穴位有三处:一处是脖子左右 2 厘米处的天柱;第二处是肩井;第三处是肩胛骨内侧,一压即疼,使情绪好转的膏肓。指压这三处穴道时,一边缓缓吐气一边揉 6 秒钟,如此重复 10 次,就可治愈肩膀僵硬、酸痛。

治疗颈椎病的穴位治疗法

根据中医辨证论治的理论，颈椎病以肝肾不足、筋骨失养为本虚，风寒湿阻塞经脉导致不通则痛为标实，此乃本虚标实之证。治疗大法为扶正祛邪，疏通经络。再根据经络辨证，依据病症部位的经络走向特点，将其分为四型：

1. 颈侧面酸胀，连及肩关节外上酸痛，且放散至肘关节外上（曲池穴处），直至前臂外上者，此为手阳明经病。我们选用巨骨、肩髃、曲池、手三里等穴，必要时加用扶突穴治之。

2. 肩关节前内侧酸痛，牵及肘关节内侧（少海穴处）酸痛，沿前臂内后缘直至掌面及小指，无名指酸麻胀痛者，为手少阴经病。我们选取极泉、青灵、少海、少府等穴，必要时加颈臂穴治之。

3. 肩胛冈上斜方肌，冈上肌酸痛和肩胛骨深层酸痛，沿肩下腋后（臑腧、肩贞穴处），上臂外后缘，肘后，前臂外后，至手背无名指，小指酸麻胀痛者，为手太阳经病。我们选择肩井、曲垣、天宗、肩贞、天井、养老、中渚等穴治之。

4. 项后下段（颈六、七节）酸胀僵硬，伴背上段怕冷，胸椎旁与肩胛骨之间酸痛者，为足太阳经病。我们选出大杼、厥阴腧、督腧、附分、膏肓、膈关等穴治之。

湿疹的穴位按摩及指压法

湿疹是一种免疫异常性皮肤病，皮疹有渗出性、迁延不愈、反复发作，严重危害人类的身心健康。中医穴道按摩指压法不仅能止痒，治愈湿疹的可能性也非常大。

治疗湿疹的中医穴位及指压手法：

止痒、祛除湿疹的穴道之一称为治痒，刺激此穴位，有止痒之效。治痒穴是在手腕放下时，从肩膀凹洼，以垂直线而下，该线与乳头的水平线相交处。

患者自我按摩时一边缓缓吐气，一边按压6秒钟，反复做10次，即可止痒。

其次，一边吐气一边按压太白（即在脚拇指下部，大骨外侧的穴位）大约按20次。如此，因湿疹而引起的红色斑疹便会消失。

湿疹患者可以适当多吃以下三种蔬菜有助预防和治疗湿疹：

苦瓜

苦瓜内含奎宁。具有清热解毒、祛湿止痒之功。可用于治疗热毒、疖疮、痱子、湿疹等病症。

番茄

番茄内含丰富的维生素 A、维生素 B_1、维生素 B_2、维生素 C、烟酸,维生素 E;还含有苹果酸、柠檬酸、钙、磷、铁及番茄碱等物质。具有生津止咳、健胃消食、凉血平肝、清热等功效。番茄中的果酸对维生素 C 有保护作用,故而能有效地补充维生素 C;番茄碱有抑菌消炎、降低血管通透性作用,所以外用番茄汁治疗湿疹可起到止痒收敛的作用。

韭菜

韭菜内含胡萝卜素、维生素 B、维生素 C、钙、磷、铁、蛋白质及纤维素等。韭菜还有解毒祛湿的功效,故韭菜汁外搽可治湿疹。

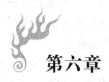

第六章

疑难杂症的经络穴位自我保健

一般的疾病我们或采取中医治疗或采取西医治疗，但是对于某些疑难杂症不管是中药还是西药效果都不理想，这时我们不妨试试按摩一些身体的经络穴位，往往会起到意想不到的效果。

耳鸣的穴位治疗法

治疗耳鸣的穴位有哪些？治疗耳鸣的穴位你了解吗？下面为你解说治疗耳鸣的穴位。

中医认为耳鸣是由肾虚引起的症状，而肾是人的生命之源，因此肾功能正常的人总是精力旺盛，显得朝气蓬勃。涌泉穴是强肾的重要穴位，脚趾往内弯曲形成的凹处就是涌泉穴。现代人在平坦的马路上行走惯了，因此稍稍对涌泉穴施以压迫，很多人都会感到痛，这就是肾虚的表现，易引起耳鸣。经常用大拇指按摩涌泉穴，或穿带疙瘩的健康拖鞋刺激涌泉穴，能固肾强精，从而消除耳鸣。工作或学习时，如有条件，可将一球体（如高尔夫球）置于脚下地板上，脚踏上它来回滚动加以刺激，是既方便又省事的方法。

其他方法还有：

1. 脸颊右下侧，下颌骨连接处的偏上侧，有个窝，按下去后就觉得鼻子硬骨部位胀胀的，这个穴位特别有效，按下去就不响，速效。

2. 耳垂上方、耳朵的外边缘刚刚有软骨的地方，捏住，就不响，速效。

3. 右侧耳朵往下沿着颈部一直到肩井穴之间，反复按摩、捏揉，有效。

4. 鸣天鼓，有效。

5. 百会穴（头顶），有效，但不明显。

便秘的穴位治疗法

便秘的经历相信很多人都有过，虽然它看似一个小毛病，但给生活带来了不少烦恼。长期的便秘对于身体健康非常不利，可以引起很多疾病的发生，如痔疮、肛裂、结肠癌等，更严重的是可诱发心绞痛、心肌梗死、脑出血等。可以说，便秘是危害中老年朋友健康甚至生命安全的一个潜藏杀手。所以，我们应该在日常生活中加强便秘的预防和治疗。

长强穴就在后背的正下方，尾骨端与肛门连线的中点处。"长"是长大、旺盛，而"强"顾名思义就是强壮、充实。长强合二为一，意味着这个穴位的气血很强盛。古人对这个穴位有一个解释，叫"循环无端之谓长，健行不息之谓强"。意思是人体的气血是循环不息的，新陈代谢就在循环运行之中完成。气血运行正常的话，人体的健康就能够得到保证；否则，就很可能得病。

长强穴是保证人体气血升降的穴位，对于中气下陷证，如脱肛、痔疮、便秘等，都可以通过按摩长强穴来防治。长强穴在尾骨端下面，也就是我们粗脊柱最下面的点，尾巴尖与肛门连线中点的位置。找这个穴的时候，最好趴在床上，胸部和膝盖位置紧贴床，或者半跪在床上，臀部翘起，很容易找到。

具体的做法也很简单：趴在床上，让家人帮忙艾灸长强穴，每次穴灸20分钟左右，长强处感到发热就可以了。

如果这样操作觉得不放心，或者不方便的话，也可以在晚上睡觉前，趴在床上，将双手搓热，然后趁热顺着腰椎尾骨往下搓，搓100下，让长强穴处感到发热就可以。事实上，针刺长强穴，可以改变大肠的收缩和舒张的状态，从而改善便秘。

治疗便秘的还有其他一些重要的穴位：气海穴（脐下1.5寸），关元穴（脐下3寸），曲骨穴（小腹耻骨联合上缘中点处），长强穴（尾骨尖下0.5寸，于尾骨端与肛门中点取穴）。

除此以外，适当的运动锻炼可以加强腹肌收缩力，促进胃肠蠕动和增加排便动力。因此早上起来可以散步、慢跑、做体操，如果实在没有时间，可在办公室里多做半蹲动作，也可以锻炼腹肌张力，弥补运动不足。

现在，你不妨用自己的双手，坚持以下自我按摩法，相信能起到通便的作用。

按摩腹部

摩腹仰卧于床上，用右手或双手叠加按于腹部，按顺时针做环形而有节律的抚摸，力量适度，动作流畅。按摩3～5分钟。

按揉天枢穴：仰卧于床上，用中指指腹放在同侧的天枢穴上，中指适当用力，顺时针按揉1分钟。

掌揉中脘穴：仰卧于床上，左手的掌心紧贴于中脘穴上，将右手掌心重叠在左手背上，适当用力揉按1分钟。

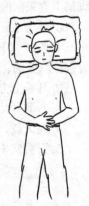

睡前按摩腹部

推肋部：仰卧于床上，两手掌放在体侧，然后用掌根从上向下推两侧肋部，反复做 1 分钟。

按揉关元穴：仰卧于床上，用一手中指指腹放在关元穴上，适当用力按揉 1 分钟。

提拿腹肌：仰卧于床上，两手同时提拿捏腹部肌肉 1 分钟。

按摩腰骶

坐于床上，两手五指并拢，以掌根贴于同侧的腰骶部，适当用力自上而下地推擦腰骶部数次，直至腰骶部发热为度。

按揉肾腧穴。坐于床上，两手叉腰，两拇指按于两侧肾腧穴上，适当用力按揉 1 分钟。

按摩四肢

按揉合谷穴。以一侧拇指指腹按住合谷穴，轻轻揉动，以酸胀感为宜，每侧 1 分钟，共 2 分钟。合谷穴是全身四大保健穴之一，也是清热止痛的良穴，可以有效缓解因便秘造成的头晕、饮食不振、情绪烦躁、黄褐斑、痤疮和腹痛等症。

按揉支沟穴。以一侧拇指指腹按住支沟穴，轻轻揉动，以酸胀感为宜，每侧 1 分钟，共 2 分钟。支沟穴是治疗便秘的特效穴。

按揉足三里穴。坐于床上，两膝关节自然伸直，用拇指指腹按在同侧的足三里穴上，适当用力按揉 1 分钟，感觉酸胀为度。

按揉三阴交穴。坐于床上，两膝关节自然伸直，用拇指指腹按于同侧的三阴交穴上，适当用力按揉 1 分钟，感觉以酸胀为度。

指压相关穴位

大便未出时，两手重叠在神阙穴（即肚脐）周围，按顺逆时针各按摩 15 次，然后轻拍肚子 15 次。

大便将出不出时，用右手示指压迫会阴穴（二阴之间中点），便可助大便缓缓排出，心情要轻松，千万不可焦急。此外，坐在马桶上，静神，深呼吸，引意念于肠，做提肛运动 15 次，也可以起到很好的排便效果。

以上的自我按摩法能调理肠胃功能，锻炼腹肌张力，增强体质，尤其适于慢性便秘的人。但必须坚持早晚各按摩一遍，手法应轻快、灵活，以腹部按摩为主。

痔、脱肛按摩疗法

严重时必须接受外科治疗。穴位疗法，是促进肛门周围的血液循环，调整消化功能，而使排便顺畅。首先，以头部百会、颈根部的大椎为出发点，接着指压背部、腰部的各穴位。尤其对接近患部的会阳与长强要进行仔细的指压。足腰的虚冷会使肛门的症状恶化，所以需以腰部的三焦腧、肾腧、足部的三阴交、太溪等指压来对应。为了调整消化功能，腹部的天枢、足三里的指压与按摩不可缺少。最后，总结下治疗痔、脱肛的穴位：

百会：对痔的治疗非常有效的穴位，用似要穿透身体中心的指压方式。

大椎：对易腹泻而增加肛门负担的人或肛门周围产生脓包的人有效。

长强：对痔的治疗特别重要的穴位，反复进行 3～5 秒的指压。

会阳：促进肛门周围的血液循环，对脱肛等的治疗也有效果。

足三里：调整消化功能，可使排便顺畅且减轻肛门的负担。

肾腧：可放松腰部，改善肛门血液循环。

干燥鼻出血的穴位治疗法

从中医角度讲，秋天干燥，人体阳气也随之旺盛，即俗话所说"容易上火"，故多见血随气上冲鼻咽导致出血。

对于非内科疾病和外伤引起的一般性鼻出血，自我推拿有比较好的预防作用。按以下方法有规律地按摩，可以很好地减少鼻出血的发生。

推拿疗法：

1. 按揉迎香、巨髎。这两穴都位于鼻翼旁。迎香穴在鼻翼外缘中点。巨髎穴在瞳孔直下，鼻唇沟外侧，与鼻翼下缘相平。按摩时将双手食指指腹放于左右穴位，对称地进行按揉。先迎香，后巨髎，每穴 5 分钟，早晚各 1 次。还可以把按摩范围扩大，将两手食指或中指的指腹面放在鼻翼的两侧，沿鼻梁向上摩揉，可以到两眉之间，向下可以到鼻翼旁。注意按压要适度，最好由轻渐重。这样每天来回摩擦 50 次，有预防感冒、宣通鼻窍、防止鼻出血的作用。

2. 揉上星、神庭。此两穴都位于人体中轴的督脉上。神庭在前发际线直上半寸（同身寸，即每个人自身大拇指的宽度为 1 寸，下同），上星在前发际线直上 1 寸。可以用一手的拇指按压在穴位上，有酸胀感后向一个方向按揉，每穴 5 分钟，早晚各 1 次。

此外，由于小儿为"纯阳之体"，鼻出血多因肺热、胃热引起，故家长可以用拇指推小儿双手的无名指和拇指掌侧，从指尖推向指根，这样可以清肺、胃两经之热，防止鼻出血。

腹泻的中医穴位疗法

立秋过后，天气渐凉，各大医院病人又见增多。尤其小儿腹泻病人数上升较多，大多伴有高热、呕吐、咳嗽、流涕，接着出现像自来水样喷射而出的腹泻。中医对腹泻的认识不外乎内因、外邪、情志等几个方面。腹泻是由于各种原因导致脾胃的运化失司，肾阳温运障碍，小肠受盛和大肠的传导功能失常所致，通过中医穴位按摩可以很好地治疗和预防腹泻。腹泻的具体穴位按摩手法如下：

脾土穴按摩

脾土穴位于大拇指桡侧边。医者用拇指桡侧缘沿患者的左拇指桡侧缘从指端推向指根 100～300 次。

大肠穴按摩

大肠穴位于食指桡侧缘。医者以右手拇指桡侧缘沿患者的左食指桡侧边从指端推向指根 100～200 次。

小肠穴按摩

小肠穴位于小指尺侧边。医者以右手拇指桡侧缘沿患者的左小指尺侧边从指根推向指尖 100～200 次。

顺运内八卦

内八卦位于掌心内劳宫穴周围。医者以左手扶住患者左手，用其拇指前端遮盖住患儿中指根处，以右手拇指指尖端在患者的内劳宫穴周围作顺时针方向运转 50 次左右。

摩腹

腹位于肚脐周围。医者用掌面作逆时针方向摩腹 100～200 次。

按揉中脘穴

中脘穴位于剑突下至肚脐的中间处。医者用右手中指按揉 30～50 次。

分推腹阴阳

该穴位于两侧季肋缘处。医者以两手拇指自剑突下沿两侧季肋缘分推 10～20 次。

按揉足三里

该穴位于膝下 3 寸胫骨外侧缘约一横指处。医者以拇指分别在两侧足三里穴上各按揉 30～50 次。

牙痛的穴位治疗法

牙痛是牙齿和牙周疾病的常见症状。一般遇到冷、热、酸、甜等刺激尤为明显。

中医认为风火、风寒、胃热、虚火等皆可引起牙痛。用穴位自我按摩的手法，可缓解牙痛症状。预备式：坐位或站位，全身放松，双眼平视微闭，呼吸调匀，静息 1 ~ 2 分钟。

指掐合谷穴

用拇指指尖，按于对侧合谷穴，其余四指置于掌心。适当用力由轻渐重掐压 0.5 ~ 1 分钟。

功效：疏风解表，活络镇痛。

按揉下关穴

用双手中指或食指指腹，放于同侧面部下关穴，适当用力按揉 0.5 ~ 1 分钟。

功效：疏风清热，解痉止痛。

按压颊车穴

用双手拇指指腹，放于同侧面部颊车穴，适当用力，由轻渐重按压 0.5 ~ 1 分钟。

功效：解痉止痛，活血消肿。

按揉风池穴

用双手拇指指尖，分别放在同侧风池穴，其余四指附在头部两侧，适当用力按揉 0.5 ~ 1 分钟。

功效：祛风散寒，提神醒脑。

指掐少海穴

用拇指指尖，放在对侧少海穴，适当用力掐 0.5 ~ 1 分钟。

功效：祛风散寒，通络止痛。

按揉阳溪穴

用拇指指腹，放在对侧阳溪穴，适当用力掐 0.5 ~ 1 分钟。

功效：通腑泄热，清热止痛。

掐牙痛穴

用拇指指尖放在对侧牙痛穴，适当用力掐 0.5 ~ 1 分钟。

功效：活血止痛，通络解痉。

揉按面颊部

用双手掌掌心，分别放在同侧面颊部，适当用力揉按 0.5 ~ 1 分钟，以面颊部发热为佳。

功效：活络散寒，缓痉止痛。

推行间穴

用一手拇指指腹放在对侧行间穴，适当用力上下推动 0.5 ~ 1 分钟。

功效：消肿止痛，通经活络。

自我健康按摩可在疼痛时操作。面部按摩时，用力可逐渐加重至有酸胀感窜至痛处为佳，以按摩患侧面部为主。肢体按摩可取双侧穴位，平时还应注意口腔卫生。

口腔炎的中医穴位治疗

口腔炎就是口腔黏膜红肿、溃烂、起水泡等症状。患者不论吃喝都会感到刺痛，食物根本无法下肚。由于患部在口腔，而口内唾液非常多，这可是令人讨厌的病症。

口腔炎形成的原因是偏食。胃弱也会引起，但这种情形最多只占 1/5，几乎都是因缺少维生素 B 所引起。因此患口腔炎可说是身体健康的信号灯。

由于速食食品泛滥，不像以前那样能摄取均衡的营养，许多人都因营养不均衡而引起。有些人则是因精神压力过大才引起。因此口腔炎可以说是文明病的一种。

另外，由于药品、化妆品的副作用，过敏者也会患口腔炎。因疲劳过度、身体衰弱或是细菌入口，也都容易引起。有时食物会引起身体上出现宛如麻疹般的小点，这是由于食物与体质不合的缘故。尤其是吃虾和蟹这种海鲜而引起的口腔炎者很多。

口腔炎如果严重的话会变成溃疡、化脓、发烧等症状。如果无法进餐的话，就会延迟恢复的时间。

指压"口内点"对治疗口腔炎非常有效。"口内点"位于中指指根中央，指压时一边缓缓吐气一边强压 6 秒钟，如此左右各做 10 次，每天做 3 回，就能治愈口腔炎和疼痛。指压"口内点"，对其他口腔疾病也很有效。

急性咽炎的中医穴位治疗

急性咽喉炎的主要症状是起病急，初起时咽部干燥，灼热；继而疼痛，吞咽唾液时咽痛往往比进食时更为明显；可伴发热，头痛，食欲不振和四肢酸痛；侵及喉部，可伴声嘶和咳嗽。

中医治疗咽炎的主要穴位有：

天突穴，位于两锁骨之间的凹陷处合谷穴，即我们俗称的虎口穴。

三阴交穴，足内踝直上四横指处（自己的手，除拇指外，其余四指并拢的横径距离）。

操作方法：

1. 合喉法。坐或躺着，自己或请家人用右手拇指和食指、中指、无名指分别置于喉结的左右两侧，固定住喉结，上下快速抖动。

注意不要捏得太紧，且抖动力量不宜过重，以免造成呛咳，甚至窒息。

2. 右手中指指端点揉天突穴。1～2分钟，力量宜轻柔，不宜过重。

3. 分别点揉两合谷穴。1～3分钟。

4. 分别点揉两三阴交穴。3～5分钟，有酸胀感为度。

咽炎应在医生明确诊断之后进行以上治疗。若出现长时间声音嘶哑、消瘦、低热、咽痛，甚至痰中带血，应排除某些器质性病变，如喉癌、肺结核、肺癌等。

扁桃体疼痛的穴位按摩法

扁桃体炎是由于过于疲劳，感冒，呼吸器官衰弱，对细菌抵抗力弱时，由连锁球菌、葡萄球菌、肺炎球菌所引起。一般都在一周内就可治愈，如果连续感染，可能会引起慢性扁桃体炎、关节炎、心内膜炎等症状，因此必须加以注意，在病势轻微时及早治疗。

冬季感冒前后一段时期，时常会感到喉咙痛，有时数日不愈。这就是扁体腺发炎引起的，这种疼痛可以说是痛苦难当。它并非单纯的疼痛，平时吞唾液、谈话、饮食时，都会引起疼痛。喉咙内部会感到干燥，有时会咳嗽、吐痰，真是束手无策。这种疼痛有时并非只是在喉咙，有时就像中耳炎般连耳后根也会疼痛，有时颈筋也劫数难逃，更甚者39℃、40℃的高烧也会伴随而来。

指压合谷对于治疗扁桃体疼痛非常有效，合谷穴不仅能治扁桃体疼痛，对于牙痛、高血压、面疱也很有效。合谷是将拇指和食指张成45度角时，位于骨头延长角。指压时一边缓缓吐气一边用拇指、食指上下捏压6秒钟，然后迅速离开，手指离开时，应保持气已吐尽状态。如此重复10次，扁桃体疼痛就可渐渐消除。

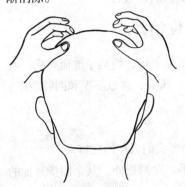

敲打百会穴治疗遗尿

遗尿的穴位治疗法

中医学认为，肾气不足，膀胱约束功能失调，不能制约水道，是造成小儿遗尿的主要原因。多数遗尿患者夜间熟睡不易唤醒，即使唤醒也常处于神志模糊的状态。因此治疗上宜用醒脑开窍和温补肾阳的治疗方法。根据督脉为阳脉之海，总督一身阳气的理论，选用督脉上的穴位，可温补人体的阳气，另外选用头皮上的其他穴位，可醒脑开窍。

具体的治疗方法是，取督脉上的百会穴，以及此穴旁开 1 寸处，从前向后的纵向线，用手指尖在这些部位敲打。每个部位各 5 分钟，每天早晚各 1 次。以上治疗部分正处于大脑皮层尿便中枢的投射区，刺激此处有助于提高尿便中枢的兴奋性，加强对脊髓排尿反射的控制，从而防治遗尿。除了敲打头皮，还可以采用艾灸法：将艾条点燃之后在以上部位温灸，以局部感觉温热，而又不会被烫伤为宜。每次灸 10 分钟，每天 1 次即可，有温补活血的功效。

慢性鼻炎的穴位治疗法

慢性鼻炎是鼻腔黏膜和黏膜下层的慢性炎症。表现为鼻黏膜的慢性充血肿胀，称慢性单纯性鼻炎。若发展为鼻黏膜和鼻甲骨的增生肥厚，称慢性肥厚性鼻炎。

按摩穴位可改善鼻炎症状，长期坚持可使其不再发作，方法有：

揉捏鼻部

用手指在鼻部两侧自上而下反复揉捏鼻部 5 分钟，然后轻轻点按迎香和上迎香各 1 分钟。

推按经穴

依序拇指交替推印堂 50 次，用手的大鱼际从前额分别推抹到两侧太阳穴处 1 分钟，按揉手太阴肺经的中府、尺泽、合谷各 1 分钟，最后按揉风池 1 分钟。

提拿肩颈

用手掌抓捏颈后正中的督脉经穴，以及背部后正中线两侧的经穴，自上而下，反复 4 ~ 6 次。再从颈部向两侧肩部做提拿动作。重者提揉肩井穴，做 3 分钟，按揉肺腧穴 1 分钟。

揉擦背部

用手掌在上背来回摩擦按揉，感觉到皮肤透热时为度。

以上按摩手法每天做 1 次，10 次为一疗程。

失眠的穴位治疗法

失眠，指无法入睡或无法保持睡眠状态，导致睡眠不足。又称入睡和维持睡眠障碍，祖国医学又称其为"不寐""不得眠""不得卧""目不瞑"，是以经常不能获得正常睡眠为特征的一种病证。失眠的症状主要表现为以下几点：

1.入睡困难；

2. 不能熟睡，睡眠时间减少；

3. 早醒、醒后无法再入睡；

4. 频频从噩梦中惊醒，自感整夜都在做噩梦；

5. 睡过之后精力没有恢复；

6. 发病时间可长可短，短者数天可好转，长者持续数日难以恢复；

7. 容易被惊醒，有的对声音敏感，有的对灯光敏感；

8. 很多失眠的人喜欢胡思乱想；

9. 长时间的失眠会导致神经衰弱和抑郁症，而神经衰弱患者的病症又会加重失眠。

此外，失眠还会引起人的疲劳感、不安、全身不适、无精打采、反应迟缓、头痛、注意力不能集中。失眠的最大影响是精神方面的，严重一点会导致精神分裂和抑郁症、焦虑症、植物神经功能紊乱等功能性疾病，以及各个系统疾病，如心血管系统、消化系统等等。针对失眠患者，我们可以用穴位疗法来进行缓解，具体操作如下：

患者仰卧位，按摩者坐于患者头部上方，以右手食、中二指点睛明穴 3 ～ 5 次后，以一指或双拇指推法，自印堂穴向两侧沿眉弓、前额推至两太阳穴处，按摩 5 ～ 10 分钟。然后双手拇指分别抵于两侧太阳穴，换用余下四指推擦脑后部风池穴至颈部两侧，重复两遍，再以双拇指指尖点按百会穴。

患者坐位，按摩者站于患者右侧，用右手五指置于患者头部，自前发际推向后发际 5 ～ 7 次，然后按摩者站在患者之后，沿两侧之胸锁乳突肌拿捏，拿肩井穴 3 ～ 5 次。

患者俯卧位，按摩者在其背部用滚按法，操作 3 ～ 5 分钟。心脾亏损者，可多按揉肾腧（腰部两侧），关元腧，最后再点按神门、足三里、三阴交。

患者可在每晚睡觉前，坐于床上进行如下按摩：

1. 揉百会 50 次。

2. 擦拭肾腧 50 次。

3. 摩脐下气海、关元 50 次。

4. 揉按足三里、三阴交各 50 次。

5. 擦涌泉 100 次。

6. 仰卧于床上作细而均匀的深呼吸 30 次，全身放松意守丹田即可入睡。

每晚临睡前先揉足三里、三阴交，每穴 1 分钟，再掐按内关、神门穴 1 分钟，再用双手掌根部揉擦背部，以有热感为宜，重点按揉心腧、脾腧、肝腧。最后平卧闭目养神，不生杂念，用拇、食指按揉双侧睛明穴，连续揉按 3 ～ 5 分钟即可产生睡意。

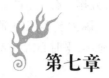

第七章

常见妇科病的经络穴位自我保健

　　女性朋友常常会因为一些妇科疾病而烦恼不已，比如说月经不调、痛经等。去医院吧，太麻烦，不去吧又很难受。因此一些简单的自我保健的方法对于女性朋友此时就非常重要，下面我们就介绍常见妇科病的经络穴位自我保健。

痛经的常见穴位保健

气血虚引起的痛经就用气海和足三里来治

　　痛经是困扰很多女性的问题，因为痛得不严重，所以大家认为它不是什么病，经常忽视它，其实这是气血虚的信号。你本身气血就虚，月经时气血更虚，不能称职地营养小腹的生殖器官，所以小腹会痛。这种痛是虚证，中医讲"虚则喜按"，所以用手按着反倒舒服些。另外，血虚心也失养，心神不安，睡觉就不踏实。月经少，脸色白，舌苔淡都因为血虚。

　　痛经是身体对我们发出的请求，这时要及时补上气血。我们选用气海和水谷之海——足三里。

　　气海有个脍炙人口的小名——丹田。它是任脉的穴位，也是任、督、冲三脉所起之处，更是全身气血汇聚的地方，所以补气血名正言顺。它在肚脐下 1.5 寸，可以先四指并拢取脐下 3 寸，那一半的距离就是气海所在了。用气海补气，靠呼吸就可以。用手抵住气海，用鼻深吸一口气，肚皮凸起，然后手缓缓地向下压，肚皮回收，同时嘴慢慢把气吐出。每天 10 ~ 20 次。

　　足三里是胃经的合穴，能直通胃腑，可以加强脾胃的消化吸收功能，使食物充分转化成气血。足三里在小腿外侧，弯腿的时候，把四指并拢放在膝盖下，小腿骨外侧一横指即是。

　　刺激方法是把艾条点燃，放在皮肤上方 2 厘米的高度，使足三里有暖暖的感觉，注意不要太热，以防烫伤。灸完之后喝一小杯水。每天饭后灸 5 ~ 7 分钟。

肝郁引起的痛经，就找血海和太冲

月经前和期中，小肚子发胀、发疼，有下坠的感觉，乳房也胀疼胀疼的；有时连带着大腿内侧和肛门都疼，严重时恶心反胃；月经颜色深，有血块；平时心情不舒畅，老郁闷，爱叹气。

中医很讲究七情六欲对身体健康的影响，认为心情不舒畅可以令人气血不畅。经前期时，众多气血涌到小腹，堵得厉害，所以小腹坠胀、疼痛，正所谓"不通则痛"。肝经环阴器，所以肝经引起的痛经会出现肛门疼痛。肝主疏泄，让身体里的气该升则升、该降则降，比如驱使胃气向下运送食物。肝气郁了，胃气不下，反倒上升，所以恶心反胃。气为血之帅，是发号施令、推动血行的，大帅没劲头，士兵自然停滞不前了，所以有瘀血，血块下来以后，气血壅滞的情况缓解一点，疼痛就减轻一些。

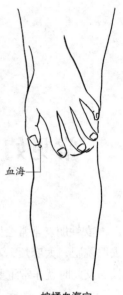

血海

按揉血海穴

调理肝气的穴位首选太冲穴，它在脚背大拇趾和第二趾结合的地方向后，在脚背最高点前的凹陷处。它是肝经的原穴，可以解决肝脏郁结的所有问题。刺激方法：每天睡前 3 分钟从太冲揉到行间。

用左手掌心抵住左膝盖，大拇指下可以摸到肌肉的缝隙，这儿就是气海穴，它是活血化瘀的要穴，正所谓"百川归海"，全身的都跟这儿相关。如果按一下血海很疼，说明身体里一定有瘀血。通过按揉刺激，血海的疼痛减轻了，体内的瘀血也就慢慢消失了。

肝经在大腿内侧，敲打起来很不方便，我们可以改为敲打大腿外侧的胆经。肝胆是一阴一阳的表里经，像夫妻一样，它们之间的信息是互通的。

操作方法：月经前一周起，每天敲打两侧胆经 5 分钟，另外，睡前按揉两侧太冲穴和血海穴各 2 分钟。月经来后停止按揉血海，以防出血过多，这时按揉太冲、敲胆经，再配合吃加味逍遥丸，就可以了。

如果痛经厉害，可加按合谷穴止痛，将食指拇指并拢，手背肌肉最高点处即是合谷。它是止痛的万能穴，可以止全身的急慢性疼痛。微微握拳，轻敲腰骶 20 ~ 30 次，可以加快瘀血排出，活血止痛。

受凉引起的痛经，关元和合谷一下缓解

月经前几天吃了凉东西，或者淋雨、接触凉水以后小腹剧痛，浑身发冷，月经量少，颜色深，夹着血块，脸色青白，嘴唇发紫。

这是寒凝血瘀。女性的冲、任二脉很娇贵，容易被寒气所伤。血遇寒则凝，

凝则不通，所以冲、任脉则痛。小腹正是冲、任两脉的必经之地，寒气易伤阳气。阳气相当于身体的小太阳，太阳不明，自然阵身发冷，脸色青白，嘴唇发紫。

这种痛经几乎每个女人都有过，一不留神就会碰上，所以解决方法就是细心呵护和艾灸。

首先要注意月经前的保暖，尤其是小腹、后腰以及脚，前两个是生殖系统所在，后者则是寒气所生之处。如果不小心着凉了，要立即灸关元穴，硬币大小的姜片上放艾绒，要连续灸 5 炷，直至小腹暖洋洋的。

如果疼得厉害时只想蜷着，这时每天要用手指使劲按两侧合谷穴 3 分钟，用手掌来回擦腰骶部 200 下，按揉小腹或者用热水袋焐 3 分钟，多喝热的白开水。

虚寒引起的痛经要艾灸肾腧、关元

每到月经时就怕冷，小腹持续疼痛，但是可以忍受，喜欢用拳头抵着，后腰也酸疼怕凉，舌比较淡，脸色淡白。

这种痛经是虚寒引起的，从根本上讲是因为阳不足了。没有外来的寒邪侵袭，所以怕冷、疼痛的程度相对较轻，可以忍受，而舌和脸色也表现为一派虚相。这种痛经是长期不良生活习惯引起的，在治疗时要多注意以下方面。

饮食方面，平时要多吃红肉，比如牛羊肉、虾等，菜或者汤里要放一些生姜、葱、茴香、花椒，这些东西都是温性的，本身就是药材，可以补阳祛寒。不能因为怕长肉去节食，甚至只吃蔬菜水果，长期下去，就会形成虚寒型体质，更会适得其反，因为阳气不足后身体怕冷，就会长出更多脂肪来御寒。

穿着方面，像什么露脐装、低腰裤、冬天的短裙、短裤等都尽量少穿，虽然表面看起来很热辣，其实内在体质已经快变成"冰山"了。寒邪损阳，日子久了，便会"寒占阳巢"。

起居方面，要多运动以振奋阳气，多晒太阳以补充阳气。

最关键的就是妙用我们身体上的穴位：肾腧穴、关元穴。

肾腧穴是膀胱经上的穴位，距离后正中线四横指，跟前面的肚脐在同一水平线。它是肾脏在后背的最大通道，通过艾灸或者按揉就可以补肾脏之阳。

关元穴是任脉的穴位，与元阳（肾阳）相通，按揉关元可以温阳逐寒，治寒性病，同时它也是保健大穴，可改善寒性体质。

操作方法：每晚睡前灸肾腧穴、关元穴各 1 根或者半根艾条。

月经不规律的穴位保健法

对付月经不调，中医讲究穴位治疗方法。专家说月经不调是妇女月经病的俗称，指月经的周期、经色、经量、经质的改变。包括月经提前、错后或不定期，月经量过多、过少或闭经等。精神因素、劳累过度、生活规律改变、饮食改变、环境改变、寒冷刺激、使用激素等都会影响月经从而导致月经不调。中医认为月经不调与肾、肝、脾三脏有密切关系，多与脏腑功能失调，气血失调，冲任不固有关。

中医将月经不调大致分为月经先期、月经后期、月经先后无定期。月经先期是指月经周期提前 7 天以上，月经周期不足 21 天，连续两个周期以上。月经先期可分为气虚型、阳盛血热型、肝郁血热型、虚热型。主要症状为月经提前。临床针灸穴位以关元、血海、三阴交为主。

月经不调的原因主要有以下类型：

气虚型：症状为月经量多，色淡质稀，面色苍白，纳少便溏。保健按摩穴位为足三里。

阳盛血热型：症状为月经量多，色深红，质稠黏或臭，口渴喜凉饮，便秘。保健按摩穴位为曲池、太冲、中极。

肝郁血热型：症状为月经量多或少，色紫红有血块，乳房胸胁胀满。保健按摩穴位为行间、地机。

虚热型：症状为月经量少，色红质稠，颧红，手足心热，口干咽燥。保健按摩穴位为然谷。

月经后期是指月经周期延后 7 天以上，甚至 40 ~ 50 天。

月经后期可分为血寒型、血虚型、气滞型、痰湿型。主要症状为月经延后。临床针灸穴位以气海、气穴、三阴交为主。

血寒型：症状为月经量少，色暗有血块，小腹冷痛，得热则减，畏寒肢冷。保健按摩穴位为归来、天枢。

血虚型：症状为月经量少，色淡，头昏眼花，面色苍白。保健按摩穴位为足三里。

气滞型：症状为月经量少，色暗红有血块，乳房两胁胀痛，嗳气。保健按摩穴位为蠡沟、太冲、地机、天枢。

痰湿型：症状为月经色淡黏，白带多，身体肥胖，胸闷腹胀，食少痰多，精神倦怠。保健按摩穴位为丰隆。

月经先后无定期是指月经周期不固定，时或提前，时或延后，连续三个周期以上。月经先后无定期可分为肝郁型与肾虚型。主要症状以月经经期不定为主。临床针灸穴位以关元、三阴交为主。

肝郁型：症状为月经量或多或少，色紫红有血块，胸胁乳房胀痛，精神抑郁，嗳气叹息。保健按摩穴位为蠡沟、间使、太冲。

肾虚型：症状为月经量少，色淡黯，质清，腰骶酸痛，头痛耳鸣，夜尿多。

保健按摩穴位为太溪。

此外月经不调的穴位按摩疗法还有：

预备式：平卧床上，双目微闭，呼吸调匀，左手掌重叠于右手背上，将右手掌心轻轻放在下腹部，静卧 1 ~ 3 分钟。

团摩下腹：左手掌心叠放在右手背上，将右手掌心放在下腹部，适当用力按顺时针、逆时针作环形摩动 1 ~ 3 分钟，以皮肤发热为佳。

功效：益气壮阳，交通心肾。

团摩脐周：左手掌叠放在右手背上，将右手掌心放在肚脐下，适当用力按顺时针绕脐团摩腹部 1 ~ 3 分钟，至腹部发热为佳。

功效：温经散寒，调理气血。

揉按关元穴：右手半握拳，拇指伸直，将拇指腹放在关元穴，适当用力揉按 0.5 ~ 1 分钟。

功效：滋养肝肾，调经止痛。

搓擦腰骶：将双手掌分别放在腰骶部两侧，自上而下用力搓擦腰骶部 0.5 ~ 1 分钟，以腰部发热为佳。

功效：强腰壮肾，活血通络。揉按肾腧穴两手叉腰，将拇指按在同侧肾腧穴，其余四指附在腰部，适当用力揉按 0.5 ~ 1 分钟。功效：温补肾阳，强腰壮骨。

按揉足三里穴：将一手食指与中指重叠，中指指腹放在同侧足三里穴上，适当用力按揉 0.5 ~ 1 分钟。双下肢交替进行。

功效：补脾健胃，调和气血。掌揉血海穴：将双手掌心放在同侧血海穴上，适当用力揉按 0.5 ~ 1 分钟。双下肢交替进行。功效：活血化瘀，通络止痛。

带下病的穴位保健法

《中国医学百科全书·中医妇科学》中的"带下病"条是这样定义的："带下绵绵不断，量多腥臭，色泽异常，并伴有全身症状者，称'带下病'。"而《中医大辞典·妇科儿科分册》和《简明中医辞典》之中均没有"带下"病词条。《高等医药院校教材·中医妇科学》中说："带下量明显增多，色、质、臭气异常，或伴全身、或局部症状者，称带下病。"《高等中医院校教学参考丛书·中医妇科学》中云："带下病是指带下的量明显增多，色、质发生异常，或有臭气，或伴有其他症状者。"从以上定义中，可以就带下病综合如下几个要点：

1. 带下量明显增多；

2. 带下色、质、气味异常；

3. 伴有局部或全身症状。

从这些要点中，有理由说它只是带下病中的一个方面——"带下过多"证。而生理性带下减少或缺无，少到无法维持正常润泽阴户的功能，而在临床上出现诸如"阴道涸干吊痛""交合涩痛"等症的现象，临床中并不少见，妇科临床工作者或多或少都会遇到过治疗过此类病例。而这部分病症，我们把它归纳为带下证的另一个方面——"带下缺少"证。再者就是，带下病中有些特殊的证型，如"白崩""白漏""痛带"等证。症见突然阴道流出大量白色液体，质稀如水，或如黏液等，称为"白崩"，亦称"阴崩"。症见从阴道流出白色液体，或经血漏下挟有白色液体，淋沥不断，质稀如水者，称之为"白漏"，亦称"阴漏"。症见白带日久不止，量多质清稀，脐腹冷痛者，称之"痛带"，亦称"白带腹痛"。上述病症虽临床少见，但证候特殊，有必要单独列出来加以归纳讨论。

由于历史原因，古代医家对"带下缺少"证未有足够的认识，加之对此证及"白崩"、"白漏"、"痛带"等记载甚少，以至于一贯以来都将"带下过多"一证误认为是"带下病"的全部内容。当代一些专家认为应给予一个科学的定义：带下病是指带下的期、量、色、质、气味发生异常，并伴有局部或全身症状为特征的疾病。其中带期正常情况应是，女子生而即有，在绝经期后则逐渐减少，直至干涸无带。

艾灸治疗带下病，主穴取带脉、三阴交。表现以带下色白，淋漓不断，面色萎黄少华，神疲肢冷，腹胀冷坠，纳少便溏，唇舌淡红、苔白腻滑，脉缓而弱为主的脾虚之带下，治当健脾益气，升阳除湿。可加取脾腧、足三里、隐白；表现以白带清冷，腰膝酸软，少腹冷坠，溲清便溏，舌质淡红苔薄白，脉沉迟或五心烦热，失眠多梦，脉细数为主的肾虚之带下，治宜滋阴益肾，培元固涩。可加取关元、肾腧、次髎。令患者取适宜体位，术者右手如持笔写字状拿艾条，使艾条与局部皮肤成45度角，将艾条的一端点燃对准穴位处，点燃的艾头与皮肤的距离约1寸左右，以局部温热、泛红但不致烫伤为度。于每穴施艾条温和灸15分钟，每日1次，连续10次1疗程。

方中带脉穴为足少阳与奇经八脉交会穴，该穴与督脉之命门穴横向联系环腰1周，取之可益气固摄，调理任督。三阴交调理足三阴经，平肝泄热，健脾利湿，补肾强精。足三里为足阳明胃经的合穴、下合穴，又属强壮穴之一。取之既可调理脾胃功能，又有助于气血的化生，还可增强体质，促进疾病康复。脾腧与足三里合用能健脾、振奋中阳，复其升清降浊运化水湿之功。隐白为足太阴脾经的井木穴，木气通于肝，脾统血，肝藏血，脾又主肌肉四肢，故隐白穴具有补脾摄血、益气之效。关元与肾腧配伍共同起到固肾培元，固涩止带的效果。次髎理下焦，清散郁热，补益虚损。艾灸法用于带下病的治疗方法简单，效果满意。

阴部瘙痒的穴位保健法

阴部瘙痒属肝经湿热症状。症状主要有：阴部瘙痒，灼热，红肿疼痛，带下多，带稠有臭味，嘴里发苦，咽干，晕头晕脑，心烦不宁，大便干，小便黄。

治疗阴部瘙痒的主要方法是用牙签刺激蠡沟和中极穴。

肝经的蠡沟穴在内踝尖上5寸。"蠡"的本意是指小瓢虫在咬木头，所以我们看到上面是"橡"字的右半边，底下有两只小虫在往上爬。"沟"指细长的水道，在这里暗指妇女的阴道。古人对于"私处"常用这种暗语来表达。所以这个"蠡沟"在中医院的针灸科一贯是用于治疗阴道瘙痒的要穴。当然，阴道瘙痒的内因是源于肝胆湿热，最好再加上祛湿要穴曲泉与阴陵泉，平日再喝些绿豆薏米粥，以解肝毒，除湿热，才是治本之道。

阴部瘙痒的食疗：

1. 莲子薏米煮蚌肉：莲子去皮去心，薏米洗净，蚌肉切薄片，放入沙锅里，加水，用小火炖1个小时即可食用。每天1次，7～10天。

2. 中汤药外洗：蛇床子、地肤子、鱼腥草、黄柏各30克，川椒15克，生贯众、虎杖、百部、苦参各20克，熬水后，上、下午各洗1次，5天就能好转。

乳腺炎的穴位保健法

从中医的角度看，乳腺系统疾病都是肝经惹的祸。肝经经过乳房，当情绪不好，肝气郁结，气不通畅，影响乳络，各种乳腺病就发生了，比如乳腺炎、乳腺增生甚至是癌变等。

中医一直有"女子以肝为本"的说法，一般人只注意到肝藏血，"女子重血，男子重精"。月经反映的是内环境，月经正常的女性，身体会比较好；而女人一旦月经发生紊乱，身体就开始走下坡路，所以极力提倡女人要调血。调血肯定重要，但"肝主疏泄"的功能更重要，女人调血之前要调气。首先，气为血之帅，气是血的指挥棒，它往哪儿指，血往哪儿行；另外，"气"更娇气，稍微遇到不顺心的事，就气机不顺畅。而肝负责疏通气的通道，这个交通指挥官要尽职尽责、指挥得当，全身的气才能畅行无阻，血乃至人体的全部功能才无大碍。所以调理肝气方是女子养生之正策！

修心方能修身，情绪是影响肝气最大的因素，心情好了，肝气才能四通八达。

心情不好时，要使用肝经上的原穴——太冲穴。它能直接通向肝经的元气，调理整个肝经的气机，当然也包括乳房周围。它在脚背大拇趾和第二趾结合的地方向后，在脚背最高点前的凹陷处。用手指尖按揉，让它有酸胀的感觉，慢慢心里不那么郁闷了。如果每天下午 3 ~ 5 点坚持用手指按揉两侧 2 分钟，预防效果更好，尤其是在春季。因为五行里春与肝同属于木，春天里树木生枝发芽，同样春季乳腺病多发。

"经络所过，主治所及"，两乳之间的膻中穴，也是预防治疗乳腺病必用。膻中穴是任脉的穴位，任脉是阴脉之海，女性之根本。此外，膻中穴还是气会，总统全身之气，可以作为太冲的副将，二者合作，共收疏理肝气之功效。每天下午 3 ~ 5 点先按揉两侧太冲穴，再用手指点按膻中穴 2 分钟。

乳腺增生的穴位保健法

乳腺增生是痰湿随肝火上升，脏腑经络气机逆乱，久而气滞血瘀，气阻湿聚而成痼疾。脾为生痰之源，砭石按摩三阴交、阴陵泉健胃强脾。按摩太冲至行间降肝火。按摩阳陵泉排瘀积。用砭石顺时针揉膻中穴通气化瘀，睡觉的时候用热砭板放在膻中穴的位置效果最好。

具体方法是：

1. 月经前 7 天开始，每天用手指按压两侧的行间穴，或从行间向太冲用力地推；

2. 睡前按揉膻中穴 2 分钟，或从正中线，由下向上推；

3. 经后停止，下一周期再重复；

4. 如果配合加味逍遥丸效果更好。

盆腔炎的穴位疗法

盆腔炎，是指由于流产、刮宫术、产褥热、老法接生，以及不洁性交等原因引起的子宫内膜炎、输卵管炎、卵巢炎等盆腔炎症的总成。是妇科常见多发病。多因湿浊热毒或寒湿凝滞结于下焦，继而导致气滞血瘀、邪瘀互结所致。但湿热、寒湿、气滞、血瘀又互为因果，病机转化极为复杂。然病有急性和慢性之分，急性多属湿热蕴结之炎症，慢性多属气滞血瘀之包块型。

盆腔炎的症状为：高热、小腹剧痛、腹肌紧张而拒按、带下黄赤、月经量多、苔黄腻、脉数，多为急性盆腔炎。而慢性盆腔炎则见低热或不发热、小腹绵绵作痛（经前后为甚）、带下量多或色黄、或形成癥瘕包块等症，且病程较长；若继发感染，又可引起急性发作。

治疗手法：

配方一：石门至曲骨、腰骶椎及其两侧、肾俞、关元俞、阿是穴（包块处）。

治法：医者用双手拇指指腹自上到下来回按推石门至曲骨及腰骶椎两侧 3 行

各 5 ~ 10 遍，再叩击 1 ~ 2 遍。力度由轻到逐渐加力。然后揉按双侧肾腧、关元腧各 3 ~ 5 分钟，揉阿是穴 5 分钟，每日 1 次。

配穴方二：脊柱两侧、肺腧、膈腧、肝腧、脾腧、肾腧、长强、会阴、中脘、天枢、气海、关元、血海、三阴交。

治法：患者取俯卧位。医者站立一侧，用双手掌根沿脊柱两侧自上而下揉按 3 ~ 5 遍，再用拇指点按肺腧、膈腧、肝腧、脾腧、肾腧各 1 分钟，按揉长强、会阴穴各 2 ~ 3 分钟，以患者感会阴部有胀感为度。

患者改为仰卧位。医者坐或站立于患者两腿之间，双手的手指略分开成梳状，自中脘穴向肋侧分别斜向下分梳，双手动作要对称，用力要缓和，由轻到重，直到患者感觉皮肤发热为度。再用拇指按揉天枢、气海、关元穴各 1 ~ 2 分钟，点按双侧血海、三阴交穴各 1 分钟。每日或隔日按摩 1 次，15 次为 1 疗程。

配穴方三：大椎、脾腧、命门、肾腧、三焦腧、膻中、中脘、大横、气海、关元、中极、章门、小腹、血海、阴陵泉、阳陵泉、足三里、三阴交、太溪、太冲、合谷、内关、外关、曲池。每穴 1 ~ 2 分钟。

治法：揉大椎，擦脾腧、命门、肾腧、三焦腧，揉膻中、中脘、大横、气海、关元、中极、章门，斜推小腹，揉血海、阴陵泉、阳陵泉、足三里、三阴交、太溪、太冲，掐合谷，揉内关、外关、曲池。每日或隔日按摩 1 次，15 次为 1 个疗程。

不孕症的自我穴位疗法

不孕症是指婚后同居，有正常性生活，未避孕达 1 年以上而未能怀孕者。不孕症根据婚后是否受过孕又可分为原发性不孕和继发性不孕。原发性不孕指从未妊娠过；继发性不孕指曾有过妊娠，以后 1 年以上未避孕而未再妊娠。

根据不孕的原因可分为相对不孕和绝对不孕。相对不孕是指夫妇一方因某种原因阻碍受孕或使生育力降低，导致暂时性不孕，如该因素得到纠正，仍有可能怀孕。不孕症可由先天性生理缺陷或后天的病理变化造成。

中医认为，肾阳不足、肾阴亏虚、痰湿阻滞、肝气郁结、瘀血阻络均可导致不孕。其诸多证型中，月经紊乱、闭经、痛经、崩漏、带下异常为其共同特征。肾阳虚者尚有小腹冷感，性欲减退，带下清稀，畏寒肢冷等症；肾阴虚者尚有形体消瘦，潮热盗汗，五心烦热等症；痰湿者多见形体肥胖，白带黏稠量多，胸闷呕恶等症；肝郁者则有胸胁、乳房作胀，情志抑郁等症；瘀阻者多兼肌肤甲错，面色萎黄等症。

按摩能温肾暖宫、滋肾调中、疏肝理气、化痰调任、祛瘀调冲而调经，最后达到治疗不孕症的目的。

肾阳不足的按摩法

1. 取仰卧位，用掌按法持续按压关元、气海、中极穴各 2 分钟，以其下腹部、腰部及会阴部有发热感为度；再用掌揉法揉下腹部 2 分钟。

2. 取仰卧位，用禅推法推两下肢三阴交、然谷穴各 1 分钟；再用手掌尺侧面擦两足底涌泉穴各 1 分钟，以有热感为度。

3. 取俯卧位，用掌揉法揉背部膀胱经，并用禅推法推两侧肾俞、脾俞、命门穴各 1 分钟；再用指擦法擦肾俞、命门、八髎穴各 2 分钟，以皮肤微红微热为度。

肾阴亏虚的按摩法

1. 取仰卧位，用掌摩法上下往复摩任脉 2 分钟；再用掌按法持续按压关元穴 2 分钟，以其下腹部有热感为度；最后用掌揉法揉下腹部 2 分钟。

2. 取仰卧位，用禅推法推两下肢三阴交、足三里、血海、太溪穴各 1 分钟；再用拇指指腹端按揉两足底涌泉穴各 1 分钟。

3. 取俯卧位，用禅推法推两侧肝俞、脾俞、命门、白环俞穴各 1 分钟；再用掌擦法擦肾俞、命门、白环俞穴各 2 分钟。

痰湿阻滞的按摩法

1. 取仰卧位，将手掌擦热后紧贴于腹部，进行左右旋转揉动，每次 10 分钟；再用禅推法推膻中、中脘、中极穴、带脉（起于季肋部下缘，横行绕身 1 周）各 1 分钟。

2. 取仰卧位，用拇指指端持续按压两侧气冲穴 2 分钟，以抬手后患者有一股热流直达足部为度；再用拇指指腹端按揉两下肢丰隆穴各 1 分钟。

3. 取俯卧位，用禅推法推两侧膈俞、肝俞、脾俞、三焦俞、肾俞、膀胱俞穴各 1 分钟；再用指擦法擦左侧背部及腰骶部，反复进行 5 分钟，以有热感为度。

肝郁气滞的按摩法

1. 取仰卧位，用禅推法推揉期门、章门穴各 1 分钟；再用掌擦法擦两侧胁肋部 3 分钟。

2. 取仰卧位，用掌按法持续按压关元、气海穴各 2 分钟，以腹部有热感为度；再用掌揉法揉上腹部 3 分钟。

3. 取仰卧位，用拇指指腹端按揉两下肢血海、地机、三阴交、足三里、太冲、行间穴各 2 分钟。

4. 取俯卧位，家人用禅推法推两侧肝俞、脾俞、胃俞、三焦俞、肾俞穴各 1 分钟。

瘀血阻络的按摩法

1. 取仰卧位，用掌按法持续按压气海、中极穴各 2 分钟，以下腹部、腰部有热感为度；再用掌揉法揉小腹 2 分钟，以会阴部、股内侧有发热感为度。

2. 取仰卧位，用拇指指端持续按压两侧气冲穴 2 分钟，以抬手后患者有一股热流直达足底部为度；再用拇指指端按揉曲泉、地机、合谷穴各 1 分钟，以局部有酸胀感为度。

3. 取俯卧位，用禅推法推两侧膈俞、肝俞、脾俞、三焦俞、八髎穴各 1 分钟；再用掌擦法擦背部督脉、腰骶部 2 分钟。

妊娠恶阻的穴位治疗

一般的孕妇从妊娠的第六周起，恶阻便开始。这是生理现象，妊娠 3 个月后，自然会消失，但是恶阻时心境的恶化，很难令人忍受。而且，由于怕服药会有副作用，即使到医院，也无多大的效果可期待。

这种原因是由从受精卵的绒毛所分泌的一种毒素所引起的自体中毒。所以，依照妊娠女性的解毒能力及消化器的强弱等，症状会有所变化。因而，有人症状轻，有人则症状严重。还有一种说法是因自律神经的紧张所引起的，将其视为精神上的影响也可。

虽然这是因婴儿将诞生第一关，但也想尽可能祛除这种苦痛。何况，还得担心腹中胎儿。还有的孕妇因呕吐及食欲不振而演变成神经衰弱。其实食欲不振等是生理性的现象，只要不妨碍日常生活，应没有什么问题，但若太过强烈，则称为妊娠恶阻，视为病症处理。

镇静呕吐、恶心，指压称为天柱的穴位是最有效果的。另称为三阴交穴位亦有效果。

天柱是在后颈凹洼稍微下方左右 2 厘米之处。用两手握拳的同时，一边吐气，每隔 1 秒钟强力敲打。每 10 次做 1 组，稍做休息，做 10 组。

三阴交是从脚部内侧的脚踝，沿着骨至 6 厘米左右以上之处。此亦以与前面相同的要领敲打，做 3 组。每一组左右相互敲打。

很多人认为，妊娠时针灸会流产，或许有些人会担心穴道指压法亦会导致流产。结论是否定的，完全不必担心。只是，要不断注意指压的量与强度。心情很坏时，请不要随便按压穴位。

产后缺乳的穴位保健法

产妇哺乳期，乳汁分泌过少或全无，即称为缺乳。乳汁由血所化生，赖气以运行,因此乳汁多少与气血关系极为密切。若脾胃虚弱、气血虚亏;或肝气郁结、气机不畅、经脉运行受阻所致。

症状:乳汁少或全无,抑或乳房胀满、乳汁不行,伴心悸、气短或胸腹胀满等。

治疗手法:

配穴方一:

1. 膻中、玉堂、步廊、膺窗、天池、神藏、天溪等穴及乳房;

2. 膻中、乳根、乳中、食窦、灵墟、库房、极泉、乳房等穴。

治法:

气血双亏型取组穴,用拇指及四指按摩、双手拇指轻轻推摩等法,并顺经络方向施行之。

肝郁气滞型取组穴,用拇指稍用力推、按压,双手四指揉按,中、食指揉摩,中指点压,双手掌并用渐渐向前推压等手法。重复数遍,宜逆经络方向均匀稍用力施行之。

每日1次,每次15分钟。

配穴方二:胸穴(位于足背第二、三趾根向后两横指处)、足三里、阴交穴、三阴交、膻中、气海。

治法:按揉胸穴3分钟,按揉足三里、阴交穴、三阴交穴各2分钟,按揉膻中、气海穴各3分钟。实症用力稍重,虚证用力稍轻。每日按摩1次,至病愈为度。

加减:气短、心悸者,加揉内关、神门穴各2分钟。平时可自做按摩乳房动作。具体做法:用手掌推揉乳房,方向由乳根推向乳头,每日1~2次,每次2分钟。

配穴方三:膈腧、肝腧、脾腧、胃腧、乳房、乳根、膻中、中脘、足三里、阴交穴、三阴交、少泽。

治法:患者取坐位。医者站其后,用拇指沿脊柱两旁自上而下按揉膈腧、肝腧、脾腧、胃腧穴,用力由轻到重,边按边揉,使局部产生胀痛的感觉。

患者改取仰卧位。医者站立一侧,以双手掌在乳房周围轻揉摩1~3分钟,再用五指以指腹轻抓乳房10~20次,并随抓揉轻轻震抖,然后五指并拢,两掌指面置于双侧乳根穴上,按顺时针方向做圆形揉摩,反复3~6分钟。用同样方法,以单掌揉摩膻中穴,力量由轻到重,以感局部发热为度。又分别按摩中脘、足三里、阴交穴、三阴交各1~2分钟,再用拇指指甲点按双侧少泽穴,约1分钟。每日按摩1次,至病愈为度。

急性乳腺炎的穴位疗法

乳腺炎,中医称"乳痈"。本病好发于哺乳期女性,尤以初产妇多见。中医认为，发生于哺乳期的为"外吹乳痈"，发生于妊娠期的为"内吹乳痈"，与此无关的为"乳痈"。多因肝气郁结、胃热壅胀、乳汁瘀滞不通和热毒壅滞所致。

症状：初起乳房胀痛、硬结，继而红肿疼痛，久之溃破化脓；

治疗手法：

配穴方一：肩髃、肱中（肱中在大臂内侧，腋窝下与手肘中间点）、曲泽。

治法：医者以指掌均匀用力，反复有次序地按摩、舒展患侧上肢阴阳之经及上述穴位20～30次。进而反复来回以乳头为中心舒展瘀块，并将滞留之乳汁和脓物慢慢挤出。每日按摩1次，至病愈为度。一般推拿按摩1次，症状体征可完全消失，少数2次治愈。注意：按摩后4小时内不能参加活动、禁食、禁水。令小孩（或用吸奶器）反复吸吮患者乳头，使积乳及时排出。

配穴方二：天宗穴及炎症周围压痛敏感点。

治法：患者取仰卧位或坐位。医者先按摩天宗穴2分钟，再在炎症周围找出1～2个压痛敏感点行针刺，快进针、慢推针，有针感后捻转1～2分钟，留针10分钟。同时以轻手法作局部按摩，起针后手法渐加重，并沿乳腺管向乳头方向反复挤压，使乳汁外溢。每日1次，共20分钟。同时配合超短波治疗，单侧前后对置，双侧并对置法，无热量，15分钟，每日1次。

配穴方三：肝腧、胃腧、合谷、患乳、膻中、两胁肋部。

治法：患者取坐位。医者对坐或站立一侧，先按揉肝腧、胃腧、合谷穴各1分钟，再用摩、揉法按摩患乳1～3分钟，继之以手托起乳房，另一手以食指至小指掌面依次从患者腋下、锁骨下、胸骨旁紧贴皮肤顺抹至乳晕部，手法由轻到重，每一方向重复6～8次。

患者体位同上，医者一手托起乳房，另一手用五指指尖轻轻捏住乳头及乳晕部进行揉、拉、推进，直到乳头有液体排出，再以双手手指掌面，从乳房周围渐向乳头方向揉按，手法由轻到重反复多次，直到乳汁或脓液排尽为止。再按揉膻中穴1～2分钟，双手掌擦摩患者两胁肋部3～5分钟。每日按摩1次，至病愈为度。

子宫脱垂的穴位保健法

子宫脱垂，中医称"阴挺"。多发生于经产后的妇女。多因素体气虚，加之产后损耗、过早操劳、攀高，或房劳过甚，或生育过多，耗损肾气，以致脾肾气虚、中气下陷，进而引起胞脉松弛不固所致。

症状：子宫脱垂。在过劳、剧咳、排便用力太过等情况下，往往引起发作。根据症状轻重不同，一般分为Ⅰ、Ⅱ、Ⅲ度子宫脱垂。

治疗手法：

配穴方一：百会、脾腧、足三里、气海、阴交穴、三阴交。

治法：按揉百会穴 3 分钟。按揉双侧脾腧、足三里、阴交穴、三阴交及气海穴各 2 分钟。每日按摩 1 次，至病愈为度。同时注意：每天坚持做提肛动作 1 ～ 2 次。具体做法：自然坐立，随吸气收缩腹肌，并做忍住大便和小便的动作，呼气时放松，如此交替做 10 分钟。避免久站、久蹲、负重。

配穴方二：百会、膻中、气海、大椎、小腹、肩井、合谷、脾腧、阴交穴、三阴交、肾腧、腰骶部、阴陵泉、阳陵泉。

治法：揉百会、膻中、气海各 2 ～ 3 分钟，擦大椎、小腹各 2 分钟，揉拿肩井、合谷各 2 分钟，按揉脾腧、阴交穴、三阴交各 2 分钟，揉擦肾腧 2 分钟，点擦腰骶 2 分钟，拿阴陵泉、阳陵泉各 2 分钟。每日按摩 1 次，至病愈为度。加减：面色无华，神疲力乏，食少气短、白带增多，质稀色白者，加摩中脘，揉按足三里。

腰膝酸软，小腹下坠，小便频数且夜间尤甚，头晕耳鸣，形寒畏冷者，加揉关元，按揉命门、曲泉、太溪，擦涌泉穴。

子宫脱出、红肿疼痛或痛而兼痒，或夹有血性分泌物，伴发热、口渴、小便黄短涩痛，白带增多且腥臭者，加点按大椎，拿按曲池，摩中脘，按揉足三里，掐揉太冲。

配穴方三：百会、风池、大椎、肩井、合谷、脾腧、肾腧、命门、子宫、曲骨、关元、足三里、阴陵泉、阳陵泉、阴交穴、三阴交、曲泉、太溪、太冲、涌泉穴。

治法：揉百会 54 次、风池 27 次、大椎 27 次，捏肩井 27 次，揉合谷左右各 27 次，擦脾腧、肾腧、命门各 27 次；揉子宫、曲骨、关元各 27 次，摩足三里、阴陵泉、阳陵泉、曲泉、太溪、太冲、涌泉穴各 27 次，每日按摩 1 次，至病愈为度。

产后腰腿痛的穴位疗法

产后腰腿痛，在临床并不少见。多因产后休息不当，过早地持久站立或端坐，致使产妇妊娠时所松弛了的骶髂关节韧带不能及时恢复，造成劳损所致；或因分娩过程中引起骨盆各种韧带损伤，再加上产后过早劳动或负重，增加了骶髂关节的损伤机会，引起关节囊周围组织粘连，妨碍了骶髂关节的正常运动所致。患者腰骶部或腰臀部酸痛，且常伴双下肢沉重、或一侧腿内侧或外侧痛。前者劳累、受冷或潮湿后症状加剧，此多为骶髂韧带劳损型；后者身体后仰、咳嗽、大便时疼痛加剧，此为骶髂关节损伤型。

治疗手法：

配穴方一：

冲门、环跳、阳关、委中；

肾腧、秩边、阳关、承山。

治法：

骶髂韧带劳损型取①组穴，医者用手指由轻渐重，点按冲门、环跳、阳关、委中等穴；患者取俯卧位。医者双手拇指分别在两侧骶棘肌外缘与骶棘肌纤维走行方向，垂直用力向脊中弹按，反复数次。患者改为仰卧位。医者用双手握患者双膝，使之屈膝、屈髋。先向左再向右，按住患者屈曲了的双膝大角度做旋转摇动，共 10 余次。然后医者双手下压，使患者双下肢髋膝关节尽量屈曲，直至股部贴向腹部，反复数次。

骶髂关节损伤性取②组穴，医者用手指由轻渐重，点按肾腧、秩边、阳关、承山等穴。患者取俯卧位。医者在患者髂后上棘上方、下方、坐骨孔上缘、梨状肌下缘及阔筋膜等处寻找压痛点。在痛点处，依肌肉纤维、筋膜及神经走向方向垂直用双手指弹拨。弹拨后，顺其走行方向顺压。患者改为仰卧位。医者一手固定健侧下肢，一手按压患侧下肢膝盖，使之屈膝、屈髋，然后手握患侧小腿上端，向下压迫屈曲的患肢向腹部冲击，反复 2～3 次。

每日或隔日按摩 1 次，至病愈为度。

配穴方二：

脐、耻骨、腹部、阴交穴、三阴交、四肢以内、外侧。

治法：

1. 患者仰卧，医者坐或立其侧，一掌横置在脐上，另一掌横置于耻骨上，随其呼吸两掌做上、下起落，轻重适度地按摩，操作 3～5 分钟。

2. 单掌摩腹 5～8 分钟，产前痛者逆时针方向，产后痛者顺时针方向。

3. 以稍重手法点按、弹拨阴交穴、三阴交穴 1～3 分钟。

4. 推擦四肢内、外侧边，以热为度。推大腰内侧时，产前腹痛方向从上向下，产后腹痛方向则从下向上。

每日按摩 1～2 次，每次按摩 20～30 分钟。

随症加减：

产前腹痛者可加用以双掌分别从脐旁两侧小腹斜向耻骨推擦 3～5 分钟；捏拿两侧腰部肌肉 30～50 次；点按膻中穴 1 分钟，并作局部擦法，以热为度；按揉血海穴 1～3 分钟。

产后腹痛者，可加用双手推擦其腹股沟处 1～3 分钟，按揉足三里、太溪穴各 1 分钟；推擦涌泉穴，以热为度；由医者或本人用空拳叩击腰部肾腧穴 30 ～ 50 次。另外，患者还可作自我运动：即仰卧位，屈曲两大腿，足掌仍平贴于床面，然后腿一次放平，反复操作，量力而行。另可双腿屈曲、屈髋，继而双腿交替伸直，屈曲作凌空"蹬车"运动，量力而行。

崩漏的穴位疗法

崩漏古谓经乱之甚，同属不规划出血，凡经血量多而阵下，大下为崩，量少而持续不止或止而又来，淋漓不断的为漏。本病多发生于青春期及绝经期的妇女。现代医学称为功能性子宫出血。多因血热、血瘀或肝肾虚热，或心脾气虚而致冲任失调所致，或因脾肾阳虚而起。患者经血量多或时多时少，或淋漓日久不止，或经血紫暗有块。一般不伴腹痛，可有头晕目眩，心悸气短，腰膝酸软，形瘦身疲，面色萎黄或苍白。若突然大量出血可引起出血性休克。

治疗手法：

配穴方一：

气海穴、三阴交、阳陵泉、曲池穴、膈腧穴、脾腧穴、胃腧穴、次髎穴、调经穴（足底部与足临泣穴相对处）。

治法：患者仰卧，医者居其右侧，在腹部按揉数次再提拿小腹部数次，然后分别按气海、三阴交、阳陵泉、曲池穴各半分钟。接着病人俯卧，医者以手掌在背腰部按摩数次，再分别点按膈腧、脾腧、胃腧、次髎、调经穴各半分钟。每日按摩 1 次。

配穴方二：

1. 三阴交、血海穴、隐白穴、行间穴、肝腧穴、胆腧穴、委中穴、承山穴。

2. 气海穴、脾腧穴、百会穴、足三里穴、隐白穴。

3. 关元穴、子宫、三阴交、肾腧穴、命门穴、太溪穴。

4. 中脘穴、归来穴、天枢穴、关元穴、气海穴、中极穴、膈腧穴、次髎穴、血海穴、三阴交。

治法：

1. 血热内扰型取 1 组穴，掐隐白穴 5 ～ 10 次，后再点揉 20 下；用拇指点压行间穴 1 分钟，点揉血海、三阴交各 1 分钟，再用指重压肝腧、胆腧、委中、承山穴各 1 分钟；然后从上至下重推背部膀胱经 10 ～ 15 遍。

2. 气不摄血型取 2 组穴，先点揉百会穴 5 分钟，摩气海穴 5 ～ 8 分钟，再用中指指端点揉脾腧穴 1 分钟，然后用拇指点压足三里穴 30 ～ 50 下，点揉隐白穴 20 下。

3. 肾气亏虚型取 3 组穴，先顺时针摩腹 5 ~ 8 分钟，再摩关元穴 2 分钟，摩子宫穴 2 ~ 3 分钟，再用手掌摩擦督脉 2 ~ 8 分钟，再点揉肾腧、命门穴各 1 分钟，然后用拇指点揉三阴交、太溪穴各 1 分钟。

4. 瘀滞胞宫型取 4 组穴，先用拇指指端点按中脘、归来、天枢、关元、气海、中极穴各半分钟，横擦腰骶部 1 分钟，以热为度；再用中指按压膈腧、次髎穴各 1 ~ 3 分钟，以酸胀为度；热后点揉血海、三阴交穴各 1 分钟。

上法每日按摩 1 次，至治愈为止。

闭经的穴位疗法

闭经，又称经闭，属月经病范畴。是指非怀孕原因而停经 3 个月经周期以上者，谓之闭经。是妇科常见多发病。多因气血不足、肝肾亏虚；或气滞血瘀、寒（痰）湿阻遏所致。常伴有厌食、消瘦或肥胖等症。

治疗手法：

配穴方一：石门穴至中极穴、合谷穴、三阴交。

治法：患者取仰卧位。医者用右手拇指腹从石门至中极穴，自上到下推按 5 ~ 10 遍，用力由小到大，逐渐加力；再在石门、关元、中极穴各按、揉 1 分钟；然后掐压双侧合谷穴 1 分钟；再强力点按双侧三阴交穴 3 ~ 5 分钟。每日或隔日 1 次，10 次为 1 个疗程。一般 1 ~ 2 个疗程即可见效或恢复正常。

配穴方二：小腹部、腰骶部及关元穴、气海穴、肝腧穴、脾腧穴、肾腧穴。

治法：患者取仰卧位。医者站立一侧，先以手掌由轻到重按压小腹部 10 次左右，然后顺、逆时针方向掌摩腹部 5 ~ 8 分钟，再用拇指按揉关元、血海穴各 1 ~ 3 分钟，最后用双手提拿小腹部肌肉 10 分钟。要求手法和缓。

患者改为俯卧位。医者站立一侧，先以手掌推摩腰骶部，如为虚证横向推摩；实证纵向自上而下推摩，均以有热感为度。再用双拇指按揉肝腧、脾腧、肾腧穴各 1 分钟。每日按摩 1 次，至病愈为度。

阴道炎的自我按摩疗法

阴道炎是阴道黏膜及黏膜下结缔组织的炎症，是妇科门诊常见的疾病。正常健康妇女，由于解剖学及生物化学特点，阴道对病原体的侵入有自然防御功能，当阴道的自然防御功能遭到破坏，则病原体就很容易侵入，导致阴道炎症，幼女及绝经后妇女由于雌激素缺乏，阴道上皮菲薄，细胞内糖原含量减少，阴道 pH 高达 7 左右，故阴道抵抗力低下，比青春期及育龄妇女易受感染。

其中，霉菌性阴道炎最常见的症状就是外阴瘙痒，白带明显增多。患者的瘙痒症状时轻时重，时发时止。

按摩疗法在阴道炎的治疗和康复方面具有辅助作用，临床常用的方法如捏肾腧，揉小腹，按脾腧穴、血海穴、肾腧穴、带脉等。

捏肾腧

取俯卧位，操作者将两手掌自然伸开，四指并拢，拇指与四指呈钳状，以拇指和四指之指腹捏拿肾腧周围皮肤与肌肉，一捏一拿，使之有沉胀感。操作1~2分钟。

每日1次，3~5天为1疗程。

揉小腹

取仰卧位，以右手大、小鱼际置于脐下气海穴，作轻柔缓和的回旋揉动；或呈环行顺时针揉压移动，将整个下腹部揉摩5~10遍。

每日1次，7天为1疗程。

按脾腧穴、血海穴、肾腧穴、带脉

用拇指或食指指端揉按脾腧、血海；再揉按肾腧、带脉。每穴各按揉1分钟。

每日1次，7天为1疗程。

更年期综合征的自我按摩疗法

大多数妇女45~50岁开始停经，这段时间的前后称为更年期。妇女进入更年期后，卵巢功能下降，雌激素分泌也随之减少，其结果是引起内分泌系统和自主神经功能失调而出现一系列临床症状，这就是更年期综合征。

更年期综合征是由雌激素水平下降而引起的一系列症状。更年期妇女，由于卵巢功能减退，垂体功能亢进，分泌过多的促性腺激素，引起植物神经功能紊乱，从而出现一系列程度不同的症状，如月经变化、面色潮红、心悸、失眠、乏力、抑郁、多虑、情绪不稳定，易激动，注意力难于集中等，同时还会伴有乳房胀痛、四肢麻木、外阴及阴道有瘙痒感等症状。

大多数妇女由于卵巢功能减退比较缓慢，机体自身调节和代偿足以适应这种变化，或仅有轻微症状。少数妇女由于机体不能很快适应，症状比较明显，但一般并不需特殊治疗。极少数症状严重，甚至影响生活和工作者，则需要药物治疗。

由于更年期是人体的第二次动荡，整个机体由于内分泌系统功能的失调会发生一系列疾病，其中较多见的有高血压、冠状动脉硬化症、关节炎及多个关节疼痛、肌肉营养不良症、甲状腺功能亢进症、糖尿病、泌尿系统疾病等。因此，在更年期应注意心理保健和身体保健，如出现更年期综合征应及时治疗。

中医认为更年期综合征是肾气不足，天癸衰竭，以至阴阳平衡失调造成。因此在治疗时，以补肾气、调整阴阳为主要方法。穴位疗法对更年期综合征有很好的疗效，它能够调节内分泌系统功能，恢复自主神经系统的正常功能，从而改善全身和局部症状。

更年期综合征的选穴主要有：百会、神庭、攒竹、率谷、风池、安眠、印堂、太阳、四神聪、神门、内关、肩井、肝腧、肾腧、章门、三阴交、太冲等。

方法：

1. 用双手拇指桡侧缘交替推印堂至神庭 30 次。

2. 用双手拇指螺纹面分推攒竹至两侧太阳穴 30 次。

3. 用拇指螺纹面按揉百会、安眠、四神聪各 100 次。

4. 用双手大鱼际按揉左右太阳穴各 30 次。

5. 用拇指桡侧缘，以率谷穴为中心扫散头部两侧各 30 ~ 50 次。

6. 按揉肝腧、肾腧、章门穴各 100 次。

7. 拿捏风池、神门、内关、三阴交、太冲各 30 ~ 50 次。

8. 轻轻转动颈部，左右各转 10 次。

9. 由前向后用五指拿头顶，至后头部改为三指拿，顺势从上向下拿捏项肌 3 ~ 5 次。

10. 用双手大鱼际从前额正中线抹向两侧，在太阳穴处按揉 3 ~ 5 下，再推向耳后，并顺势向下推至颈部，做 3 次。按摩每天 1 次，不要间断，直至症状完全消失。

治疗更年期综合征，如服用药物治疗者，不要停止用药，可根据症状在医生的指导下，逐渐减少药物剂量；要注意对患者进行心理疏导。同时，患者应注意生活起居、饮食、环境，并尽量控制好情绪，以便平稳地度过更年期。静坐对治疗更年期综合征有一定的帮助，每天 1 ~ 2 次，每次 1 小时左右。

女性怯寒症的指压疗法

女性怯寒症的寒冷部位因人而异。大致分为两类。其一是与其他部位比较皮肤的温度甚低。这是因为该部位的血管收缩，血液的流动太慢所致。另一种是皮肤的温度与其他部位的皮肤温度几乎相同的人，但总会有一冷就认为冻得不得了的感觉。特别是年轻的女性，即使是血液流动得非常顺畅，但有错觉的想法的人还是不少。

一般所言的怯寒症，因人而异，有种种的形态。有腰部发冷型，有脚发冷型，也有肩及手腕发冷型等等，以部位的怯寒症最多。但是因体质虚弱而消瘦及全身机能低下的人，全身都会冷，其痛苦很难忍受。有些人会抖个不停，有些甚至会局部发痛，以致无法动弹等。但是，这里介绍的穴道，不管是何种情况，治疗效果都很好。

所谓怯寒症大部分都是该部位的血液循环不佳所致。这个原因是由于卡路里摄取不足。尤其是年轻女性，所以会有怯寒症的理由之一，常是为了节食引起。请多加注意。

治疗怯寒症的穴位主要有以下四个穴位，指压时请把大口吸的气缓慢吐出，每6秒钟按压一次。

全身寒冷的情况，以直线联结肚脐与耻骨上方，将其分为10等份，从肚脐3/10的位置，称为气海，做6次。

治疗脚部寒冷的穴位称梁丘。伸展膝盖用力时，筋肉凸出处的凹洼，从膝盖骨右端，约三个手指左右的上方也是该穴。做20次。

肩膀及手腕寒冷的情况，治疗上半身寒冷时的穴位，称为申脉。在脚踝跟的凹洼处。做20次。

腰部寒冷的情况。此穴位称为腰阳关，在第四、五腰椎间的凹洼，做10次。

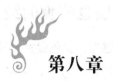

第八章

女性经络穴位的自我养颜

　　青春美丽永远是女性朋友永恒的需要，通常人们都是在使用化妆品来达到这个效果，但往往当下效果很好，但是时间长了就会发现化妆品的副作用也挺大的，因此就很矛盾。其实这完全没必要，因为有一种简单实用的方法，有化妆品的作用，而又没有它的副作用，这就是通过经络穴位来养颜。

让皮肤光滑痘痘少的经络养颜法

　　按摩三焦穴位去痤疮。

因胃肠机能失调而引起的痤疮

　　1. 用手掌或毛刷沿足部阳明胃经，由上而下沿经络推擦10遍，并在足三里穴按揉半分钟，以酸胀为度。

　　2. 用手指从腕至指端，沿手大肠经、手三焦经、手小肠经作按揉摩擦 5～10遍。用毛刷垂直地刷腕外侧5遍。

因青春期所致的痤疮

　　在足阳明胃经的足部作由下而上轻快的摩擦，并揉太溪、三阴交、殷门诸穴各1分钟，按揉肾腧、命门1分钟，均以酸胀为度，擦涌泉至热为佳。

　　注意事项：

　　1. 保持皮肤清洁，用温热水洗脸，每日3次，夏天可增加。

　　2. 不可挤压痤疮，防止感染。

　　3. 如痤疮已化脓，应避免直接按揉。

　　4. 除去不良的生活习惯，少食或忌食肥腻、甘甜、油炸食品，对动物类脂肪应节制。

　　5. 保持情绪稳定，避免过激心理。

6.尽量少用化妆品，尤其是油脂类。

不用化妆品皮肤也清爽的经络养颜法

有些女孩老给人灰头土脸的感觉，脸色偏黄，没有光泽，像蒙了灰尘，但是怎么洗也洗不干净，平时情绪不好，老叹气，没什么食欲，遇事老犹豫不决。

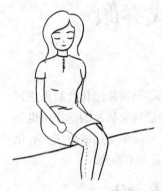

有的还会在额头两侧长暗红色的痘痘，并且不容易消退。

这是胆经出问题了。《黄帝内经》说胆经时提到"甚者面微有尘"。胆被称作"中精之瘰"，是藏胆汁的，胆汁味苦，黄绿色的，能排泄到小肠助消化，主要代谢油脂。如果老是情绪不好，肝胆之气就会郁滞，胆汁不能正常排泄，会影响消化，没食欲，嘴里发苦。日子久了，油脂不能正常代谢，附在皮肤表面，会出现脸色偏黄，面微有尘。同时额头两侧胆经循行处也会长痘。

这时要敲胆经，配合揉太冲。

敲胆经

胆经是最长的一条经，走在身体的两侧。最简便的刺激胆经的方法是坐着的时候，两个拳头分别敲打两腿的外侧，要从上向下顺着经络的方向。经络通了，面微有尘的症状自然消失。胆经的气血在晚上11点到凌晨1点时最旺盛，此时敲胆经最好。但是没有晚睡习惯的人可以退而求其次，先三焦经气血最旺盛的时候，也就是晚上9～11点，因为两经同属少阳经，可谓一母同胞。

太冲的操作方法同上。

操作方法：敲打胆经5分钟左右，至两腿两侧胆经部位微微发热，然后点揉两侧太冲1分钟即可。

注意保持心情舒畅，因为心情不好跟肝胆问题是恶性循环的，保持好心情有助于解肝胆之郁。

打造好肤色的经络养颜法

脸色苍白，少光泽，没有食欲，甚至见到吃的就想吐，浑身没劲儿，整天没精打采的，动不动就头晕眼花、拉肚子。

这些都是因为脾胃功能弱。脾胃是"水谷气血之海"，是全身能量的来源。脾胃功能弱的时候，身体为了保护自己，就会自发调节，少吃东西以减轻脾胃的负担。同时再好的东西吃进去都不能吸收，这样体内能源不足，所以感觉没劲儿，没精神。原料不足，气血生成少，不能滋养皮肤、头眼、脸上就没血色，没光泽，还会头晕眼花。"脾主升清"，也就是负责把食物中的营养向上送，脾功能弱，升的力量不足，所以拉肚子，这就好像举东西举到半截没劲了，东西就会重重地砸下来。

提高脾胃功能最好的穴位就是足三里。

足三里是胃经上的保健大穴。《灵枢》载"邪在脾胃……皆调于足三里"。

足三里在小腿外侧，弯腿的时候，把四指并拢放在膝盖下，小腿骨外侧一横指即是。用大拇指或者中指按揉 3 ~ 5 分钟，或者用按摩棰之类的东西敲打，使足三里有酸胀、发热的感觉。时间最好先在早上 7 ~ 9 点，这时胃经气血最旺盛。

还可以用艾灸。艾条很便宜，而且很好买，随便一家卖中药的药店里就有。把艾条点燃后，放在离皮肤 2 厘米高的地方，具体根据每个人的耐热程度决定，要让足三里有温热的感觉但又不觉得很烫，每次灸一根或者半根艾条。可以在睡前 1 小时左右灸，灸过以后要喝一杯温开水。饮食建议：多喝粥，比如小米粥、大米粥等容易消化的东西，切忌暴饮暴食、多食肉类、油腻的东西。

让皮肤细腻有弹性的经络养颜法

有的女人皮肤肤质粗糙，爱起小米粒一样的疙瘩，上面还有小黑头，尤其是胳膊和腿上密密麻麻的，摸起来棘手，夏天不敢穿裙子和短裤。这是肺功能不好的表现。

"肺在体合皮"，管理汗孔的开合。肺的功能不好，汗孔就不能正常开关了。而皮肤代谢的垃圾是要随着汗液排出去的，汗孔半开不开，垃圾过不去，就要在毛孔堆积，慢慢把毛孔堵住了，所以会在那儿起小疙瘩。而胳膊外和大腿更是很少出汗的，所以这儿的疙瘩最密集。

想标本同治，达到皮肤细腻有弹性的效果，就要找列缺，同时想办法多出汗。

列缺是肺经上的穴位，又是三经交会穴，能同时调节肺经、大肠经和任脉，可以通经活络、调肺气。肺的功能正常了，汗孔当开则开，当合则合，体内垃圾自然排得畅通无阻。两手交握，左手食指在右腕背部，食指下就是列缺穴，找到之后直接用食指按压 3 分钟就可以，肺经经气最旺盛是在早上 3 ~ 5 点，正是睡觉的时候，我们的按压可以改在上午 9 ~ 11 点脾经最旺的时候。脾经跟肺经最亲近，它们是同名经，一个在手，一个在足。除了手指按压，还可以用热毛巾敷，或者艾条灸。

秋季排毒的经络养颜法

在秋天，特别是北方干燥的秋天。当肌肤出现肤色黯淡、肤质粗糙的问题时，你可以尝试通过排毒按摩，将肌肤里的毒素排出，肌肤恢复清新状态、血液循环得到畅通之后，肤色也会显得更加红润。

面部排毒美容按摩的好处多多。它可以调节面部的血液循环，活血化瘀，消皱去斑，帮助肌肤排出废物和二氧化碳，让肌肤更加紧致有弹性，消除过多水分引起的肿胀和松弛，提高肌肤的代谢率，从而提高美容产品的吸收效果。

排毒按摩前可先用镇静类化妆水敷脸，让肌肤为按摩做好准备。按摩时一定要配合使用顺滑度比较好的按摩乳霜。按摩时，力度一定要轻柔，避开眼周和唇周位置。秋季的排毒穴位疗法主要有以下六个步骤：

1. 涂抹按摩霜

取适量的按摩霜（用量约是平时晚霜的 3 倍），均匀涂抹于面部，在两颊处轻轻按摩。

2. 按摩额头

用手掌按压在额头部位，从下至上提升按摩，每做一次停顿 5 秒钟，两手各做 3 回。

3. 颈部排毒

四指并拢，由下颌由上而下地进行按摩，并在锁骨处轻轻按压，促进毒素排出，左右各 3 次。

4. 按摩颈部

双手的四指并拢，从鼻侧向斜上方提拉，每提拉一次停顿 5 秒钟，左右各 3 次。

5. 按摩脸颊

双手的四指并拢，从鼻侧向斜上方提拉，每提拉一次停顿 5 秒钟，左右各 3 次。

6. 按压头皮

将手指插入头发中，轻轻按摩头皮，并往上提拉，放松肌肉，左右各 3 次。

只要坚持定期按摩，肌肤就能"运动"起来，恢复自我更新能力，轻轻松松便可拥有透着自然红晕的美丽肌肤！

发质黑亮不易掉的经络养颜法

有的女人每到梳头洗头时，头发一大把一大把地掉，发质干枯没有光泽，睡觉不实，老做梦，容易醒，牙龈肿痛、牙齿松动，这说明肾气不固了。

　　肾为先天之本，就是身体的基础。肾气不固了，就像大厦的根基动摇了，那处于最上面的头发、牙齿自然不能稳稳地呆着。肾五行属水，肾气虚，也就是体内的水少了，那靠水压制的火就变旺了，人就要上火，所以牙龈又红又肿。五脏里的火脏是心，心火烧得太旺，人被扰得心神不宁，睡觉也不踏实。

　　按摩相关穴位可从根上解决烦恼，手指从内踝最高的地方向后捋，跟腱前的凹陷就是太溪穴所在。每天坚持用手指按揉太溪穴，除了有酸胀的感觉，还要有窜向脚底的麻麻的感觉。这儿也可以艾灸，每天睡前艾灸半根艾条即可。肾不虚了，头发、牙齿就有了坚固的根基，自然能健康生长。肾水足了，心火有所克制，自然不会四处滋事了，人也就能安安稳稳地睡到大天亮了。

　　涌泉是人体最"忍辱负重"的穴位，因为它的位置在脚底，第二、三趾缝与脚跟的连线，差不多在正中线上，这根线的中上1/3就是涌泉。它是肾经的井穴，穴如其名，肾经的经气就像泉水一样从这里涌出。它除了补肾之外，还能降浊气，把过旺的心火向下压。这也是足疗的必用穴。每天睡前用手指按压3分钟，或者艾灸，想省事的话，还可以用大脚趾顶另一只脚的穴位，轮换进行。

　　操作方法：睡前先用热水泡脚5～10分钟，使脚充分放松。推按、揉或者艾灸双侧太溪穴2分钟，务必产生酸胀或麻的感觉，然后刺激两侧涌泉穴3分钟。

　　饮食建议：多吃黑芝麻、黑豆、黑木耳等黑色的东西。因为五色（青赤黄白黑）中与肾相对的是黑色，所以黑色的食物可以补肾。

治疗白发的经络养颜法

　　乌黑的头发除了美观之外还能显得有朝气，对工作也会有所助益。如果满头白发，外表会显得苍老，会丧失工作欲望，影响自己的心情。

　　毛发是受肾经支配，因此想使毛发有光泽，就要有正常的肾经，并要提高它的机能。

　　能使毛发具有光泽，是治疗白发的穴位在脚底的涌泉穴。涌泉代表肾经，它位于脚底中央洼处（将脚趾用力向内弯曲时产生洼槽，然后用指压，感到会痛之处即是），按摩时双脚每15次为一个疗程，每天做2个疗程。这种指压法治疗白发并非立即见效，必须坚持练习。中医认为头发的营养来源是在于血，如果头发变白或易于脱落，多半是因为肝血不足，肾气虚弱所致。因此，中医方法是补肝血、补肾气，用人参养荣配汤配合六味地黄丸，加何首乌、淫羊藿、五加皮等来调养。平日不摄食冰冷饮料，以及油腻食物，每晚11点前就寝，不熬夜，才能改善。

清眼明目的经络养颜法

常言道："眼睛是心灵的窗口"。这不仅是因为眼睛与人的容貌神韵有关，还因为眼睛是人类观察世界的重要器官，又是人类沟通外部世界的渠道。因此，每个人都希望自己有一双黑亮、水灵的眼睛。

眼睛按摩保健的功法极多，按摩的部位和穴位主要有攒竹（眉头）、鱼腰（眉中）、丝竹空（眉梢）、睛明（内眼角外靠的近眼眶骨内缘处）、承泣（眼平视时，瞳子直下七分处）、太阳数处。

选取两手食指肚按在穴位上，两侧同时划圆圈揉按，各进行揉搓36圈，再从内向外揩擦眼眶至太阳穴36次，再后便是旋目转眼，先向上、向左，再向下、向右转36圈，再向上、向右、向下、向左转36圈，闭上眼睛调整一会，然后在远处选定一个小目标，最好是树木之类的绿色植物或蓝天白云的变化，对准目标凝神远望。每次只需要三两分钟，可消除疲劳、醒脑清神、防治眼疾、增强视力，还能使面部肌肉光泽红润，有利于美容。

腿部减肥的经络养颜法

使大腿变细，是所有女性的心愿，女性对于细腿永远怀有憧憬之心。内侧大腿容易积累赘肉，因此身材不太好看。有人说时常走路或运动，腿会变粗，这是不正确的观念，如果腿肌肉时常运动，然后长时间不运动，那么才容易变粗。

大腿是皮下脂肪容易聚集之处，如果不加以运动就会丧失协调性，变粗。为了拥有美丽大腿，除了运用穴道指压法之外，每天走路的方法也应多加注意。例如，不可边走边晃身体，应该挺胸，臀夹紧，内侧大腿用力，快步直走。如果你能注意这些，那么你的走姿一定非常漂亮。首先必须除去浮肿，以便拥有灵活的双腿，首先必须寻找脚跟相近的隆起骨头，在这隆起骨头之前是除去浮肿的穴位（解溪穴）。

这个穴位在针灸学上将它视为重要的穴道，它能使血液流畅，提高肾脏功能，改善体质。

指压时先一边缓缓吐气，一边强压6秒钟，如此左右交换10次。其次再指压肚脐背后第三腰椎（用手掌按压），因为它能使大腿肌肉直接产生收缩运动。一边缓缓吐气一边按压第三腰椎6秒钟，如此重复10次。如果将手摩擦过再按，会有更大的效果。

丰胸的经络养颜法

丰胸，也叫隆胸，是指女性为提升个人魅力的一种方法，丰胸主要依靠外力手法，对胸部的形状进行塑造。

目前我们常见的丰胸方法有如下几种：

食物丰胸，即通过调整饮食习惯，通过摄入蔬菜里面的营养物质达到丰胸的目的；

运动丰胸，即通过规律性的日常运动刺激胸部发育；

药物丰胸，顾名思义就是服用特种药物进行丰胸；

手术丰胸，则是对胸部填充硅胶等制品达到丰胸目的。

女性丰胸是一种爱美的表现，本来无可置疑，但是现在随着丰胸人群的增加，还是需要提醒女性在选择丰胸方法的时候，一定要选择健康安全的方法。

穴位按摩丰胸，能够让丰胸变得简单变得有效。按摩丰胸的原理在于能够化瘀解郁、通乳。我们只要知道胸部的重要的穴位，进行穴位按摩就能很快实现丰胸的效果。现在就向女性朋友推荐几种按摩丰胸的方法。

常见按摩丰胸的步骤如下

1. 用双手的手指圈住整个乳房及周围组织，每次需停留 3 秒钟。
2. 然后双手张开，分别从乳沟处往下平行按压，一直到乳房外围。
3. 在双乳之间进行"8"字形按摩。
4. 以上每个动作重复 20 次。

常见的按摩丰胸的作用在于能够刺激胸部组织，以快速达到丰胸的目的。

穴位按摩丰胸法

1. 膻中穴：该穴位于胸骨正中线上，与第四、五肋骨交界的地方，在两乳头正中间。

方法：以手指指肚或指节向下按压，并做圈状按摩。

同时，引按穴按摩还具有改善胸闷胸郁、宽胸利膈、支气管性哮喘等功效。

通过丰胸、通畅乳腺从而达到丰胸的目的。

2. 乳根：该穴位于胸部两侧，在第五、六肋骨之间，左右距胸中行（即乳中穴下）各 10 厘米（两倍于三指宽度）外侧。

方法：用手指指面或指节向下按压，同时做圈状按摩。

这种按穴方法同时也具有其他功效，比如能够改善孕妇乳汁分泌不足、减缓腹胀胸痛、消除咳嗽气喘等。

丰胸原理是：通过按摩，达到健胸、通畅乳腺。

3.大包：该穴在腋窝下面，距腋下约 14 厘米处（为四指宽度的两倍）。

方法：用手指指面或指节向下按压，并做圈状按摩。

这种按摩同时具有其他功效，如能够有效治疗乳痛、肋间神经痛、肝炎等不适。

丰胸原理是：能化瘀解郁、通乳。

4.期门：穴位在于左右乳头正下方第六肋间内端处。

方法：以手指指面或指节向下按压，并做圈状按摩。

这种按摩具有其他功效：治疗乳痛、肋间神经痛、肝炎。

丰胸原理是：通过在背部的指压穴位，可以将血液引流到胸部，从而让血液中的各种营养物质传输到乳腺，使胸部的细胞能够得到最好的营养，这样一来，胸部脂肪细胞就会膨胀，胸部自然就会增大。需要注意的是，这个方法中的刺激并不是外来的，而是通过人体自身的机能，对胸部细胞提供所需要的营养。通过对全身及乳房经络相关穴位的按摩，以及天池、少泽、足三里、乳根等处的按摩，起到疏通经络的目的。

使用方法：在人体的特定穴位上施加压力进行按摩。选取的这些按摩经脉与乳房息息相关，通过疏通，可以有效增加神经的敏感程度，从而疏通全身的经络。开始时可先用几分钟的时间，使背部放松。

点穴丰胸法的特点在于倡导自然，只需要准确找到全身穴位，辨证点穴，就能疏通经络、调节内分泌，使乳房隆起后不反弹，疗效持久，是一种既安全又体现"健康美"理念的美体丰胸方式。

丰胸原理：背部放松后，先用几分钟的时间，按摩穴位达到让身体放松的效果。

1.通过按压全身与乳房经络有关的穴位（天池、少泽、足三里、行间、乳中、乳根等），达到畅通经络的目的。

2.点穴可刺激乳房周围自律神经（即提高交感神经和副交感神经）的兴奋性，达到对体内分泌状态的调节作用，维持"肾精—天癸—卵巢"轴的阴阳平衡。

3.点穴可改善肝、肾、脾、胃的功能，提高乳房组织对自身激素的敏感性，激励腺泡和细胞导管的生长发育，增加乳腺结缔组织和脂肪组织的积累，安全、有效地达到乳房生理性丰满的效果。同时，中医点穴丰胸还能不同程度地治疗和预防乳腺增生等疾病。这种方法适合先天性乳房发育不良、幼小、哺乳后乳腺萎缩下垂者，及采用其他方法丰胸无效或反弹者。

治疗过分苗条的经络养颜法

苗条的身材为肥胖者所羡慕，但是对过于苗条者来说，可能是一大烦恼，相信有些人希望丰满一些。由肥胖变瘦比较容易，一般只要注意饮食就能减肥。但是瘦者想变胖的话，并非"吃"就能达到。现在首先研究"瘦"的原因所在：

跟胃的功能有关——胃弱、消化机能差，每逢用餐时各种食物都无法下咽。

跟精神面貌有关——这种人精神恍惚，只会自寻烦恼，由于交感神经紧张，使得胃液分泌不良。

跟自身骨骼有关——俗云："瘦者多餐"，这种人锁骨、肋骨、肠骨向内侧封闭，骨盆紧闭。

以上三点都是过分苗条者的主要原因。这些人进餐应细嚼慢咽，处事应该悠然。为了使神经安定，最好洗温水澡。使用穴道指压法，不仅可使这些人的体重增加，也可使身体丰腴。此外有一种"乐天"者，将一切事情都不放在心上，这种人一般都不会过于苗条。

治疗过分苗条首先要促进内脏功能，尤其要使胃健全，营养能送抵全身。指压第十一胸椎往左右各三指的脾腧和第十二胸椎往左右各三指的胃腧可使胃液分泌旺盛，提高消化能力。指压要领是，先一边缓缓吐气，一边强压6秒钟，如此重复30次。但必须是用餐30分钟之后再指压。

其次，为了消除精神压力，可指压头顶的百会也很有效。指压方法同前。再次，为了扩大胸部，可采用同前方法，指压第三胸椎的身柱，连续指压10次。

轻松去掉表情纹的经络养颜法

不要让小细纹占领你美丽的脸。别以为只有随着年纪增长，才会有恼人的皱纹产生，其实脸部皱纹，除了年龄老化以及地心引力所造成的肌肉下垂外，还有可能因为肌肤缺水或是脸部肌肉运动所引起，其中又以脸部运动造成的表情纹最容易被忽略，表情纹顾名思义，就是因为脸部的各个表情而产生的小细纹，若是不加以呵护，这些表情纹路，是很有可能形成看起来老化又明显的皱纹！

一般来说，脸部的表情纹大致上可分为抬头或者皱眉所引起的抬头纹以及蹙眉纹，微笑所引起的鱼尾纹，还有因为笑或者抿嘴所引起的法令纹，或是撅嘴、抽烟、使用吸管所引起的唇纹。要消除这些小细纹，除了平日基础保养，还要加上按摩脸部动作，借由这些按摩可刺激血液循环、并且慢慢抚平细纹，每天只需花3分钟，就可以让肌肤充满弹性与平滑光泽。

放松抬头纹及蹙眉纹

运用大拇指与食指指腹沿着眉毛，重复运用深度的大挟捏动作，指腹与抬头纹接触面需成90度。然后以无名指蘸取眼霜，轻柔地以画圆方式从眼角向外按摩。结束按摩时，请以指尖迅速轻拍眼睛下方眼角，以促进肌肤血液循环并帮助眼霜吸收。

平滑鱼尾纹及脸部两侧

运用大拇指与食指指腹，以轻柔小挟捏动作滑过鱼尾纹处，接触面需成90度；在两颊侧则需以深度的大挟捏动作来刺激肌肤血液循环。

提拉法令纹及紧实下巴颈部线条

涂抹适量的保养品，运用大拇指与食指指腹，沿着法令纹以轻柔小挟捏动作按摩；然后将手指卷曲，以画圆的方式沿着下巴弧度轻柔地往上提拉，约到耳际部位即可停止。紧接着双手不需离开肌肤，依序向下轻抚直至颈部即可。

嘴唇干燥的经络养颜法

秋冬季节嘴唇干燥并不少见，严重时，会有唇皮翘起来，此时，千万不要用手或钳去撕，这样容易撕裂嘴唇，导致疼痛和流血。可用小剪细心地对着镜子剪掉唇上翘起的皮。有的嘴唇开裂，发红流血，这也许是营养缺乏，天气干燥的结果。风多或是寒冷时，皮肤表层水分供应不及，水分被干燥空气吸去，最好经常地涂无色护唇膏、护唇油。有人用甘油搽唇，以为这样就可以滋润唇部，其实是错误的做法，因搽甘油反而使唇部更干，故不宜使用。

此外，更要注意改掉舔嘴唇或用唾液湿嘴唇的习惯，因为这样做会将唇本身的水分蒸发掉。许多女士，尤其是少女都喜欢犯这个错误，因而嘴唇经常处于干燥状态。据美容专家建议，口唇干的女性大多与皮肤性质干燥、缺少维生素有关，所以应着重补充水分及油脂，最好能经常按摩嘴唇；还应多吃各类食物，不要偏食，尤其是多吃水果青菜。

按摩嘴唇的方法并不困难，也无须特别花时间，只要每天早上及晚上临睡之前，在搽润肤霜时，也搽一层在嘴唇之上，然后用手指头的有肉部分轻轻按摩，以帮助促进血液循环，使嘴唇获得氧分，增加营养，使润肤品迅速达到嘴唇皮下。按摩几下后再用纸抹去，然后搽一层无色润唇膏，嘴唇便可变得滋润。还可以用蜂蜜抹在嘴唇上，就不会像往常那么干疼难受了，每天早、中（午饭后）、晚（睡觉前）抹3次，几天后裂痕就可闭合了，可接着再抹一天，此法可使干裂痊愈。

也可用五倍子适量，入锅炒黄，研成细末，用香油调成稀糊状涂患处，轻者一次可愈。重者2～3次即可痊愈。

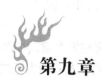

第九章

儿童常见病的经络穴位自我保健

家里有孩子的朋友，往往因为孩子经常感冒、消化不良而烦恼，经常频繁奔波家与医院之间，疲惫不堪。这种情况是完全可以改善的，只要您掌握一些简单的推拿手法和穴位按摩就可。以下就是儿童一些常见病的简单穴位疗法。

让孩子远离感冒发烧的经络穴位保健法

儿童推拿是中医的一种传统疗法，在儿科中应用比较广泛。它通过一些特定的手法作用于患儿体表的特定部位，以调整机体的生理和病理状态。因此，小儿推拿可以用来治疗小儿发烧、腹泻、遗尿、咳嗽、便秘等疾病。中医根据小儿发烧的病因，分为外感发烧、阴虚发烧、伤食发烧等多种类型。可采用：

1.清肺经（自无名指掌面末节指纹推向指尖）300 次。

穴位：肺经（肺金）。

位置：无名指掌面。

操作：补肺经：在无名指面上旋推，约补 200 ~ 400 次。

清肺经：面向指根方向直推，清 200 ~ 400 次。

主治：发热，咳嗽，气喘，胸闷，咽喉肿痛等。

2.清天河水（自前臂内侧正中至腕横纹推向肘横纹）100 次。

穴位：天河水。

位置：前臂内侧正中，自腕横纹至肘横纹成一直线。

操作：用食、中二指腹自腕横纹推向肘横纹，推 100 ~ 500 次。

主治：发热，烦躁不安，口渴，口舌生疮，惊风等一切热证。

3.开天门（自小儿眉心推向前发际边缘）100 次。

穴位：天门（攒竹）。

位置：自两眉中间至前发际成一条直线。

操作：用两拇指面自眉心起，交替向上直推至前发际，推 30 ~ 50 次。

主治：感冒发热，头痛，精神萎靡，惊风等。

4. 揉太阳（按揉眉梢后太阳穴）100 次。

穴位：太阳。

位置：在两眉梢后凹陷处。有左为太阳，右为太阴之说。

操作：两拇指或两中指端分别在左右两太阳穴上揉动。向前揉为补，向耳后揉为泻。揉 30 次。

主治：外感发热，头痛，头晕。

小儿遗尿的经络穴位保健法

遗尿是小儿在睡眠中不自主的排尿，长期遗尿症的患儿可出现智力减退的症状，家长一定要对小儿的遗尿症状给以足够的重视。

现代医学认为排尿是一个复杂的生理过程，是受大脑排尿中枢控制的一种反射性活动。由于各种原因引起的大脑皮质功能紊乱而造成膀胱随意性排尿功能失调，就会导致遗尿病症的发生。中医认为本病的发生，多由于小儿体质虚弱和习惯不良所致，主要与肾、膀胱有关。至于 3 岁以下的小儿，由于智力尚未健全，正常的排尿习惯尚未养成以及年龄较大的儿童因精神过度紧张，睡前多饮等，偶尔尿床者，不属病态。临床表现主要是在睡眠中不自主地排尿，轻者数夜遗尿 1 次，重者每夜遗尿 1 次或数次。有长期遗尿症的患儿，可同时出现面色萎黄，精神不振，智力减退，饮食无味等症状。下面介绍几种治疗遗尿的按摩疗法：

常用手法

1. 患儿仰卧，家长用掌心逆时针按揉气海、关元穴 5 分钟，然后，用拇指点揉中极穴 1 分钟。

2. 家长一手固定患儿，用另一手小鱼际自下向上推七节骨，至局部有温热感为宜。

3. 按揉太溪、三阴交穴各 1 分钟。

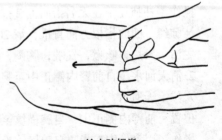

给小孩捏脊

随证加减

1. 肾气虚型：睡中遗尿，重者每夜遗尿 1 ～ 2 次，或更多，表情呆板，智力迟钝，肢冷畏寒，腰腿软弱无力，小便色清量多，舌质淡，苔薄白。可用上面介绍的常用手法加如下疗法：

（1）补肾经 300 次。

（2）按揉肾腧、命门穴各 1 分钟。

2. 脾肺气虚型：睡中遗尿，平时排尿次数增多而每次排尿量减少，精神疲倦，形体消瘦，食欲不振，大便清稀，舌质淡，苔薄白。可用上面介绍的常用手法加如下疗法：

（1）补脾经、补肺经各 300 次。

（2）推三关 300 次。

（3）按揉脾腧、肾腧穴各 1 分钟。

3. 肝经湿热型：睡中遗尿，尿频而短涩，尿色黄，性情急躁，面色红赤，舌边尖红，苔薄黄。可用上面介绍的常用手法加如下方法：

（1）清肝经、清小肠各 300 次。

（2）清天河水 100 次。

（3）按揉肝腧、小肠腧、心腧各 1 分钟。

在进行按摩疗法的同时，家长也要对遗尿患儿进行生活上的调理。首先要在按摩治疗时，要在精神上给予鼓励，树立起遗尿一定能治疗好的信心，绝不能对患儿进行讥笑，使其精神紧张，增加治疗的困难。其次帮助小儿养成夜间排尿习惯，白天不要过度疲劳，平时注意营养，适当锻炼。

小儿腹痛的经络穴位保健法

腹痛是指胃脘部以下、耻骨以上部位发生的疼痛。在小儿疾病中非常多见。现代医学认为腹痛涉及的范围很广，许多内、外科疾病均可导致其发生，但多由腹部器官病变所致。功能性腹痛常因单纯的胃肠痉挛引起，如消化不良、肠蠕动紊乱、过敏性肠痉挛等；器质性病变则腹痛持续，且有固定性，有压痛、肌紧张、肿物，如阑尾炎、肠梗阻等。中医学认为本病主要与情志刺激、饮食不节、寒温失调、素体阳虚、虫积等因素有关。以上原因致使气机不畅、脉络痹阻、经脉失养而引起腹痛。临床表现为在少腹、小腹、脐周发生不同程度的疼痛，疼痛性质可有冷痛、灼痛、隐痛、绞痛、满痛、胀痛、刺痛等，常伴形体消瘦，面色苍白，小儿哭闹不安等症。

按摩方法一

1. 常用手法

（1）食、中指点按中脘穴并按揉 1 分钟。

（2）捏拿背部脾腧、胃腧、至阳穴处肌肉各 20 次。

（3）按揉足三里、内关穴各 1 分钟。

（4）顺、逆时针摩腹各 3 分钟。

2.随证加减

（1）实寒痛：腹痛较剧，啼叫不安，腹部喜温，得热则舒，面色苍白，四肢欠温，大便稀薄，小便清长，舌质淡，苔白。常用手法加

①揉一窝风50次，推三关200次。

②揉外劳宫穴50次。

③拿肚角5次。

（2）虚寒痛：腹中时有疼痛或腹痛隐隐不止，腹部喜温喜按，四肢不温，大便溏薄，形体消瘦，舌质淡，苔白。常用手法加

①补脾经300次，揉板门50次。

②按揉关元、命门穴各1分钟。

（3）伤食痛：脘腹胀满并疼痛，拒按，不思乳食，嗳腐吞酸，痛而欲泻，泻后痛减，舌苔厚腻。常用手法加

①清大肠，推六腑各100次。

②揉板门50次，按天枢30次。

（4）虫积痛：腹痛绕脐而作，时痛时止，嗜食但面黄肌瘦，睡眠不安或睡时咬牙，大便化验可见蛔虫卵，舌淡苔白。常用手法加

①清补脾土（脾经）各100次，清大肠200次。

②拿肚角5次。

按摩方法二

1.屈儿仰卧，家长用左手大拇指点按中脘穴，同时用右手大拇指掐双侧三阴交穴，如此持续操作5分钟。

2.患儿仰卧，家长用掌心对准脐中心逆时针摩动5分钟，拿肚角3次。

3.患儿俯卧，家长用大拇指点揉脾腧、胃腧穴各1分钟，然后横擦背部，以透热为度。

小儿呃逆的经络穴位保健法

呃逆是指气逆上冲，喉间呃呃连声，声短而频，令人不能自制的一种病症。古称"哕"，又称"哕逆"。本病，如为偶然发作，大多轻微，可以不治自愈，若持续不断，或反复发作者，常为病情危重的征兆。引起呃逆的原因与情绪的改变、饮食过急、过饱、吸入冷空气等有关。常见于现代医学胃、肠、肝胆、食道、纵隔疾病等引起的隔肌痉挛。中医学认为呃逆多为中上二焦外邪等导致胃气上逆动隔而成。常见症状为呃声频作，连续或间断发生，不能自止，可影响咀嚼食物和说话，同时呼吸与睡眠也会受到妨碍。常伴精神疲倦、烦躁哭闹

等症状。

按摩方法一

1. 常用手法

（1）患儿仰卧位，家长用大拇指点揉天突、膻中穴各1分钟。

（2）患儿仰卧，家长用掌心对准中脘穴，顺时针方向揉摩5分钟。

（3）患儿俯卧，家长用大拇指按揉膈腧、胃腧、大肠腧穴各1分钟。

（4）用全掌横擦背部，以透热为度。

2. 随证加减

（1）胃寒型:呃声沉缓而长，呃声有力，胃脘部不舒，得热则减，得寒则重，饮食减少，口不渴，舌质淡，苔薄白。常用手法加

①推三关300次。

②按揉气海、足三里各1分钟。

（2）胃热型：呃声洪亮，冲逆而出，口臭烦渴，多喜冷饮，小便短赤，大便秘结，舌质红，苔黄。常用手法加

①清胃经、推六腑各300次。

②按揉足三里穴2分钟。

（3）食滞型：顺声短频有力，厌食，脘腹胀满，嗳腐吞酸，舌苔厚腻。常用手法加

①清补脾经各200次，清大肠200次，揉板门50次。

②掐四缝10次，按揉足三里穴1分钟。

（4）气郁型：呃逆连声，脘腹胀满，情志不畅则发作，情志转舒则缓解，或有恶心，口苦食少，舌苔薄白。常用手法加

①直推膻中100次，分推腹阴阳20次。

②按揉内关、足三里穴各1分钟。

（5）正气亏虚型：呃声低沉无力，气短，面色苍白，手足不温，食少困倦，舌质淡，苔薄白。常用手法加摩脐5分钟，点揉气海穴1分钟。

按揉脾腧、胃腧、肾腧穴各1分钟。

按摩方法二

1. 患儿仰卧，家长用掌心对准脐顺时针摩动5～10分钟。

2. 患儿仰卧，家长用两手拇指由轻到重持续按压攒竹穴5～8分钟。

3. 点揉双侧内关穴各1分钟。

按摩方法三

1. 患儿仰卧，家长用双手中指指腹点按双侧天鼎穴 2 分钟。
2. 患儿仰卧位，家长用大拇指点揉膻中、足三里穴各 2 分钟。

小儿支气管哮喘的经络穴位保健法

支气管哮喘反复发作对患儿生长发育和生活、学习影响较大，应尽早进行预防。

支气管哮喘是一种表现反复发作性咳嗽、喘鸣和呼吸困难，并伴有气道高反应性的可逆性、梗阻性呼吸道疾病。一般认为，与变态反应有关，但众多的研究证明，不是所有哮喘病人都有明确的免疫学变化，反之，也不是所有变态反应性疾病患者均发生哮喘。哮喘可在任何年龄发病，但多数始发于 4 ~ 5 岁以前。积极防治小儿支气管哮喘对防治成人支气管哮喘意义重大。

小儿支气管哮喘起病或急或缓，婴幼儿发病前，往往有 1 ~ 2 日的上呼吸道感染，与一般支气管炎类似。年长儿起病比较急，且多在夜间，可能与夜间气候变化，室内积存较多的变应原如螨及屋尘等以及血内肾上腺素在夜间分泌减少有关。发作大多经几小时至一日后逐渐平复。特别严重的病例，起病一开始即呈危重型哮喘，或持续较长时间，甚至数日，称哮喘持续状态。

发病时，患儿烦躁不安，出现呼吸困难，往往不能平卧，坐位时耸肩屈背，呈端坐样呼吸困难。患儿面色苍白、鼻翼翕动、口唇、指甲紫绀，甚至冷汗淋漓、面容惊恐不安，往往显示危重状态，应予积极处理。发病初起仅有干咳，以后即表现为喘息症状，随支气管痉挛缓解，排出黏稠白色痰液，呼吸逐渐平复。有的患儿咳嗽剧烈可致上腹部肌肉疼痛。可伴或不伴有发热。胸部体征的吸气时出现胸凹陷等三凹征，而呼气时因胸廓内压增高，在胸骨上凹及肋间隙反见凸出，同时颈静脉显著怒张。叩诊两肺呈鼓音，并有膈肌下移，心浊音界缩小，提示已发生肺气肿（但在儿童患者，此种肺气肿体征在病情缓解时多自行消失，故称肺充气征）。此时呼吸音减弱，全肺可闻喘鸣音及干性啰音。严重病例，尤其哮喘持续状态，两肺几乎听不到呼吸音，并由于肺动脉痉挛而致右心负荷增加，以及严重低氧血症导致心功能衰竭。临床表现也随引起哮喘发作的变应原而异。由上呼吸道感染引起者，胸部常可闻干、湿啰音，并伴发热，白细胞总数增多等现象。如为吸入过敏原者，先多伴有鼻痒、流清涕、打嚏、干咳，然后出现喘憋。对食物有高度敏感者，大都不发热，除发生哮喘症状外常有口唇及面部浮肿、呕吐、腹痛、腹泻及荨麻疹等症状，多于进食后数分钟出现。如对食物敏感度较轻，则发生症状比较迟缓，往往只有轻度哮喘或呼吸困难。发作间歇期，婴幼儿虽无呼吸困难，表现如正常儿童，但仍可自觉胸部不适。由于导致支气管易感性的病理因素依然存在，在感染或接触外界变应原时可立即触发哮喘发作，但多数患儿症状可全部消失，肺部听不到哮鸣音。

哮喘本身为慢性疾病，但有的患儿常年发作，或虽可用药物控制，但缓解期甚短，大多是由于急性发作控制不利或反复感染而发生的结果。由于长期支气管痉挛，气道阻力增加而致肺气肿。体格检查可见胸部呈桶状，前后径加大，肺底下移，心脏相对浊音界缩小。有时虽无急性发作，但活动后亦常感胸闷气急，肺部常可闻及哮鸣音，或经常合并感染，痰多，由炎性分泌物阻塞而发生肺不张，大多见于右肺中叶。有的发展成支气管扩张，大多见于右肺中叶。有的发展成支气管扩张，偶见合并纵隔气肿或气胸。严重者有程度不等的心肺功能损害，甚至发生肺源性心脏病。亦可发展成慢性鼻窦炎、中耳炎。随着病程迁延，氧代谢障碍加重，这些患儿常表现身材矮小，营养不良，驼背。

下面介绍几种小儿支气管哮喘按摩疗法：

1. 按揉膻中。此穴在胸骨下正中线，两乳头之间处。用食指或中指的指腹按揉膻中穴 3 ~ 5 分钟。按摩此穴能调气降逆、清肺化痰、宽胸利膈；治疗咳嗽、支气管哮喘、胸痛、胸闷、缺乳、肋间神经痛等症。

2. 勾按天突。此穴在胸骨上端凹窝中（即喉结下 2 寸）。用食指或中指指腹慢慢地勾点并按揉天突穴 1 ~ 2 分钟。按摩此穴能宣肺化痰利咽开音，治疗咳嗽、支气管哮喘、咽喉炎、扁桃腺炎等症。

3. 按揉丰隆。此穴在小腿前外侧，外膝眼与外侧踝尖连线的中点处（即外踝前上 8 寸）。按摩此穴能和胃气、化痰湿、清神志，治疗咳嗽、眩晕、腹痛、下肢痛、咽喉肿痛等症。

4. 点按少商。此穴在拇指里侧，距指甲根角一分许。用拇指指腹先后点按两侧少商穴各 1 ~ 2 分钟。按摩此穴能通经气、苏厥逆、清肺逆、利咽喉；治疗咳嗽、气喘、咽喉肿痛、呼吸衰竭、中风昏迷等症。

5. 按揉鱼际。此穴在第一掌骨内缘中部，赤白肉际处。用拇指指腹先后按揉两侧鱼际穴各 1 ~ 2 分钟。按摩此穴能散风化痰、清肺利咽；治疗咳嗽、气喘、头痛、咽喉肿痛等症。

6. 按揉列缺。此穴在桡骨茎空上方腕横纹上 1.5 寸处。两手虎口交叉，食指尖按到的另一手腕后高骨正中处，有个小窝即为此穴。用食指指腹先后按揉两侧列缺穴各 1 ~ 2 分钟。按摩此穴能宣肺祛风、舒经通络；治疗咳嗽气喘、偏正头痛、咽喉肿痛等症。

上述方法每日早、中、晚各按摩一次，可使气行通畅、症状减轻；如能持之以恒地坚持按摩（过敏反应者除外）可以收到理想的效果。

小儿发热的经络穴位保健法

绝大多数的家长对孩子发热感到恐慌，由此导致了对发热的过度治疗。事实上，小儿发热是有益的，只有发热过高才会对小儿产生不利影响。

体温升高是小儿疾病时常见的一种临床表现，当体温超过正常时，即称"发热"。正常小儿的肛温波动于36.9～37.5℃，舌下体温较肛温低0.3～0.5℃，腋下温度为36～37℃。正常体温可受内、外因素的影响而稍有波动，如剧烈运动、寒战、哭闹、气温的改变以及衣服的厚薄皆能引起体温的变化。一般下午体温较清晨为高。不同个体的正常体温，略有差异。

体温的恒定是机体产热和散热的矛盾对立的统一。大脑皮层下丘脑的体温调节中枢调节产热和散热过程，并保持产热和散热的功能达到平衡。引起发热的原因很多，可分感染性与非感染性两大类。感染性发热是各种病原体如细菌、病毒、肺炎支原体、立克次体、螺旋体、霉菌、原虫类、寄生虫所引起的感染，均可因病原体的代谢产物或其毒素作用导致发热。临床上可见于败血症、上呼吸道感染、阿米巴感染、疟疾、血吸虫病等。

非感染性发热可有以下几种原因：

一是产热过多：由于机械性、物理性或化学性破坏组织时，使体内蛋白质代谢及其分解产物异常增多，如大手术后的组织损伤、骨折、肿瘤、溶血反应等。亦可见于由内分泌功能异常所引起，如甲状腺功能亢进；或抗原—抗体反应引起，如风湿热等；以及强烈肌肉运动如严重抽搐、剧烈运动、寒战等。

二是散热障碍：如广泛性皮炎、鱼鳞病，或大面积烫伤造成的汗腺缺乏、大量失血或失水等。

三是体温调节功能失常：如大脑发育不全、暑热症等直接损害体温调节中枢，而致调节功能发生障碍，引起发热。下面介绍几种小儿发热的按摩疗法。

取穴：印堂、合谷等

方法：葱白头3个、鲜姜3片。捣烂浸入香油内，涂于小儿手心、印堂及两侧太阳穴，用拇指旋转按摩30～50次，印堂穴用两拇指向外推开按摩，再用指压合谷穴，然后适当用力握捏小儿的手，使之惊啼，再使其安卧。

用生姜汁或葱白汁作推拿介质，将患儿扶抱或卧位，作如下推拿法

1.推脾土穴、三关穴，各200～300次。分推两手阴阳穴，各100次。掐列缺穴5～10次。

2.揉一窝风穴（穴在手腕背侧掌根凹陷处），揉3分钟。

3. 用双手拇指推鼻翼两侧，然后推印堂、攒竹穴，再左右分抹额部，抹到太阳穴后用拇指按法。如此反复数遍，以皮肤微红为度。最后揉风池和风府穴。

4. 令患儿俯卧，推上背部脊柱两侧，推大椎、肺腧穴，共约5分钟左右。

5. 暴露胸部，推揉膻中、乳根穴，各20～30次左右。

6. 取远处的合谷或是三里穴，多揉，范围可大些。如高烧，应加推天河水等穴。如咳嗽痰多，可加推小横纹穴，重推肺腧、乳根穴。如流鼻涕、咽痛等症状较重，多推眉弓穴，多揉太阳及攒竹穴。如食欲不振，可多推中脘穴，多摩腹、掐足三里穴。

发热是人体抗病的一种正常反应，对小儿是有益的，只有发热过高才会对小儿产生不利影响。呼吸道感染的患儿，发热常因为病毒或细菌感染引起。对于病毒或细菌的入侵，机体通过血液中的单核细胞、淋巴细胞和组织中的巨噬细胞释放一些被称作细胞因子的化学物质，如白细胞介素-1、白细胞介素-6、肿瘤坏死因子及干扰素等，它们具有内源性致热原的作用，刺激下丘脑前区产生前列腺素，使体温调控点升高，打破了正常的产热和散热平衡，使产热增加，在高的体温控制点上达到产热和散热的平衡，导致发热。有研究表明，在发热时人体的免疫功能优于正常体温时，发热还有一些免疫促进作用，还能抑制某些微生物的生长。

治疗小儿便秘的经络穴位保健法

小儿便秘是指小儿大便干燥、坚硬、量少或排便困难而言，多由于摄入食物及水量不足，喂养不当，或突然改变饮食习惯等因素所致。中医认为，燥热内结，肠胃积热，或热病伤阴，肠道津枯，或乳食积滞，结积中焦，或气血不足，肠道失于濡润等，均可引起大便秘结，当以通腑泄热，润肠通便为治。

临床观察发现，采用中药外治法疗效明显，且药源方便，作用平稳，副作用少，使用方便。因为小儿肠胃尚未发育成熟，所以便秘治疗不得当会严重影响小儿的健康。现介绍几则不用打针吃药的穴位足疗效方：

1. 大黄5～10克，研为细末，醋调为稀糊状，置伤湿止痛膏中心，贴双足心涌泉穴，10～15小时后取下，一般用药一次即效。可清热消积，导滞通便。

2. 芒硝5克，研为细末，置伤湿止痛膏中央，外敷双足心涌泉穴处，每日1换，连续3～5天。可清热导滞。

3. 生大黄、焦山楂各等量。将二药择净，研为细末，装瓶备用。使用时每次取药末10克，用米醋或清水适量调为稀糊状，外敷于患儿双足心涌泉穴及肚脐孔处，敷料包扎，胶布固定，每日1换，连续3～5天。可清热导滞，消积化食。

4. 生大黄、鸡内金各等量，择净研为细末，装瓶备用。使用时每次取药末10克，用米醋或清水适量调为稀糊状，外敷于双足心涌泉穴及肚脐孔处，包扎固定，每日1换，连续3~5天。可清热导滞，消积化食。

需要注意的是，小宝宝的消化功能尚不完善，容易出现腹胀及便秘的现象。宝宝便秘后，千万不要手忙脚乱，只要妈妈细心喂养，讲究科学护理，宝宝的康复就指日可待了。

小孩食积的经络穴位保健法

食积，又称"积滞"，是中医的一个病名，它是因饮食不当，影响到小儿的消化功能使食物停滞胃肠所形成的一种胃肠道疾患。临床上以食不能消化、嗳气酸馊、肚腹胀满、大便干燥或时干时稀、舌苔厚腻、脉滑为主要表现。若积滞日久化热后，还可出现夜卧不宁、睡喜伏卧、辗转反侧、手足心热、排气恶臭等症状。以婴幼儿发病率较高。多由于小儿吃东西不知自节，或喂养不当，或过食生冷瓜果及难以消化的食物，造成食物停滞于肠胃，损伤脾胃而形成的。

食积应该被理解成是一个"症候"，引起食积的原因很多，但这种原因在临床上又很难找到，故可以称之为"原发性食积"。被找到原因的"食积"，称之为"继发性食积"。继发性食积的患儿中，有的可以用推拿治疗。有的则不以推拿治疗。因此，适应于推拿治疗者主要是原发性食积。对原发性食积，也要分不同类型采用不同手法。

食积夹寒型

治则：温中健脾消食。

手法：推法，掌摩法，指摩法，揉法。

取穴及部位：脾土穴、腕阴阳穴、三关穴、八势穴、足三里穴、脐部及脐周围之腹部。

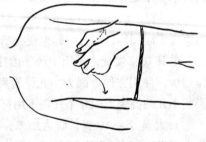

推腹阴阳穴

操作方法及要求：

1. 补脾土穴：补脾土穴有两种方法，一种方法是用指摩法治疗脾土穴；另一种方法是，屈曲患者拇指的指间关节，由拇指桡侧缘的远端推至近端。上述两种补脾土的方法，医者可任选一种，推300下。

分推：使患儿掌心向上，医者用两手的食指、中指、无名指和小指分别从患儿腕部及手部的两侧背面托住患儿之手；以两拇指自患儿腕掌面部横纹的中点，同时分推至腕横纹的桡侧及尺侧，约100下。

1. 推三关穴：由于是治疗"食积夹寒"，所以推三关穴的次数应多一些，推600下。

3. 运八卦穴：使患儿掌心向上，医者以一手指远端的掌侧面作为接触面，在患儿的八卦穴作指摩法，称之为"运八卦穴"，300下。

4. 分推腹阴阳穴：使患儿取仰卧位，医者以左右两手的手指（一般用拇指，也可用食指和中指），分别自胸骨下端，沿肋弓分推至两侧的腋中线，分推200下。

5. 摩揉脐腹：使患儿取仰卧位，医者以一手掌，在患儿的脐部及其周围用掌摩法，持续数分钟后，再在脐部及腹部作掌揉法或掌根揉法，使之有较强的温热感。

食积夹热型

治则：解热健脾消食。

手法：推法，指揉法，掌摩法，掌揉法。

取穴及部位：脾土穴、腕阴阳穴、三关穴、六腑穴、四横纹穴、外劳宫穴、腹阴阳穴、足三里穴。

操作方法及要求：

1. 清脾土穴：使患儿掌心向上，医者用指推法，自患儿拇指的近端推向远端，称之为"清脾土"，300下。

2. 补脾土穴：先用"清脾土穴"的方法对患儿进行治疗，接着再用"补脾土穴"的方法，称之为"先清后补"。食积夹热时，常采用"先清后补"的方法。

3. 分推腕阴阳穴：100下。

4. 推三关穴：200下。

5. 推六腑穴：600下。推六腑穴的次数要比推三关穴的次数多，因为是"食积夹热"。

6. 推四横纹穴：四横纹穴有两种不同的位置，是四个穴位的总称。这里所说的位置是在食指、中指、无名指、小指的掌指关节掌侧横纹处。医者以推法，依次分别在上述部位进行治疗，约数分钟。

7. 揉外劳宫穴：外劳宫穴正对掌心劳宫穴处。医者用一般作顺时针方向的指揉数十下。

小儿肥胖的经络穴位保健法

肥胖是指贮存于体内的脂肪过多，超过同年龄小儿的正常量，通常以超过同年龄同身高的正常体重20％者称为肥胖症。任何年龄小儿均可发生肥胖，但最常见于婴儿期、学龄前期及青春期。这种小儿的食欲非常好，饭量也大；喜欢食用甘肥的食品；而进食蔬菜则较少，常不好动，性情较孤僻。现代医学认为形成本病的原因可能同遗传、某些内分泌改变、神经精神因素、饮食过度、活动过少等有关。中医学认为暴饮暴食、劳逸不当等使脾胃的运化功能矢常、痰湿积聚于体内而导致肥胖症；临床常见症状为外表显肥胖高大，骨骼发育比同年龄的小儿为早，皮下脂肪很厚，分布均匀，以面颊、肩部、胸乳部、腹部积聚最明显，四肢以大腿、上臂粗壮而肢端较细。血压一般正常或稍偏高。

按摩方法一

1. 常用手法

（1）患儿仰卧，家长坐其右侧，以右手小鱼际逆时针摩中脘5分钟，力量宜稍重。

（2）患儿仰卧，家长以右手大拇指、中指顺时针揉双侧天枢穴1～3分钟。

（3）患儿仰卧，家长以双手的大拇指，食、中指，稍用力同时提拿脐上、脐下部位的肌肉组织，拿起时可加捻压动作，放下时动作应缓慢，反复操作10～20次。

（4）以中指指腹点揉气海穴1分钟。

（5）以双手全掌，沿着患儿升结肠、横结肠、降结肠的方向，交替摩动10～20次。

（6）按揉足三里、点按丰隆穴各1～3分钟，弹拨合谷穴10～15次。

（7）按揉脾腧、胃腧各1分钟。

2. 随证加减

（1）肥胖体见气短、乏力者，常用手法再加

①按揉膻中穴1分钟。

②捏脊5～10遍。

③横擦胸上方，以透热为度。

④补脾经300次，补肺经100次。

（2）肥胖伴见大便秘结者，常用手法再加

①推下七节骨300次，揉龟尾1分钟。

②搓擦两胁30～50次。

按摩方法二

1. 患儿仰卧，家长以掌根对准关元穴，顺、逆时针各按揉 5 分钟。

2. 患儿仰卧，家长站其头前，以单掌从心窝向下，直推至耻骨，共 10 次。

3. 患儿仰卧，家长按揉其四肢部肌肉，操作 3 分钟。

4. 按揉并弹拨足三里、丰隆穴各 20 次。

5. 患儿俯卧位，家长以全掌沿脊柱两侧从上向下拍击。反复操作 10 ~ 15 遍。

6. 患儿俯卧，家长以全掌横擦患儿腰骶部，以透热为度。

消除小儿厌食症的经络穴位保健法

小儿厌食症是指小儿（主要是 3 ~ 6 岁）较长期食欲减退或食欲缺乏为主的症状。它是一种症状，并非一种独立的疾病。小儿厌食症又称消化功能紊乱，在小儿时期很常见，主要的症状有呕吐、食欲不振、腹泻、便秘、腹胀、腹痛和便血等。这些症状不仅反映消化道的功能性或器质性疾病，且常出现在其他系统的疾病时，尤其多见于中枢神经系统疾病或精神障碍及多种感染性疾病时。因此必须详细询问有关病史，密切观察病情变化，对其原发疾病进行正确的诊断和治疗。

捏脊疗法是连续捏拿脊柱部肌肤，以防治疾病的一种治疗方法，常用于治疗小儿"疳积"之类病症，所以又称"捏积疗法"，属于小儿推拿术的一种。

晋代葛洪《肘后备急方·治卒腹痛方》有"拈取其脊骨皮，深取痛引之，从龟尾至顶乃止，未愈更为之"的描述，是目前见诸文献的最早记录。经后世医家不断的临床实践，逐渐发展成为捏脊疗法。

1. 捏脊的部位为脊背的正中线，从尾骨部起至第七颈椎。即沿着督脉的循行路线，从长强穴直至大椎穴。如头面部症状明显（目红赤、痒涩羞明、鼻腔红赤、牙齿松动、牙龈溃烂、面黄肌瘦、唇红烦渴、面红烦急、惊悸咬牙等）者，可捏至风府穴。捏拿完毕，再按肾腧穴。

2. 施术时患者的体位以俯卧位或半俯卧位为宜，务使卧平、卧正，以背部平坦松弛为目的。

3. 在捏脊的过程中，用力拎起肌肤，称为"提法"。每捏 3 次提一下，称"捏三提一法"；每捏 5 次提一下，称"捏五提一法"；也可以单捏不提。其中，单捏不提法刺激量较轻，"捏三提一法"最强。

4. 施术时可根据脏腑辨证，在相应的背腧穴部位上用力挟提，以加强针对性治疗作用。如厌食提大肠腧、胃腧、脾腧；呕吐提胃腧、肝腧、膈腧；腹泻提大肠腧、脾腧、三焦腧；便秘提大肠腧、胃腧、肝腧；多汗提肾腧、照明腧、肺腧；尿频提膀胱腧、肾腧、肺腧；烦躁提肝腧、厥阴腧、心腧；夜啼提胃腧、肝腧、厥阴腧；失眠提肾腧、脾腧、肝腧；呼吸系统病症提肾腧、肺腧、风门等。

操作方法：

两手沿脊柱两旁，由下而上连续地挟提肌肤，边捏边向前推进，自尾骶部开始，一直捏到项枕部为止（一般捏到大椎穴，也可延至风府穴）。重复3～5遍后，再按揉肾腧穴2～3次。一般每天或隔天捏脊1次，6次为一个疗程。慢性疾病在一个疗程后可休息1周，再进行第二个疗程。

捏脊的具体操作方式有两种：一种是用拇指指腹与食指、中指指腹对合，挟持肌肤，拇指在后，食指、中指在前。然后食指、中指向后捻动，拇指向前推动，边捏边向项枕部推移。另一种是手握空拳，拇指指腹与屈曲的食指桡侧部对合，挟持肌肤，拇指在前，食指在后。然后拇指向后捻动，食指向前推动，边捏边向项枕部推移。上述两种方法可根据术者的习惯和使用方便而选用。

改变小儿先天体弱的经络穴位保健法

人体的每一个穴位都有神奇的功效，这都是我们祖先亲身试验过的，只要你学会使用经络，并悟出穴位的深意，你就会终生尽享健康的秘诀。

人的五脏是我们身体的核心部分，其他器官组织都隶属于它们。人生下来体质就是阴阳不平衡的，差异很大，但我们不能认为这一切就是不可改变的。如果能仔细分析一下弱在哪里，是哪一脏弱，我们就能通过后天的各种方法改变它。

先天体质不好的孩子建议每天按摩以下几个穴位3～5分钟：肝腧、肾腧、太冲（双侧）。

之所以这么选穴是因为以下几点：首先，肾藏精、肝藏血，精血是我们生命中最根本的东西，每天按摩这3个穴可以补益肝肾，肝肾逐渐强大了，身体就会一步步好起来。其次，这两个穴都是背腧穴，背腧穴是督脉上的穴位，主管人全身的阳气分布，所以，刺激它可以最快地补充人体的阳气。另外，背腧穴为什么要选太冲这个作用偏"泻"的穴位呢？中医里面有句话叫"气有余便是火"，就是说如果所补阳气太多了，就会导致它们变成对人体有害的火。加用一下太冲就是给这些"火"透透气，不至于让它们在体内横冲直撞。

快速止住小儿牙痛的经络穴位保健法

牙痛大多是因蛀牙的齿髓炎所引起，疼痛程度也因坏蛀程度而异。例如喝冷饮后感到疼痛，这只是一二度的轻症状，喝热饮疼痛的话属于第三度轻症，如果连平时也疼痛不堪，这是齿髓炎所引起，证明炎症已经侵入齿槽部，已是相当严重。

还有一种是平时会感到疼痛，但是吃冷热饮食却不痛，这种情形并非疼痛已经治好，可能是在不知不觉中更加恶化地从齿根腐坏，应该特别注意。如果有上述情形而不加以治疗，则齿髓神经必然坏死，使病情更加恶化。

6 岁时是乳齿和恒齿交换时期，此时所长的恒齿如果脱落，就不可能再长了，所以要教育孩子爱护自己的牙齿。

应该注意的是想用指压疗法根治蛀牙是不可能的，但它能治好牙痛，所以在用指压疗法治好牙痛后，应立即去医院。

快速止牙痛时，上下齿的穴位是不同的。如果上齿牙痛，则应指压迎香穴道。迎香穴位于鼻翼旁 1 厘米左右两处，只手压就会有疼痛感。此穴位不仅对防止上齿牙痛有效，连鼻子不通也有效。如果下齿牙痛，则左右手指相互交叉，用拇指放在上面的手的中指向桡骨延伸，寻找一压就有痛感之处。

这些穴位指压时，都应一边吐气一边按压 10 秒钟。如此反复 20 次，上下齿的疼痛会立即减轻，治疗下齿牙痛的指压穴道法，置于上方的拇指可以左右相互更换。

有时不停地打嗝，这种连续性怪音会使人感到厌烦。尤其是在别人面前不停地打嗝，不仅是自己，连对方也会无法安静下来，会给人以不快之感，尽管自己想法止嗝，但时常无法得到预期效果。

打嗝是由于横膈膜不规则痉挛所引起，在吸气同时，筋肉突然收缩，使喉咙紧闭，由于这种活动而产生奇怪的声音。打嗝原因很多，一般都是由于暴饮暴食之后突然喝冷饮、热饮或进食，或吃刺激性食物也会引起打嗝。如果是因这种原因而打嗝，那不必操心。

其实有许多是属于危险性打嗝。例如因胃癌、胃溃疡、胆结石、腹膜炎、肝脏病等所引起的打嗝。如果是事先毫无征兆地突然打起嗝，且无法止嗝时，这是一种疾病，应多加注意。其他因腹部手术后，横膈膜之下有脓或是因心脏病也会引起打嗝。第四颈椎所产生的神经会支配横膈膜，因此颈椎或脊椎有毛病时，也会打嗝。

小儿盗汗的经络穴位保健法

盗汗是以睡中汗出，醒来即止为特征的一种病证，又称"寝汗"。现代医学认为，小儿代谢旺盛，活泼好动，出汗往往比成人量多，属生理现象。佝偻病患儿身体虚弱，在白天过度活动晚上入睡后往往多汗，此属盗汗。另外，活动性肺结核、植物神经功能紊乱、风湿热等病证也可出现盗汗现象。中医学认为本病是由于阴阳失调、腠理不固而导致汗液外泄失常，多与心肺肾三脏阴虚有关。常见症状为睡时全身汗出，醒则汗止，常兼五心烦热，口干口渴等。

按摩方法一

1. 常用手法

（1）补肺经 200 次，清心经 200 次，补肾经 200 次。

（2）揉肾顶 1 分钟，揉肾纹 2 分钟。

（3）补脾经 200 次，推六腑 200 次。

（4）揉涌泉 30 次。

（5）捏脊 5～10 遍。

2. 随证加减

（1）心阴虚型:症见睡时汗出，醒则汗止、伴心慌，心烦，多梦，手足心热，舌质红，苔薄少津,

常用手法加

①清天河水 100 次，清肝经 200 次。

②按揉百会 10 次。

③按揉神门穴 20 次。

（2）肺阴虚型：症见睡时汗出，醒则汗止、伴咳嗽、气短，痰少而黏，五心烦热；舌质红少苔。

常用手法加

①清天河水 200 次，揉小天心 20 次。

②清大肠 100 次，推六腑加至 300 次。

③揉丰隆 10 次。

（3）肾阴虚型，症见睡时汗出，醒则汗止，伴腰膝酸软，腰痛，五心烦热，舌红少苔。

常用手法加

①补肾经加至 400 次。

②揉肾顶加至 2 分钟。

③揉涌泉至 100 次。

按摩方法二

1. 点按、弹拨足三里、太溪穴各 1 分钟。

2. 患儿仰卧，家长以大拇指和其余四指相对，揉拿四肢内侧面 2～5 分钟。

3. 患儿俯卧，家长以大拇指按揉心腧、肺腧、脾腧、肾腧穴各 1 分钟。

4. 以大拇指掐阴郄穴 30 次。

治疗小儿腹泻的经络穴位保健法

腹泻是一种小儿常见症状，是指排便次数明显超过平日习惯的频率，粪质稀薄，水分增加，每日排便量超过 200 克，或含未消化食物或脓血、黏液。腹泻常伴有排便急迫感、肛门不适、失禁等症状。从中医角度来看，婴幼儿，特别是一岁以内的婴儿出现腹泻多是脾胃虚弱、消化不良所致，运用小儿推拿治疗可收到较好疗效。对父母来说，小儿推拿是一种操作简单、治疗方便的选择。

在此介绍给大家一种腹泻按摩治疗方式——"摩腹揉脐龟尾七节"。摩腹揉脐龟尾七节，是小儿推拿治疗婴幼儿腹泻常用的方法，其基本手法有摩腹、揉脐、揉龟尾、推上七节骨等四种。

摩腹

即用一手掌在患儿腹部轻柔地打圈，范围以肚脐为中心，由小到大至整个腹部，2 ～ 3 分钟。先逆时针摩 2 分钟，再顺时针摩 1 分钟。

摩腹速度宜慢，约 2 秒钟一圈，速度太快，会致患儿腹部不适，甚至出现呕吐。若出现上述情况，宜立即停止摩腹，并将患儿抱起，轻拍背部，以顺气止呕。另外，动作沉稳，即摩腹时能带动患儿腹部皮下组织，速度均匀，不要时快时慢。

揉脐

用食指、中指、无名指三指的指端螺纹面在脐部按揉，力量稍重（三指按于肚脐，指下感觉有物顶住即可），1 ～ 2 分钟。注意揉按时力量不要太重，否则患儿会感觉不适而哭闹，影响治疗的进行。

揉龟尾

龟尾位于背部尾骨端，用中指在龟尾穴处按揉，力度同揉脐，2 ～ 3 分钟。揉按时力量可比揉脐稍大些，若患儿感觉不适而哭闹，可减轻揉按之力。

上推七节骨

七节骨即背部脊柱尾端的七节，从龟尾向上数七节即是。用食指、中指二指从龟尾穴沿七节骨向上推擦，动作轻快，每分钟 100 次左右，推擦 100 ～ 300 次。行推擦手法前，一定要在局部涂抹介质，如润滑油、爽身粉等，以免擦破小儿的幼嫩皮肤。

上述方法，可反复交替进行，每次治疗总时间约 20 分钟。一般每日按摩 1 ～ 2 次，腹泻较重者可每日 3 ～ 4 次。期间应给患儿多喝水，吃清淡易消化的食物，并应少食多餐。若患儿腹泻十分严重，大便为青绿色，多由外源性感染所致，应马上去医院就诊，以免延误治疗。

流行性腮腺炎的经络穴位保健法

流行性腮腺炎是由腮腺炎病毒所引起的一种急性传染病、俗称"痄腮"。全年均可发病，以冬春两季较多，多见于 5～15 岁的儿童，幼小婴儿因从母体获得了免疫力，所以 9 个月以前的婴儿很少患本病，主要是通过咳嗽、喷嚏的飞沫经呼吸道而传染，也有接触了被污染的食物和餐具，经口腔传播的。

由于本病传染性很强，所以很容易在幼儿园、小学中形成流行，在城市居民中，经常成地方性散发流行。本病发病后，除少数儿童合并睾丸炎、脑膜炎、心肌炎外，一般一个人一生只患一次，得两次或两次以上者往往是由其他原因引起的。现代医学认为本病的发生，是由于腮腺炎病毒侵入鼻咽腔后，随血流进入腮腺或其他腺体或器官，并进行大量繁殖，从而产生一系列病变。

中医学认为本病是由于风温邪毒从口鼻侵入人体后，传至足少阳胆经，使经络不通，气血运行受阻，积结不散，而导致耳朵下两腮部漫肿坚硬疼痛等症状的发生。临床表现为发病初期有恶寒发热，头痛、恶心、咽痛、全身不适、食欲不振等，发病 1～2 天内即出现腮腺肿大，肿胀部位以耳垂为中心漫肿，边缘不清，有弹性感，局部有些发硬，疼痛或压痛，张口咀嚼时疼痛加剧，整个病程 1～2 周。下面介绍流行性腮腺炎的几种按摩疗法。

常用手法

1. 患儿坐位或俯卧，家长站其左侧，用左手掌扶住患儿前额，右手拇指、中指同时点揉两侧风池穴 1 分钟。

2. 按揉合谷穴 1 分钟，按揉翳风穴 10 次。

3. 患儿仰卧或坐位，家长一手固定患儿手部，用另一手大拇指推擦双侧外关穴，以局部透热为度。

4. 患儿俯卧位，家长用拇、食、中三指捏挤大椎穴 20 次。

5. 患儿俯卧，家长用全掌横擦双侧肩胛骨内侧缘的部位，以局部透热为度。

随证加减

1. 温毒在表型：恶寒发热，头痛，轻微咳嗽，耳下腮部酸痛，咀嚼不便，继之一侧或两则腮部肿胀疼痛，边缘不清，舌苔薄白或薄黄。可用上面介绍的常用手法加如下疗法：

（1）按揉风府、太阳、曲池穴各 1 分钟。

（2）提拿肩井穴 5 次，手法刺激应稍轻。

（3）清肺经 300 次。

2. 热毒蕴结型：高热头痛，烦躁口渴，食欲不振，精神倦怠，腮部漫肿，灼热疼痛，咽喉红肿，吞咽咀嚼不便，大便干结，小便短赤，舌苔薄黄而腻。可用上面介绍的常用手法加如下疗法：

（1）推六腑 500 次，清天河水 300 次。

（2）沿脊柱两旁直擦腰脊部，以热为度。

（3）点按双侧曲池穴各 1 分钟。

（4）按揉、弹拨足三里穴 1 ～ 3 分钟。

3. 热毒内陷心肝型：高热，头痛，呕吐，甚则昏迷，抽搐，腮部漫肿酸痛，舌质绛。可用上面介绍的常用手法加如下疗法：

（1）掐人中、十王、老龙穴（可交替操作，直至清醒为止）。

（2）拿肩井、拿承山、拿委中（以抽搐停止为度）。

（3）清天河水 300 次，推涌泉 500 次。

4. 邪毒内陷厥阴脉络型：多在睾丸一侧或双侧肿胀疼痛，小腹痛，小便短少，腮部漫肿疼痛，伴有发热发抖，呕吐，舌质红，苔黄。可用上面介绍的常用手法加如下疗法：

（1）清肝经、清胆经 400 次。

（2）按揉阳陵泉穴 1 分钟。

（3）按揉肝腧、胆腧、小肠腧、心腧穴，每穴操作 1 分钟。

（4）掐揉三阴交穴 1 分钟。

小儿假性近视的经络穴位保健法

现在的儿童常看彩色电视、电影，看多了就会眼花了；来往的行人、车辆，在车里看书，或是睡眠不足等，使得孩子眼睛几乎没有休息时间，结果产生眼睛疼痛、眼花、视力衰退、眼睛疲劳等等症状。

住在都市的儿童眼睛疼痛已是常见，但是尽管如此，他们仍然不得不使用眼睛。而中、小学生感到眼睛疲劳，儿童视力减退的人数激增，这是值得忧虑之事。这种情形如果一直持续下去，每天眼睛不断转动，筋肉或神经负担过重，视网膜会渐渐变成模糊状态。总之，这是由于眼中水晶体的毛状肌过度疲劳，调节力减弱，无法看得清晰形成近视。因此在罹患近视之前，必须消除眼睛的疲劳，要消除眼睛的疲劳，以何种方法为佳呢？

现代医学对眼睛疲劳的治疗只有"近视就戴眼镜"、"有眼病就治疗"等等，因此使得眼睛更加疲劳，近视更多、更重，同时也产生头痛、肩酸等症状。不错，因眼睛疲劳而形成的近视，只要戴上眼镜就会感到清晰无比，但是你会因戴眼镜而感到不便，并且这也不是治疗眼睛疲劳的根本方法。下面我们介绍一些治疗假性近视的穴位与指压法，这些自然疗法对于假性近视的治疗有着不可替代的作用。

假性近视和眼睛疲劳都是眼睛酸痛所引起。现在为你介绍消除眼睛酸痛的穴道指压健康法。

1. 轻按眼睛周围——将眼睛闭上状态的眼皮轻按到稍微有疼痛感。按法是用食指和中指按压眼窝。

2. 在戴眼镜脸侧中央骨洼处叫客主人穴，只要指压此处视神经，就能消除眼睛的疲劳。指压时一边稍强吐气一边使用手掌压6秒钟，如此重复10次。

3. 行间是位于脚大拇趾和第二趾之间，这是治疗眼睛和肝脏的穴道。指压时一边吐气，一边强压到稍微有疼痛感，如此重复2～3次。这个穴道对运动不足、暴饮暴食而引起的眼睛疲劳最有效。

小儿弱视的经络穴位保健法

弱视是一种常见的严重危害儿童视力的眼发育性疾病，常伴有不同程度的斜视和屈光不正，对儿童的学习和将来的工作有相当严重的影响。据统计，我国儿童弱视的发病率约为3.0%－4.0%。目前，西医治疗弱视有多种方法，如配戴合适眼镜法、眼睛遮盖法、仪器疗法、视刺激疗法及药物疗法等。这些方法按照不同原理，从不同方面刺激眼球，促进眼球的发育，提高视力。但这些方法具有一些不足之处：

1. 周期较长。根据儿童弱视程度，一般需要治疗3～6年。

2. 治疗过程繁杂。患儿要每日一次或一周数次去医院接受治疗。这给患儿生活学习带来很大不便，许多家长因各种原因，无法保证孩子按时接受系统的治疗。

3. 治疗手段单调枯燥。患儿顽皮好动，配合能力差，难以长期坚持重复乏味的治疗方式，使弱视治疗的效果受到影响。

中医认为，目为神之外使，目系通脑。发育早期的异常视觉经验可影响皮层神经元的空间特性，使正常的视觉发育受到干扰，视神经中枢发生紊乱，视觉神经通路和视皮质发生多方位、多层次损害，逐渐形成弱视。

推拿是借助手法的物理刺激，引起机体在生物物理和生物化学方面产生变化。这种变化通过神经反射与体液调节来调整视器官的功能，使经络疏通，阴阳平衡，营卫调和，气血周流如常，从而达到治疗的目的。实践证明，推拿治疗儿童弱视、斜视，不但快速，且疗效好。

这种治疗是将循经取穴（主要取睛明穴、攒竹穴、百会穴、丝竹穴等）和随症取穴相结合，根据相互关联的传入神经，在体表相应部位选取刺激点，通过按、揉、捏、摩等手法，调节视觉神经通路，刺激中枢视皮质，从而恢复视力。这种治疗无任何副作用，不易复发，并避免了长期物理治疗的麻烦、药物的副作用以及手术治疗的痛苦，轻松地使患儿拥有一双明亮的眼睛。

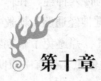

第十章

生活中常见的经络穴位健身按摩

人人都希望自己的身体健健康康、结结实实，但是往往是疾病缠身、羸弱不堪，尤其是老年人更是这样，人们迫切希望找到一个好的方法，能使自己的身体强壮起来，其实这个方法就在我们身边，只是我们不注意而已，这就是经络穴位按摩。

老年人起床前的穴位按摩

人上了年纪，身体各个零件也在不断的老化，如何让自己更健康呢？中医专家说老年人起床前在被窝里做套全身按摩，也就是我们平时说的穴位按摩，不仅可增强免疫力还能让身体更健康呢。

1. 搓手穴。用右手的拇指，搓左手劳宫穴、合谷穴、内关穴，以感到发热为止。换方向，方法同上。

2. 痛捏五指。把双手放在胸前，用右手指依次捏左手小指（肾、膀胱）、无名指（脾）、中指（心）、食指（肺）、拇指（肝）。换方向，方法同上。

3. 揉腹部。两手掌重叠，男性左下右上，女性相反，按住肚脐，顺时针转36圈，换手，逆时针转24圈。经常揉腹部可加强脾胃、大小肠等脏腑经脉的运行。

4. 披衣坐式干洗脸，干梳头；搓耳、拽耳、鸣天鼓；推拿印堂太阳穴、无名指、中指、食指，从印堂穴推向太阳穴36次；搓鼻翼，揉迎香穴，各36次；叩齿72次，左右搅海（舌在嘴里左右各转18次），用津液漱口，吞咽津液；按摩百会穴；搓风池、风府穴，左右手掌各搓18次；搓大椎穴，两手各搓18次；按摩两肾，即双手半握拳，两手背分别贴于肾腧穴，揉72次；捶打命门穴，两手握拳，用手背捶打命门穴36次。

5. 推拿腹部。两掌心贴于上腹，拇指向上，按在膻中穴，其他四指向下。向下时用拇指推至耻骨，向上时四指贴紧腹部上提，一上一下为1次，共36次。

6. 揉胸。动作同3，部位换成胸口。按揉胸部可刺激胸腺，增强自身免疫力。

7. 按摩会阴穴。两大腿稍微分开，右手中指搓会阴36次。

8. 按摩足三里。左腿伸直，用右脚跟搓左腿足三里穴 72 次。换方向 72 次。

9. 按摩涌泉穴。左腿稍弯曲，脚底向右，右脚跟搓左脚涌泉穴 72 次。换方向 72 次，方法同上。

睡前催眠的穴位按摩

按摩穴位可以预防和改善失眠，这里介绍两种穴位。

有助睡眠的穴位

不容：在上腹，当脐中上 6 寸，距前正中线 2 寸。

期门：在胸部，当乳头直下，第六肋间隙，前正中线旁开 4 寸。

大巨：在下腹部，当脐中下 2 寸，距前正中线 2 寸。

关元：在下腹部，前正中线上，脐下 3 寸。

有效解除失眠的主要穴位

鸠尾：位于脐上 7 寸，位于人体的心窝正下方，最底下肋骨稍下处。

巨阙：位于人体的腹部中部，左右肋骨相交之处，再向下二指宽即为此穴。该穴位于上腹部，前正中线上，当脐中上 6 寸。

按摩方法：选择好穴位后，一般用食指、中指压在穴位上，顺时针方向按揉。左右穴位要交替进行，指法要有力，但是不能引起疼痛，同时做细而均匀的腹式呼吸，全身放松。

消除疲劳的穴位按摩

现代生活的压力大，节奏快，使我们的身体出现酸痛、疲劳等很多不适，能够快速缓解上述症状的点穴按摩其实在家中就可以进行。

太阳穴：消除眼睛疲劳、头痛等症，取穴用拇指首先轻轻揉几下，再慢慢加力按压 1 ~ 3 分钟可解除由于长期工作引起的头痛和眼睛疲劳，使我们感到轻松。

风池穴：可缓解感冒、眩晕、头部不适等症状，用双手拇指按压 1 ~ 3 分钟就可以消除头部不适感。

天柱穴：消除颈部酸痛，促进头部与身体的血液循环，解除疲劳使心情愉快。取穴用双手拇指压在穴位上 1 ~ 3 分钟，就可以解除全身酸痛和疲劳。

心腧穴：可抑制心悸，对胸部呼吸不畅等不适感有较好的作用。取穴用双手拇指按压在穴位上 1 ~ 5 分钟，就能调整循环机能，感觉呼吸轻松。

肾腧穴：是消除腰部、背部酸痛的重要穴位。取穴用双手拇指按压穴位 1 ~ 5 分钟，可消除腰酸背痛，使全身感觉舒适。

足三里穴：可消除工作压力过大导致的肠胃不适，腿部、足部疲劳。取穴分别用指压住穴位 1 ~ 3 分钟，可解除全身疲倦、肠胃不适和四肢沉重。

涌泉穴：可消除全身不适，对困倦、疲劳有良好效果。取穴用拇指用力按压 1 ~ 5 分钟，具有调整身心机能、增加体力与活力的效果。

放松神经的穴位按摩

按揉心包经

心包经是沿着人体手臂前缘的正中线走的一条经脉，起于胸中，出属心包络，下膈，一直走到中指。左右手臂各有一条。

可以沿着心包经的穴位逐个揉按，每个穴位以痛为标准，凡是按到痛的点就要多按几下，最好按到让它感觉不痛了，按压的力度不需要太重，按压时多停留几秒钟。平均每个穴位按摩 2 ~ 3 分钟。

如果觉得找穴位太麻烦，也可以直接拍打心包经，即沿着经络一点一点地拍打过去。拍打心包经，对疏通气机非常有作用。

捋捋膻中穴

膻中穴（两乳之间）有宁心神、开胸除闷等作用。按摩时用大拇指指腹稍用力揉压穴位，每次揉压约 5 秒钟，休息 3 秒钟。生气时可以往下捋 100 下左右，可以达到顺气的作用。

轻叩百汇和风池

风池穴位于后颈部，在胸锁乳突肌与斜方肌上端之间的凹陷中。叩压这个穴位能起明目醒脑的作用。只要感觉疲劳、紧张或者焦虑时可随时轻叩。力度以感到稍微有痛感就行。

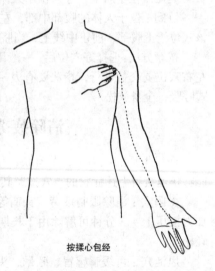

按揉心包经

指压合谷穴

一只手的拇指第一个关节横纹正对另一手的虎口边，拇指屈曲按下，指尖所指处就是合谷穴。合谷穴属于手阳明大肠经的穴位，按摩此穴对于神经性头痛、失眠和神经衰弱有一定的治疗作用。

艾叶加醋泡脚按摩解焦虑

足底集结着五大脏腑的经络，用艾叶加上醋泡脚可以温通气血，解郁疏肝。焦虑抑郁往往是肝气不疏、气滞血凝所致，而脚底经络集结，艾叶的温通和醋的活血作用，可以使气血畅通，经络通畅，从而达到疏肝理气、活血化瘀的功效。

每次可用温水泡 20 分钟，再做做足底按摩，特别是多按按太冲穴，即足背侧当第一跖骨间隙的后方凹陷处。

预防感冒的穴位按摩

感冒是由多种病毒引起的一种呼吸道疾病，自我按摩特定穴位，可激发身体内的免疫功能，减少或减轻感冒的发生。

第一步，点揉风池穴。按摩手法：风池穴位于颈后枕骨的下缘，距离耳朵后部约两个手指宽的一凹陷处。两手拇指点住风池穴，用指头用力揉动数十次。作用：能起到清热疏风解表的作用，特别适合风热感冒。

第二步，揉大椎穴。按摩手法：该穴在颈后正中，一个较大的骨头突起的下缘，即第七颈椎棘突的下缘。用一手食指、中指两指，用力按住大椎穴，揉动 100 ~ 200 次。作用：可起到预防和治疗感冒的作用，特别适合治疗感冒后高热不退。

第三步，拿肩井穴。按摩手法：肩井穴在颈到肩端的中部，肌肉较丰富的地方。两手拇指、食指、中指分别拿对侧的肩井穴。拇指在前，食指、中指在后，提拿 10 次即可。作用：能起到疏风散寒解表的作用，特别适合风寒感冒。

第四步，点揉足三里穴。按摩手法：小腿外侧上端有一个凸起的骨头名叫腓骨小头，在这个骨头凸起的前下方约三个手指宽处即是足三里穴。用一手食指、中指，用力点住同侧足三里穴，慢慢揉动数十次。再用另一只手点揉另一侧的足三里穴。作用：足三里是"强壮穴"，有疏风散寒、扶正祛邪的作用，可调节肌体免疫力，预防感冒。以上自我按摩法可每天做一遍，感冒流行时或自觉有感冒症状时，可加做一遍，就能起到防治感冒的目的。

消除身体疼痛的穴位按摩

每到春暖花开时，外出旅游的人也渐渐多了起来，好多人出外旅游后都会有腰酸腿痛的感觉，有些人用力不当，还会造成腰背四肢肌肉的扭挫伤。这种情况下，按摩几个穴位可帮助消除腰背的疼痛。腰背酸困加疼痛，承山、昆仑来帮忙。

承山穴和昆仑穴是专门治疗腰背疼痛的穴位，这两个穴位按起来都会觉得比较酸痛，但按摩后却会感觉很轻松。按摩的手法不难掌握，承山穴主要是找到正确的位置（相当于小腿后方的正中间，由上方肌肉丰厚处向下滑移，至肌肉较平处即是），用手指按住此穴，坚持 1 ~ 2 分钟，或揉此穴 5 分钟亦可。昆仑穴可用手指按住外踝后的凹陷处，向后面的大筋拨动 1 ~ 2 分钟。很多人为了玩得尽兴，在夜间开车赶路或熬夜狂欢，一路下来，头脑昏昏沉沉不说，眼睛酸胀不适，记忆力也下降了许多。

配合艾灸或按摩百会穴（头顶正中凹陷），揉风池穴（在颈项后两侧大筋两旁的凹陷中）和掐按中指末端的中冲穴，可帮助你在较短的时间里恢复精神。

百会穴是百脉之会，善于调节所有阳脉的功能，在此做艾灸，可有效增加大脑的血液供应，使精力快速恢复。百会穴被头发遮盖，因此，做艾灸时，需用一片厚纸盖住，以免头发被艾火烧到。

按摩风池穴，每天10分钟，对脑部、颈部的疲劳消除非常有益，方法是：按住风池穴所在的陷窝，坚持不动半分钟到1分钟，然后缓慢地按揉此处。按摩中冲穴可排解体内的郁气，使气血畅通，是消除头脑昏沉很好的辅助方法，可不拘时间，随时操作。此外，对消除疲劳、增长精神来说，用热水泡脚，搓足心的涌泉穴，也是长假回来后值得推荐的好方法。下面四个穴位也是消除身体疼痛的好方法：

血海穴。穴在股骨内上髁上2寸，股内收肌的突起处中点。膝盖弯曲，以手掌手指向上覆住膝盖，自然张开，大拇指下即是血海。为人体足太阴脾经上的重要穴道之一。按揉每侧血海穴，可促进血液循环、活血化瘀、消除膝盖疼痛。

足三里。膝盖下有一小块突起的骨头，距胫骨骨旁开一横指，有个凹陷处，就是足三里。以指关节按揉或拍打足三里，可增强人体免疫力，消除疲劳、恢复四肢无力、焕发青春活力。

三阴交穴。位置在内踝尖直上3寸，胫骨后缘处，足太阴、厥阴、少阴三经在此交会。以指腹轻揉三阴交穴，以酸胀感为宜，可消除肌肉紧张。重击则下肢麻木、失灵，伤丹田气。

涌泉穴。五个脚趾向下曲，脚掌心的前1/3与后2/3中凹窝处，乃是足少阴肾经的首穴。推搓脚掌心涌泉穴，可减轻腿部疲劳、强筋壮骨。忌夜深后胡乱摁挤。

穴位按揉一定要注意力度，太轻和太重都不行，以产生微微酸胀麻感为宜，两腿交替进行，每日2次，每次约3分钟。